权威·前沿·原创

皮书系列为
"十二五"国家重点图书出版规划项目

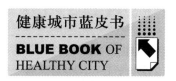

健康城市蓝皮书
BLUE BOOK OF
HEALTHY CITY

编委会主任／王彦峰 方来英 宋贵伦

北京健康城市建设研究报告（2015）

ANNUAL REPORT ON HEALTHY CITY CONSTRUCTION IN BEIJING
(2015)

主　编／王鸿春
副主编／刘泽军 曹义恒 等

社会科学文献出版社
SOCIAL SCIENCES ACADEMIC PRESS（CHINA）

图书在版编目（CIP）数据

北京健康城市建设研究报告.2015/王鸿春主编.—北京：社会
科学文献出版社，2015.4
（健康城市蓝皮书）
ISBN 978 - 7 - 5097 - 7360 - 4

Ⅰ.①北… Ⅱ.①王… Ⅲ.①城市卫生 - 研究报告 - 北京市 -
2015 Ⅳ.①R126

中国版本图书馆 CIP 数据核字（2015）第 069879 号

健康城市蓝皮书
北京健康城市建设研究报告（2015）

主　　编/王鸿春
副 主 编/刘泽军　曹义恒 等

出 版 人/谢寿光
项目统筹/曹义恒
责任编辑/曹义恒

出　　版/社会科学文献出版社·社会政法分社（010）59367156
　　　　　地址：北京市北三环中路甲29号院华龙大厦　邮编：100029
　　　　　网址：www.ssap.com.cn
发　　行/市场营销中心（010）59367081　59367090
　　　　　读者服务中心（010）59367028
印　　装/北京季蜂印刷有限公司

规　　格/开　本：787mm×1092mm　1/16
　　　　　印　张：20.25　字　数：305千字
版　　次/2015年4月第1版　2015年4月第1次印刷
书　　号/ISBN 978 - 7 - 5097 - 7360 - 4
定　　价/79.00元

皮书序列号/B - 2015 - 431

健康城市蓝皮书编委会

组织编写单位

中国医药卫生事业发展基金会
北京市健康促进工作委员会
中共北京市委社会工作委员会
北京健康城市建设促进会
首都社会经济发展研究所
北京民力健康传播中心
北京健康城市建设研究中心

主要编撰者简介

王彦峰　男，中国医药卫生事业发展基金会理事长，曾长期在中央理论宣传等部门工作。编著有《世界动荡之源》《中国国情辞书》《中国健康城市建设研究》《中国健康城市建设实践之路》《健康是生产力》《北京健康城市建设研究》《2012 北京健康城市建设研究报告》《2013 北京健康城市建设研究报告》等十余部著作。曾在发起和推动"健康奥运　健康北京"全民健康活动中做出突出贡献，并在 2008 年底被北京市人民政府及北京奥组委授予"特殊功勋奖"；在 2009 年 8 月北京市启动的"健康北京人——全民健康促进十年行动规划"活动中，被聘为总顾问。自 2005 年中国医药卫生事业发展基金会成立以来，其提出的"健康是生产力"这一科学理念相继在国家重要期刊、报纸、网站上发表，引起了广泛的社会反响。

方来英　男，北京大学光华管理学院工商管理硕士研究生，高级工程师，全国政协委员。曾任北京市医药集团有限责任公司信息研究所所长，北京市药品监督管理局局长，北京市卫生局局长。现为北京市卫生和计划生育委员会主任。长期从事医药卫生、公共卫生事业管理。在健康城市建设、卫生事业发展理论研究中提出诸多创新性理论，先后担任《健康大百科》《北京健康城市建设研究》《2013 北京健康城市建设研究报告》等多部著作的主编或编审。

宋贵伦　男，中共北京市委社会工作委员会书记，北京市社会建设工作办公室主任，研究员，北京市社会科学界联合会副主席，北京师范大学、国家行政学院、首都师范大学、北京工业大学兼职教授，中央马克思主义理论研究与建设工程课题组成员。曾任十一届全国人大代表，在中央、市、区三级宣传部门工作多年，近七年致力于社会建设理论研究和实践创新。著有《毛泽东与中国文艺》《北京社会建设概论》等。

王鸿春　男，首都社会经济发展研究所原所长，现任北京健康城市建设促进会理事长、北京健康城市建设研究中心主任、北京决策研究基地首席专家，研究员、高级经济师，北京师范大学北京文化发展研究院、首都经济贸易大学兼职教授。近年来主持完成决策应用研究课题30余项，其中省部级项目6项，主编或合作主编决策研究书籍16部。主持决策研究课题获市领导批示20项，《转变医疗模式政策研究》获得北京市第九届优秀调查研究成果一等奖等市级奖项共11项。著有《凝聚智慧——王鸿春主持决策研究成果文集》，并先后担任《北京健康城市建设研究》《2012北京健康城市建设研究报告》《2013北京健康城市建设研究报告》等书主编。

盛继洪　男，首都社会经济发展研究所所长，北京市决策学学会秘书长，高级政工师，担任《2013北京健康城市建设研究报告》《首都安全战略研究》副主编，《首都全面深化改革政策研究》主编。长期在北京市委和区县从事决策应用研究工作，组织落实多项市、区级重点课题，曾获北京市调查研究成果奖二等奖2次、三等奖1次，参与组织起草北京市第十一次党代会报告，为市委市政府领导科学决策服务。

刘泽军　男，北京市爱卫会办公室主任，北京市卫生计生委健康促进处处长，主任医师、教授。现从事健康城市建设、公共场所控烟、健康教育等公共卫生管理工作。近年来，按照市政府和市卫生计生委的部署，重点开展全市爱国卫生和健康促进工作，推进《健康北京人——全民健康促进十年行动规划》和《健康北京十二五发展建设规划》的实施。曾发表论文十余篇，作为主编、副主编完成的著作有《北京市居民营养与健康状况调查报告》《慢性病家庭防治指南》《奥运会的健康遗产2008成功与建议》《2013北京健康城市建设研究报告》《中国健康城市建设实践之路》《北京市卫生与人群健康状况报告解读》等。

摘　要

《北京健康城市建设研究报告（2015）》（以下简称《报告》）是根据党的十八大报告提出的"健康是促进人的全面发展的必然要求"和中共中央政治局委员、国务院副总理、全国爱国卫生运动委员会主任刘延东提出的"我国要全面启动健康城市建设"总体精神，界定所研创的健康城市建设问题的研究报告。这种意义上的健康城市是相对于西方国家传统生产方式而言的全新的城市发展战略，是依托 20 世纪 80 年代世界卫生组织提出的"健康城市"理念而提出的具有社会主义核心价值观、具有中国特色的健康城市建设。《报告》旨在对北京市健康城市建设和发展状况进行宏观描述和战略性研究，以便为提高北京市健康城市建设水平、促进中国健康城市发展、增强健康城市建设顶层设计和城市公共管理水平、有效解决"特大城市病"提供科学性和合理性依据。

作为第一本健康城市蓝皮书，《报告》涵盖的内容从健康城市理念的历史沿革、理论阐释与范畴界定到北京健康城市建设的工作经验和发展状况。《报告》通过对 2011～2014 年北京市在健康城市建设方面所取得的成绩和经验进行认真总结，对主要问题、存在的不足及其原因进行详细分析，并借鉴国外发达国家城市治理经验，针对未来北京健康城市建设工作实际进行了科学预测、决策研究，并提出了政策建议。

在突出北京特色的基础上，《报告》以国务院发布的《关于进一步加强新时期爱国卫生工作的意见》为指导，开展健康城市建设研究，以营造健康环境、构建健康社会、培育健康人群为重点，不断优化健康服务。全书通过主报告与分报告相结合的方式，运用可靠的材料与数据，进一步对 2011～2014年北京健康城市各个方面的发展特点做出了具体描述与说明。国外借鉴篇力

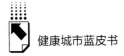

求通过多元化的视角拓宽北京健康城市建设思路，提升城市治理理念，为北京健康城市发展提供辅助。在对分报告的阐释上，《报告》遵循定量分析与定性描述相结合的方法，展开对北京健康城市多方面的实证研究，探讨北京健康城市的发展方向，希望能为党和政府在城市病治理、健康城市发展的政策制定方面提供理论依据和经验支撑，同时也为全国开展健康城市建设、为社会公众了解北京健康城市现状和发展前景提供理论基础和经验借鉴。

关键词：健康城市　城市病治理　生态建设　社会治理　健康服务

目 录

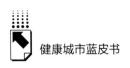
Ⅳ 健康服务篇

Ⅴ 健康人群篇

Ⅵ 国外借鉴篇

B Ⅶ 附录

皮书数据库阅读**使用指南**

总 报 告

General Report

B.1

北京健康城市建设研究报告

王鸿春　鹿春江　杜博伦*

摘　要：　健康城市作为世界卫生组织提出的城市全新发展理念，涵盖“城市病”治理的多个方面，基本原则是以人的健康为核心、坚持政府主导、动员全社会参与、推动持续发展，主要任务包括营造健康环境、构建健康社会、优化健康服务、培育健康人群四个方面，与社会管理和公共服务的多个方面联系紧密。北京健康城市建设经过摸索、试点、建设和发展四

---

* 王鸿春，北京健康城市建设促进会理事长、北京健康城市建设研究中心主任、北京决策研究基地首席专家，研究员、高级经济师，主要研究方向为决策应用研究和健康城市建设研究，著有《凝聚智慧——王鸿春主持决策研究成果文集》及《北京健康城市建设研究》等十余部城市病治理方面的理论书籍；鹿春江，首都社会经济发展研究所社会处副处长、北京健康城市建设促进会副秘书长、研究部主任、北京健康城市建设研究中心副主任，副研究员，主要研究方向为决策应用研究和健康城市建设研究；杜博伦，北京健康城市建设促进会研究部主任助理，主要研究方向是公共管理、城市管理和健康城市研究。

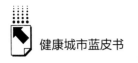
个阶段，迎来了战略机遇期。针对发展过程中面临的协同配合水平较低、部门整体合力不强、具体细化措施缺失等问题，建议北京进一步加强规划实施和指标落实，建立并完善高层的组织协调工作机制，充分发挥社会组织和国际合作的推动作用。

关键词：　健康城市　城市病治理

　　健康城市是世界卫生组织在 1986 年为应对源于西方国家的高消耗、高污染、高浪费、低经济效益、低生态效益、低社会效益的传统生产方式对人类发展造成的严重危机，而提出的一种新的城市发展战略。目前全世界已有数千个城市参与了健康城市建设项目。中国的健康城市建设是从 1989 年创建国家卫生城镇工作开始的。1994 年，中国与世界卫生组织西太区正式开展了健康城市合作项目，选择北京市东城区等作为项目合作城市（区）。2007 年，北京市东城区、西城区作为全国首批健康城市建设试点城市（区）开展试点建设。2009 年，北京市人民政府制定并实施了《健康北京人——全民健康促进十年行动规划（2009～2018 年)》。2010 年 10 月 27 日，时任中共中央政治局委员、北京市委书记刘淇对中国医药卫生事业发展基金会理事长王彦峰，北京市健康教育协会会长、北京市卫生局原局长金大鹏，时任首都社会经济发展研究所所长王鸿春递交的《继承奥运健康遗产，努力把北京建设成为健康之都》做出批示："请金龙同志阅示。贯彻十七届五中全会精神，体现以人为本，北京建设'健康之都'的目标是合适的。请政府研究推动有关工作。"之后，时任市长郭金龙、常务副市长吉林、副市长丁向阳分别予以批示。2011 年中旬，北京市人民政府制定并颁布《健康北京"十二五"发展建设规划》，标志着健康城市建设在北京全面展开。同年，中国医药卫生事业发展基金会、北京市健康促进工作委员会办公室和首都社会经济发展研究所发起成立了全国第一个以健康城市命名的社会组织：北京健康城市建设促进会。2013年12月，国务院副总理、全国爱国卫生运动委员会主任刘延东同志主持召开新一届全国爱卫会第一次全体会议时提出，中国要全面启动健康城市建设，努力打造卫生城镇升级版。目前，北京健康城市建设已进入快速发展阶段。

一　中国健康城市理念的提出

（一）健康城市的概念

健康城市是指长期致力于创造和改善自然和社会环境，开拓并扩展其资源，使城市居民能够在生活的各个方面相互协助和支持，并发挥最大潜能，达到最佳状态的城市。其主旨是从城市的规划、建设、运行到管理都要以人的健康为中心，保障广大市民健康生活和工作，努力营造由健康环境、健康社会、健康服务、健康人群有机组成并协调发展的整体。健康城市是对传统城市发展模式的重大变革，是根治人口膨胀、环境污染、交通拥堵、住房紧张、资源短缺等城市病蔓延和发展的最佳途径，是提升人类健康水平的根本出路，是世界各国城市发展的必然趋势。它已经超出了狭义上的健康概念，它不是居民个人的事，也不只是卫生部门的事，而是包括城市规划、建设、管理等各个部门的共同职责。它要求在应对人的健康问题上，从被动和末端处理转向以预防为主的源头治理，从单纯依靠医疗技术转向运用经济、社会、环境等综合手段，从依靠单一的卫生部门力量转向依靠城市的规划、建设、管理等方方面面的力量，从政府的独自治理转向社会的共同参与。

健康城市包含"城市病"治理的多个方面，涵盖医疗服务（含公共设施等）、公共卫生（含健康素养、健康膳食、心理卫生、食品安全等）、环境问题（含空气污染、水污染、噪声污染、垃圾处理、控烟、市容卫生等）、安全保障（含住房、养老、经济、教育等资源的平等包容政策）、人口膨胀、交通拥堵等方面。为便于实践操作，世界卫生组织提出了12个大项300多个小项的健康城市指标参考体系。

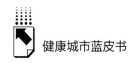

第一项：人群健康，包括自我感觉健康、生活满意度、各年龄段的期望寿命及死亡状况、各类意外伤亡状况、年均住院率、危重病的发病率等48个小项。

第二项：城市基础设施，包括自来水使用状况，下水道铺设状况，每公里运行的货车、轿车及两轮机动车数量，距马路50米以内的寓所数量，居民区及商业区面积状况等19个小项。

第三项：环境质量，包括抱怨烟雾、粉尘、噪声、震动等污染的居民户数，大气清洁情况，重金属含量状况，水中微生物、硝酸盐、氟、苯、氯化物等含量，方圆各公里段内植物平均覆盖水平等24个小项。

第四项：家居与生活环境，包括每天直接日晒5小时或以上的寓所数量、六层或六层以上高层公寓的数量、户均住房面积、人均住房面积、垃圾的日人均产生量、垃圾循环利用量、城市公园面积、无家可归者的数量、地震时住房的安全及失火指数等30个小项。

第五项：社区作用及行动，包括健康、环保等志愿者的数量，参加社区活动的人口比例，人均公共运动设施数量，人均娱乐场所面积，卫生服务信息的公众知晓率，健康生活方式信息的公众知晓率，家居质量管理监督系统现状，公众健康及健康决定因素的公众知晓率等49个小项。

第六项：生活方式及预防行为，包括抽烟人数、过量饮酒人数、控烟政策状况、每日按时进餐的人数、重点疾病及人群定期检查状况等20个小项。

第七项：保健、福利以及环境卫生服务，包括初级卫生保健服务覆盖率，家庭医生的拥有率，年度医疗费用支出额，人均医生、护士、医院数量，30分钟内能得到紧急医疗救护的人数，室内环境监测的年平均人次数，食品检查的年平均人次数等34个小项。

第八项：教育及授权，包括小学平均人数、义务教育结束后不再上学的人数、25～29岁人群受教育年限、健康生活方式的教育现状等26个小项。

第九项：就业及产业，包括各年龄段人口的失业率、各产业人口的比例、专业技术工人占总就业人数的比例、主要行业就业人数比例、乘私家车往返的人口比例等 31 个小项。

第十项：收入及家庭生活支出，包括家庭年收入，家庭的食品、住房、教育、娱乐支出情况等 17 个小项。

第十一项：地方经济，包括税收、地方债务、福利、城建支出、主要行业增长状况等 17 个小项。

第十二项：人口学统计，包括人口增长率、夜间人口稠密度、日间人口稠密度、人口的年龄结构等 22 个小项。

（二）建设健康城市的意义

1. 建设健康城市是提升人民群众健康水平的需要

新中国成立以来，特别是改革开放以来，北京市工业化和城市化有了很大发展，人民生活水平也有了显著改善。但是，北京市的工业化并未完全摆脱传统工业化带来的环境污染、饮水困难、人口拥挤、交通堵塞、住房紧张等一系列弊端，市民健康受到威胁。据统计，全市患有各类慢性病人口占成年人口的 1/3，新旧传染病仍然频发。提升人民群众的健康水平，不只是市民个人的事，而是关系到城市整体发展的重要问题。要提升人民群众的健康水平，就必须摒弃对人民健康产生危害的原有发展方式，以资源节约、环境友好的新型工业化之路来建设健康城市。健康城市是保障人类永续发展的唯一出路。它突出强调健康是人类的第一主题，着力打造丰富充足的物质环境、洁净良好的生态环境、和谐有序的社会环境、优质安全的医疗服务环境，来提高人民群众的健康水平和生活质量。建设健康城市，要利用新技术对产业、环境、城市规划、城市建设、城市管理等各个方面的传统生产、建设、管理方式进行重大变革，实现在城市的各个方面都以人的健康为中心，保障广大人民群众健康的工作、学习和生活，使城市成为人类生存和发展的健康乐园。

2. 建设健康城市是继承奥运健康遗产、促进健康向高端形态迈进的需要

奥运健康遗产是北京奥运会的重要成果。在申办奥运会期间，北京就提出要通过筹办大型赛事促进主办城市乃至全国人民的健康。为此，北京奥组

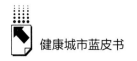

委于 2002 年 11 月在国际奥委会主办的"奥运会遗产研讨会"上第一次提出了奥运健康遗产的概念，并将其定义为奥运会对举办城市乃至整个国家人群健康所产生的具有延续效应的影响。之后，在国际奥委会医学委员会、世界卫生组织和中国卫生部的指导下，在中国医药卫生事业发展基金会的倡议和推动下，北京奥运会第一次尝试将筹办奥运与推动公共卫生事业发展相结合，并于 2007 年提出了"健康奥运、健康北京——全民健康活动"行动计划。

历经七年的奥运筹备以及受"健康奥运、健康北京——全民健康活动"行动计划的推动，北京市在保障奥运会、残奥会成功举办和促进全市医疗卫生事业发展方面取得了显著的成绩，包括医疗服务水平的提升、公共卫生应急反应能力的加强、城市生活环境的改善以及健康教育活动产生的重要影响等在内，客观上使奥运会成为推广健康生活方式和现代社会理念的全球最大舞台，推动了公众健康，为世界留下了一笔丰厚的健康遗产。目前，奥运健康遗产仍在持续不断地发挥作用。继承奥运健康遗产，要求我们在奥运健康促进工作的基础上，把握世界趋势，进一步促进健康向高端形态迈进，全面建设健康城市。

3. 建设国际一流和谐宜居之都必须以健康城市为基础

2014 年初，习近平总书记视察北京时，明确将北京建设成"国际一流和谐宜居之都"。营造健康环境、培育健康人群是建设"国际一流和谐宜居之都"的重要内容。

调查显示，世界上几个著名的宜居大都市都是高标准的健康城市，高度重视健康城市建设。例如，日本东京在 1991 年就建立了东京健康促进委员会，拉开了健康城市建设的序幕。英国伦敦在 20 世纪 80 年代末就从其下辖的康斯市开始了健康城市建设。美国纽约也早在 20 世纪末就开始了健康城市建设。目前，纽约、伦敦和东京在城市健康方面都保持着较高水平，且处在世界的前列。据国际上权威的与健康状况有密切关系的宜居城市调查机构美世公司的调查，2010 年纽约、东京、伦敦在全球的宜居排名分列第 49、第 40、第 39 位，而北京则排在第 114 位，在医疗和健康水平方面，北京只相当于东京的60%。从这些经验来看，通过建设健康城市来促进中国特色的"国际一流和谐宜居之都"建设是一条可行之路。

（三）健康城市与城市管理各个方面的关系

从健康城市的国际经验来看，建设健康城市的过程是人群健康水平与城市发展水平共同提升的过程，而这一过程必然与城市管理的各个方面相互关联。我们认为，健康城市与城乡规划、城市建设、市容环境卫生、环境保护、园林绿化、社会保障、人口均衡发展、城市交通发展、养老问题、医疗卫生、食品安全、水安全、精神文明建设、社区建设、全民健身等方面密切相关。

1. 健康城市与城乡规划的关系

上海复旦大学公共卫生学院傅华教授指出："健康城市是指从城市规划、建设到管理各个方面都以人的健康为中心，从这个意义上讲，健康城市建设应当从城乡规划着手。"首先，健康是幸福生活的前提，城乡规划是健康城市发展和人们实现健康的前提条件。健康城市是符合世界潮流大势的发展选择，它以促进人的健康以及"健康为人人"为核心价值取向；而城乡规划的最终目的，就是要不断提高居民的健康水平和生活质量。两者的目的是一致的，都体现了以人为本、健康为先、追求幸福的理念。其次，健康城市不仅关注人的身体健康和心理健康，更重视生存环境的健康，也就是对城市安全宜居水平和良好的工作、居住、生活环境的塑造。城乡规划工作正是以促进生存环境的改善，即以城市的健康持续发展为目标，体现的是健康、生态、可持续和低碳的理念。

2. 健康城市与城市建设的关系

城市不仅应该是追求经济增长效率的经济实体，更应该是改善人类健康状况的理想环境。通过城市建设本身，可以对城市人居环境进行改造，对城市系统内各项物质设施进行建设，为市民创造适宜的人居环境，保障市民便利生活，使城市成为有益健康的场所。城市建设本身既与经济发展有关，也与促进公共和社会健康密切相关。首先，城市基础设施和公共服务设施建设可以提升城市综合承载能力，为建设健康城市提供物质基础。城市基础设施

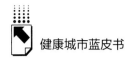

建设可以提升健康城市运行保障能力，提高城市居民抵御疾病、促进健康的能力，公共服务设施建设可以提升城市居民的幸福指数。城市基础设施和公共服务设施相当于城市的骨架和脉络，是城市赖以生存和发展的根本，高质量的城市基础设施和公共服务设施对健康城市有很强的引擎带动作用，是其重要载体和基础工程。其次，"住有所居"是城市居民生活赖以存在的重要基础，也是其必然要求。在影响健康的因素中，衣、食、住、行是其基本需求，城市的健康首先是实现人的健康。最后，建筑领域节能减排和绿色生产可以提高居民生活舒适度，提升健康城市建设品质。绿色建筑是未来的发展方向，建设健康城市需要创造优美、舒适的城市生态环境。

3. 健康城市与市容环境卫生的关系

为市民提供清洁安全的环境被世界卫生组织列为健康城市的衡量标准之一，已成为推进健康城市建设的切入点和重要抓手。其一，良好的市容环境卫生是建设健康城市的客观要求。市容环境卫生与城市居民工作、生活和学习息息相关，与居民的生活习惯和行为有着最直接、最密切、最广泛的联系。其二，良好的市容环境卫生是建设健康城市的基础条件。加强城市环境卫生建设，有利于改善发展环境、提升城市形象、增强城市综合功能、促进首善之区建设。其三，市容环境卫生是建设健康城市的重要支撑。市容环境卫生是确保城市经济社会发展和城市运行不可或缺的重要支撑和基础条件，是创造宜人的工作环境和生活环境的基本前提，是发挥城市综合效益的重要依托。其四，市容环境卫生和健康城市相互依赖、相互补充和相互协调。环境卫生是健康城市的重要组成部分，同时也是关系城市运行、国计民生的基础性公益事业，更是与健康城市同步推进的基础工程，必须正确把握健康城市与市容环境卫生的关系，做到有机结合。其五，建设健康城市对市容环境卫生提出了更高的要求。建设健康城市的提出，必将推动市容环境卫生工作按照建设健康城市的新思路和高标准，不断提高城市市容环境的管理水平和服务效率。

4. 健康城市与环境保护的关系

环境保护的每一个要素都与健康问题有关，不论是日常生活中直观可见的大气、水和土壤环境，还是看不见但能听得见的噪声环境，以及看不见、听不见但能测得到的辐射环境，都是如此。此外，固体废弃物管理、危险化学品管理、自然保护区管理和生物多样性保护等环境保护工作，也和我们的健康生活息息相关。其一，大气环境污染与人体健康密切相关。世界卫生组织对空气污染造成的疾病状况的评价是，全球每年超过200万例的过早死亡源于空气污染，并在《空气质量准则》中将颗粒物、臭氧、二氧化氮和二氧化硫四种污染物列入重点防控对象。中国曾在26个城市进行大规模人群环境流行病学调查，结果表明，居民肺癌死亡率分布与地区大气污染程度一致，工业化和城市化是其元凶。其二，水环境污染与人体健康密切相关。由于工农业废水及生活污染排放造成水体总氮、总磷超出水环境容量，除造成水体富营养化从而影响城市供水外，还可造成藻类大量繁殖，形成藻类毒素，在自来水氯化过程中，与藻类有机物形成致癌致突变性副产物。流行病学研究表明，微囊藻毒素与肝癌、大肠癌的发病率具有相关性。其三，土壤污染与人体健康密切相关。这主要反映在各类病原体导致的消化系统症状上。污水灌溉区居民沙门氏菌、蛔虫感染率、婴幼儿急性腹泻发病率及死亡率远高于对照区。此外，土壤重金属污染对居民恶性肿瘤、呼吸系统疾病、消化系统疾病等也起到高致病作用。其四，噪声污染与人体健康密切相关。噪声对人体的直接危害会导致烦躁、头痛和听力障碍。当噪声达到100分贝时，人就会产生烦躁情绪；达到130分贝时耳朵疼痛；达到160分贝时耳膜破裂；达到170分贝就会导致死亡。并且，长时间生存在70~90分贝的环境中还会引起人们系统紊乱、内分泌失调等心脑血管疾病和心理疾患。其五，辐射环境与人体健康密切相关。辐射环境包括电离环境和非电离环境。电离辐射会造成DNA断裂或染色体损伤，而非电离环境会对人体产生热效应、非热效应和"三致"作用①。总体而言，中国城市环境污染形势严峻，水体污染问题突出，城市大气污染质量恶化，固体废物和危险化学品污染严重，噪声扰民现象普遍，土壤环境污染潜在较大危害，直接或间接地影响着

---

① 遗传毒理的"三致"效应：致突变、致癌、致畸。

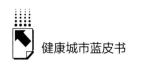
人的健康状况，阻碍着健康城市的建设。

5. 健康城市与园林绿化的关系

园林绿化是改善和提升城市健康环境的重要组成部分，对建设生态良好、环境优美、幸福舒适的健康城市具有重大作用。其一，园林绿化是提升健康城市生态文明水平的首要任务。健康城市的最高形态必然是生态文明的城市。从国际上看，生态问题是人类生存与发展面对的最大威胁，建设生态文明是延续人类文明的必由之路；从国内来看，生态问题成为制约经济社会可持续发展的最大瓶颈，解决生态问题是实现科学发展的紧迫任务。其二，园林绿化是营造健康城市生态宜居环境的重要支撑。健康的城市环境不仅包括健康舒适的居住环境、便捷发达的公共服务环境，更重要的是还包括由公园绿地、森林植物和河流水系等基本要素构成的城市生态景观环境，是维护公众健康和优化城市环境的重要载体。研究表明，森林是天然的调温器、加湿器和防尘器，有助于缓解城市热岛效应，并且其间接的社会经济价值是其本身直接经济价值的 18～20 倍。其三，园林绿化是增强健康城市应对气候变化的战略选择。应对气候变化是健康城市必须关注的重大问题。森林、湿地、绿地作为陆地上最大的储碳库和最经济的吸碳器，在应对气候变化过程中具有固碳释氧、降温增湿、减排增汇、节能降耗和涵养水源、防风固沙等重要功能。其四，园林绿化是建设世界水平绿色健康城市的基础条件。国际大都市的发展轨迹表明，森林、湿地、绿地与城市面积的比例和格局配置是世界城市的重要考核指标，园林绿化始终是健康城市健康环境体系的核心要素和基础。其五，园林绿化是改善城乡人民健康福祉条件的有效途径。在健康城市建设中，园林绿化既是改善城市宜居环境的核心要素，也是构成城市幸福指数的重要指标，对提升城市文化软实力和市民精神文化生活品质起到依托作用。研究表明，园林绿化不仅可以促进身心健康、陶冶道德情操，也是保障城市安全的重要因素。

6. 健康城市与社会保障的关系

社会保障的制度设计、覆盖范围以及待遇水平，直接影响到社会成员的生存与健康，关系社会公平正义和和谐发展。首先，社会保障作为改善民生的有效途径，已经成为健康城市建设的重要基石。"五险一金"的社会保障制度可以通过解除劳动者的后顾之忧、保障公民基本生活、促进公民的生存发展，从而推动健康城市的建设。其次，社会保障作为满足公民基本医疗需求的必要条件，已经成为健康城市建设的客观需求。公民的健康水平是评价健康城市的首要指标，而提高公民的健康水平离不开社会保障制度的守护。作为基本医疗卫生制度的重要内容之一，医疗保障通过社会统筹的方式为每个公民在患病情况下提供医疗费用支持。在很大程度上可以认为，一个城市医疗保障水平的高低，直接影响着居民的健康水平。最后，社会保障作为促进社会公平正义的重要手段，已经成为健康城市建设的坚实支撑。建设健康城市，要求政府必须从公民的最根本利益和需求出发，通过完善社会保障体系，不断缩小各类群体在生活质量和健康水平方面的不平等。社会保障制度是打造健康城市的基础，而健康城市建设，可以更好地推动社会保障体系的完善。

7. 健康城市与人口均衡发展的关系

人口膨胀问题是健康城市建设中的重大难题，人口均衡发展与健康城市建设两者互为补充、相得益彰。首先，人口均衡发展是建设健康城市的基础。人口是城市的主体，实现人口均衡发展和人的全面发展既是城市发展的出发点和归宿，也是健康城市建设的最终目标。其次，人口均衡发展反映了建设健康城市的内在要求。健康城市突出强调健康是人类的第一主题，致力于提高人民群众的健康水平和生活质量。最后，人口均衡发展与健康城市建设相辅相成、相得益彰。健康城市强调人群、环境和社会的有机统一，人口均衡发展强调人口规模、素质、结构、分布协调一致，因此，两者的目标任务具有相互的适应性。

8. 健康城市与城市交通发展的关系

健康城市发展理念在城市交通领域的具体体现就是要建设以人的健康为中心的城市综合交通体系。在 2008 年北京奥运会"三个北京"理念提出后，《北京市建设"人文交通、科技交通、绿色交通"行动计划》倡导新北京交通体系，其内涵就是实现首都交通全面协调可持续发展。"人文交通"

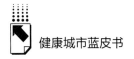

是指通过以人为本充分重视人的健康，"科技交通"是指通过技术创新为建设低消耗、低污染的健康城市提供技术保障，"绿色交通"是指通过绿色能源或采取绿色交通工具构建有利于城市健康发展的可持续交通运输系统。在这个层面上，建设"人文交通、科技交通、绿色交通"与健康城市建设的目标高度统一。

9. 健康城市与养老问题的关系

北京市人口老龄化形势严峻，养老问题已成为北京全面推进健康城市建设进程中必须积极、主动、科学应对的重大时代课题。首先，老年群体的健康是健康城市建设的重要标志。健康城市建设的核心是解决人的健康问题，老年人是社会成员的重要组成部分，关爱老年人、提高老年群体的健康水平是保障和改善民生、彰显首都文明进步、建设健康城市的重要标志。其次，人口老龄化对健康城市建设提出了新要求。人口老龄化对经济发展、社会发展、家庭结构和养老模式等都有一定的影响。北京市自1990年进入人口老龄化社会以来，全市老年人口呈现出快速增长态势，养老问题对打造健康社会、建设健康城市带来了一系列影响和挑战。最后，健康城市建设为养老事业发展创造良好环境。健康城市建设的最终目标是将城市打造成为广大人民群众生存发展的健康乐园，养老事业的健康快速发展将起到重要的推动作用。

10. 健康城市与医疗卫生的关系

首先，医疗卫生是健康城市建设的重要手段。居民健康和各类健康指标是健康城市建设评价标准的核心内容，医疗卫生工作是实现居民健康的途径。其次，医疗卫生是健康城市建设的重点和关键。建设健康城市离不开高效、优质的医疗卫生工作。一方面，通过加强医疗救治，可以确保居民身体健康；另一方面，通过加强公共卫生工作，可以确保城市公共卫生安全和社会大局稳定。最后，医疗卫生是健康城市建设的重要保障。离开医疗卫生工作，健康城市将成为无源之水、无本之木。医疗卫生工作是确保从个体到群体、从居民到城市都得以健康发展的基础性保障，必须在建设健康城市的过程中得到高度重视。

11. 健康城市与食品安全的关系

世界卫生组织 1996 年提出的健康城市 10 项具体标准中直接涉及食品安全问题，即"为市民提供可靠和持久的食品、饮水、能源供应，具有有效的清除垃圾系统"。可见食品安全在健康城市中占有非常重要的地位。从食物养殖种植、源头监管、检验检疫、质量监测到卫生防疫，食品安全事关人民群众的身体健康和生命安全，事关社会和谐稳定。预防不安全食品给城市带来的危害，是一个环环相扣的过程，是建设健康城市的基石。具体而言，食品的生产条件、过程会使食品含有一些对人体健康不利的影响因素，这些因素可能会严重影响人类的健康。一是食品污染导致食源性疾病。生物性污染和化学性污染作为两种主要形式，是对人体健康危害最大的食品安全问题。二是食用不当食物导致食物中毒。自然界的天然毒素如四季豆、鲜黄花菜、发芽马铃薯、毒蘑菇、含氰甙类的杏仁等有毒植物，河豚、有毒贝类、热带鱼等有毒动物，都会导致人的健康出现问题。三是非法食品添加剂的危害严重。目前一些食品添加剂事件，多半是因为掩盖食品缺陷或是降低成本所致，如瘦肉精、苏丹红、甲醛等，在改善食品感官品质的同时，损害了人体健康。四是新技术的应用给食品安全带来挑战。例如，基因工程技术、包装技术、生物酶技术、生长激素技术等在提高食品生产水平的同时，也带来了潜在威胁。五是食品恐怖主义的危害。例如，利用食物进行破坏的犯罪案件等。

12. 健康城市与水安全的关系

与健康城市相对应的水安全应该包括水源安全、供水安全和水环境安全，城市居民的生产、生活和生态的发展等都离不开水安全的支撑。首先，健康城市离不开供水安全。美国医学博士巴曼特所著《水是最好的药》提出，身体缺水是许多慢性疾病的根源。世界卫生组织的调查发现，世界上 80% 的疾病是由于饮用水被污染而造成的，全世界每天约有 2500 人死于与饮水有关的疾病。中国地方性氟中毒、地方性甲状腺肿和地方性砷中毒等也与水质标准等有很大关系。其次，健康城市离不开排水和水生态环境安全。据不完全统计，城市每天用水量的约 80% 是以废水形式排出的，被污

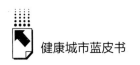

染的河湖不仅会对人直接构成伤害，还会对地下水形成潜在损害。良好的水生态是维持健康城市的基础。最后，健康城市离不开水源安全。水源安全是保障城市安全供水的前提。一方面水资源短缺会对城市可持续发展造成影响，另一方面水源污染会严重影响城市的正常运行。

13. 健康城市与精神文明建设的关系

首先，精神文明建设是健康城市建设的重要内容。健康城市建设是一场用现代文明代替传统文明的深刻变革，对促进人与自然、人与人的和谐共处可以起到关键作用。健康城市不仅指生活在城市的居民拥有健康的身体、关注并了解健康常识和精神状态健康，还包括城市运行环境和居民居住环境对居民健康的有利作用。所以，健康城市建设需要全社会积极动员和投入，精神文明建设是确保人们保持昂扬精神状态和塑造城市文明运行环境的保障。其次，健康城市是培育和弘扬城市精神、提高城市文明程度的重要载体。健康城市建设是一项全民参与的活动，具有丰富的精神内涵。通过健康城市创建，推动文明市民、文明家庭、文明社区、文明村镇和文明城区建设，也是促进精神文明建设的良好方式。

14. 健康城市与社区建设的关系

社区作为城市居民生活的共同体，是改善和提升城市健康水平的重要渠道，发挥着改善生活环境质量、构建和谐人际关系等多种功能，对建设环境优美、幸福舒适的健康城市具有重大作用。首先，社区建设是提高健康城市生活质量的平台。社区建设的主要内容之一就是围绕社区环境、卫生、文化、体育和健康服务等内容不断加大建设力度，提升生活品质和生活环境，这与健康城市建设的目标高度契合。其次，社区建设是提升健康城市文明程度的主渠道。社会文明是整个城市居民身心健康的外在表现。形式多样的社会文明活动不仅使社区成为城市精神体现的基本单元，而且可以塑造社会亲和力和凝聚力，彰显健康与活力。最后，社区建设是构建和谐的健康城市社会的基础。健康城市建设体现在社会安定、环境和谐与人的生存发展和谐上，社区建设按照以人为本、服务群众的理念，以社区服务和管理为平台，整合社区社会资源，有利于形成社区"健康"因素的聚集，形成沟通互惠的途径。

15. 健康城市与全民健身的关系

全民健身关系广大市民身体健康和生活幸福，作为保证人群健康的基础性工作，全民健身在北京健康城市建设中占有重要地位。首先，开展全民健身活动，提高市民健康素质，对建设健康城市具有重要的现实意义。全民健身活动是关系广大市民身体健康和生活质量的最直接、最现实的利益问题。健康城市与全民健身活动的根本出发点是一致的，都是落实"以人为本"的科学发展观的具体体现。其次，开展全民健身活动创新，建立全民健身公共服务体系，是建设健康城市的重要内容。瞄准健康城市的目标，创新全民健身方式、推进全民健身管理体制和运行机制改革，要达到人群健康的目标，必须将全民建设作为建设健康城市的重要内容抓紧抓好。最后，全民健身关系广大市民身体健康和生活幸福，是健康城市的重要标志。在积极倡导健康城市理念的西方发达国家，大众体育均达到前所未有的高度。要实现健康城市目标，就必须在发展全民健身事业、开展全民健身活动的基础上，提高市民身体素质和健康水平。

二　北京健康城市建设的概况及成功经验

（一）北京健康城市建设的过程大致可分为四个主要阶段

一是卫生城镇的摸索阶段。自1986年世界卫生组织提出健康城市理念后，中国结合自身国情，1989年全国启动卫生城镇建设，1994年确立合作关系，2003年，北京市东城区、西城区率先获得国家卫生区称号后，相继提出要建设健康城区。

二是健康城区的试点阶段。2007年12月，在全国爱卫会指导下，北京市东城区、西城区成为首批建设健康城市的试点区，开展一系列建设健康城市活动，时任世界卫生组织驻华代表韩卓升博士对此给予了高度评价。

三是健康城市的建设阶段。在北京市委市政府的领导下，在中国医药卫生事业发展基金会理事长王彦峰教授的倡导和支持下，经过多方努力，北京市 2007 年启动"健康奥运、健康北京——全民健康活动"，2009 年制定并发布《健康北京人——全民健康促进十年行动规划》，2011 年 1 月将建设健康城市纳入北京"十二五"规划，2011 年 6 月出台《健康北京"十二五"发展建设规划》，2012 年市委在第 11 次党代会报告中提出要积极推动北京健康城市建设，北京健康城市建设从此全面开展。

四是健康城市的发展阶段。2013 年 12 月，国务院副总理、全国爱卫会主任刘延东提出要全面启动全国健康城市建设。2014 年 12 月，国务院发布《关于进一步加强新时期爱国卫生工作的意见》，并明确要探索开展健康城市建设：结合推进新型城镇化建设，鼓励和支持开展健康城市建设，努力打造卫生城镇升级版，促进城市建设与人的健康协调发展。根据城市发展实际，编制健康城市发展规划，以营造健康环境、构建健康社会、培育健康人群为重点，不断优化健康服务，推动健康城市理念进社区、进学校、进企业、进机关、进医院，提高社会参与程度。借鉴国际经验，建立健康城市建设指标和评价体系，研究推广健康城市建设的有效模式。至此，北京健康城市建设进入高速发展战略机遇期。

（二）北京的健康城市建设主要开展了四个方面的具体工作

一是建立了以健康城市建设的工作机构，形成了多部门合作的创新机制。北京市在市级层面成立了以市领导为主任、多部门参加的北京市健康促进工作委员会，并成立了专门的工作办公室。从 2012 年起，北京市健康促进工作委员会办公室与北京市爱国卫生运动委员会办公室整合。2013 年，北京市政府在原爱卫办的基础上成立健康促进处，逐步形成了以政府为主导、社会组织推动、广大群众参与、媒体舆论宣传的运作机制，以及市委市政府各部委办局及 16 个区县共同参与的多部门协调合作机制。各级政府、社会组织、企业、社区以及公民个人等多种主体共同参与，为推进各项工作奠定了基础。

二是开展了健康城市建设的决策应用研究，为市领导决策提供"智库"

服务。先后出版了《北京健康城市建设研究》《中国健康城市建设研究》《中国健康城市实践之路》《2012 北京健康城市建设研究报告》《2013 北京健康城市建设研究报告》等著作，报市委市政府领导和相关中央单位参考，并被国家图书馆和首都图书馆收藏。同时，《中国健康城市建设研究》（英文版）、《北京健康城市建设研究》（英文版）已由世界卫生组织驻华代表处向全球宣传，推广"北京经验"。此外，还开展了 20 多项课题的研究，有10 项课题获得市委市政府领导批示。

三是开展了健康城市建设促进活动，动员城乡居民参与健康城市建设。北京市已开展了"健康奥运 健康北京——全民健康系列活动"、"健康北京人——全民健康促进十年行动规划"系列活动、"阳光长城慢病防控计划"等中长期计划活动；以"健康城市、绿色出行"世界无车日主题活动、"健康城市 美丽北京——百家社区行系列活动"、"北京市社区健康风采大赛"、"北京健康之星评选"活动、全民健身推广行动等为主的中短期活动；举办了"健康城市建设工作经验交流会""北京·东京健康城市国际论坛""文化推动北京健康城市建设论坛""中英健康城市建设与社会创新研讨会"等学术论坛，共同促进健康城市建设。从 2010 年起，北京每年还以市政府的名义对外发布北京人群健康状况报告，用大量数据为市政府决策提供支撑。同时，还创办了内部刊物《北京健康城市》。

四是广泛开展了健康城市建设的宣传，逐步形成健康北京媒体合作宣传机制。目前北京市已经形成了由北京电视台、北京人民广播电台、《北京晚报》各自主办的《健康北京》专栏和在社区层面开展的《健康大讲堂》等一系列健康宣传品牌节目，2011 年和 2013 年分别遴选共 474 名市级健康科普专家开展健康北京建设宣传，包含健康知识普及、"健康北京'十二五'规划"解读、健康北京工作动态以及阶段性成果等，并通过制定《健康北京人指引》、编写《健康大百科》丛书、向市民赠送《首都市民健康膳食指导》，发放限量油壶、限量盐勺等形式，不断向全市城乡居民传播健康知识，在市民中掀起学习健康知识，"管住嘴、迈开腿"的健康促进热潮。

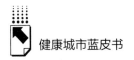
（三）北京健康城市工作所取得的成绩应归功于以下三点

一是完善的体制机制是开展健康城市建设的重要保障。经过多年实践，北京已经形成了一套较为完善的健康城市建设体制、机制体系，主要包括：①将健康城市建设纳入国民经济与社会发展计划的整体框架。②建立市、区两级的管理架构。整合市爱国卫生运动委员会办公室和市健康促进工作委员会办公室，统一组织开展健康北京建设。通过市、区两级的管理架构协调各有关部门，落实《健康北京"十二五"发展建设规划》，推动健康城市建设。③政府主导、多部门合作、社会组织推动、全社会参与的运行机制是北京建设健康城市运行机制的关键。这种运行机制发端于2007年的"双健活动"。为加强"双健活动"工作力度，北京市成立了高层协调领导小组，负责领导全市健康活动各项工作的落实。高层领导小组定期召开例会，研究部署相关工作，设立"双健活动"办公室，负责项目具体实施。2009年，市政府制定并发布了"十年行动规划"，在市级层面也成立了由32个委办局组成的北京市健康促进工作委员会，将九大健康行动的具体任务分别落实到委员会各个成员单位。2011年《健康北京"十二五"发展建设规划》出台，政府主导、多部门合作的运行机制得到了进一步延续和完善。可以说，社会组织推动是北京建设健康城市运行机制当中的亮点和重要特色。"双健活动"和"十年行动规划"中有大量的社会组织和来自社会组织的专家力量参与其中，成为一股不可或缺的重要力量。全社会参与是建设健康城市运行机制中的最重要的基础和支点。健康城市以人的健康为中心，"健康北京人"九大行动最需要的就是全社会的广泛积极参与。

二是转变观念是建设健康城市的基础。从"双健活动"到"十年行动规划"，再到健康北京"十二五"规划，从"卫生城市"到"健康城区"，再到"健康城市"，北京健康城市建设经历的每个阶段都伴随着观念的不断转变和深化。"大卫生、大部门、大北京、大地域"四个观念的树立是近年来健康城市建设实践在转变观念方面的一大收获。一是大卫生观念。健康是人全面发展的基础，健康既是经济社会发展的目的，又是经济社会发展的动力。进行健康教育和健康促进，是一场转变思想观念，破除陈规陋习，改变生活方式的革命，必须有群众的广泛参与，才能提升全民的健康水平。二是大部门观念。现代城市中人的健康是由多种因素决定的，保护健康不只是卫生部门和医院的事，而是政府有关部门的共同任务。三是大北京观念。北京是党中央、国务院和中央军委所在地，医疗资源分属于中央各部门、军队和北京市，必须整合资源，充分发挥其作用。四是大地域观念。建设健康城市要解决的很多问题，如环境污染问题、人口问题、疾病防控等，应突破区域局限，加强跨区域统筹合作，与周边省市建立联动机制。

三是健康促进行动以健康知识教育为先导，引领市民参与健康行动，提升人群健康水平。其一，普及健康知识是健康促进行动的首要任务。促进人群健康水平提高，给市民传递正确的健康知识、理念是首要任务，要充分利用电视、广播、报纸、网络等大众媒体宣传报道健康知识。多渠道、大规模、大力度的媒体宣传使全民健康教育活动取得了非常好的效果，北京市民的健康意识有了很大提高。其二，引领市民参与健康行动是健康促进行动的基本方法。在全民健康知识普及的基础上，从2010年开始，市政府开始每年发布《北京市卫生与人群健康状况白皮书》，向社会和全体市民公布北京市居民的健康状况、主要的健康危害和健康问题，以促进健康意识的提高和对健康问题的重视。全市各级政府、各部门针对北京市民目前主要的健康问题和威胁，有的放矢地开展了健康知识普及行动、合理膳食行动、控烟行动、健身行动、保护牙齿行动、保护视力行动、健康知己行动、恶性肿瘤防治行动和母婴健康行动九大健康行动。其三，改善健康环境、延长健康寿命是健康促进行动的最终目标。健康环境的改善是一项社会系统工程，需要政府各部门、全社会的共同努力。围绕健康城市建设目标，北京市各部门先后开展了健康北京绿化行动、健康北京控烟行动、健康北京灭蟑行动、阳光长城慢病防控计划、垃圾分类达标活动以及35项大气污染减排项目。在社区、学校、医院等广泛开展健康促进场所的创建活动，形式多样的创建活动既调动了广大群众参与的积极性，也使居民生活与工作的环境不断改善。

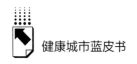
四是区县实践先行，为健康城市建设整体推进打下坚实基础。近年来，北京市部分区县根据自身不同经济社会发展情况，区域特点和资源优势，因地制宜，开展了不同特色、丰富多样的健康城市建设实践，积累了一些具有推广和借鉴价值的经验，为《健康北京"十二五"发展建设规划》出台后健康城市建设整体推进打下了坚实的基础。例如，东城区依托优势资源，以社区为单位，创建了中医药特色健康管理社区和体育生活化社区。再如，西城区在健康环境、健康社会、健康人群方面制定和出台了一系列相关的具体政策，完善了公共健康政策体系。区、街道、单位层层签订《建设健康城区目标责任书》。另外，朝阳区建立了以健康促进为主线、以慢病防控为主要特色的公共卫生管理体系。

三　北京健康城市发展面临的主要问题

（一）对健康城市工作的协同配合还处在初级阶段

健康城市是一个新的理念，与爱国卫生工作、卫生医疗工作、健康促进工作、健康细胞工程等密不可分又各有侧重，如何清晰界定几者之间的关系，发挥好协同统一、相互配合、共同发展的作用是目前的难点问题。如何在保证各项工作顺利进行的基础上，实现健康城市工作的统筹兼顾和共同推进是需要进一步探索的。就国内实际而言，北京健康城市建设既缺乏适合区域特点的理论支撑，又没有可供借鉴的成熟经验，更没有完善的评价指标体系。因此，无论是主要责任部门，还是各职能单位，都缺乏对健康城市与部门工作的关系这一理念的准确理解，在工作实践中的计划、推进、评估等方面，还缺乏应有的科学性。我们亟须建立"中国健康城市建设评价指标体系"和"北京健康城市建设评价体系"。未来要进一步提升对健康城市建设的认识，解决领导层对健康城市的认识问题，将健康城市与落实科学发展观、促进民生发展、共建和谐社会及与部门职能等关系理清。

（二）建设健康城市的合力不足

建设健康城市，内容繁杂、涉及面广，在政府主导这个重要前提下，需要诸多部门的共同努力、密切协作。虽然在顶层设计上北京已经建立了多部门协调的工作机制，但缺乏对此项工作的宏观认识，一些部门不能准确地把本部门职责与健康城市建设工作紧密统一起来。责任意识不强，在一定程度上削弱了整体推进工作的力量。此外，社会组织的推动力显得尤为不足。2011 年，为更好地利用社会组织力量建设健康城市，北京健康城市建设促进会与中国医药卫生事业发展基金会紧密合作，并与首都社会经济发展研究所、北京市决策学学会等社会组织和研究机构合作，共同开展了一系列健康城市建设工作，同时为北京市开展"健康北京"建设提供了决策依据。但是，健康城市建设工作涉及更多的是政府职能部门之间的协调与配合。政府部门以执行领导决策为前提，社会组织以公益性和惠及社会福祉为主要目的，两者的目标是不同的。政府侧重于执行和整体规划，社会组织侧重于研究、宣传和推广。如果多方不能形成长时间的集体合力，就会降低北京市整体对健康城市建设的推动力和强制力。加强北京健康城市建设促进会与市级乃至全国、国际相关健康城市建设职能部门的工作沟通和交流，是提升健康城市建设合力的有效途径。建设健康城市是一项涉及多部门、多领域甚至社会生活全方位的复杂系统工程，其政府主导、多部门合作、全社会参与的性质及特点决定了此项工作需要有力的统筹与组织领导，集体合力至关重要。从国外健康城市的发展推动经验来看，结合中国政治、经济体制，全社会的集体合力作用显而易见，有效推动此项工作的开展，必须充分考虑权力影响因素、政策影响因素、部门与社会组织协调等。因此，社会组织与政府部门的沟通协调，促进长效合力的形成，是不可或缺的重要条件。

（三）建设健康城市的措施办法还缺乏针对性

在建设健康城市的过程中虽然有政府层面的整体规划，但缺乏针对性的

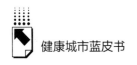
实施措施和评价方法。一方面是对新问题、新情况的出现缺乏应有的应对措施，另一方面是对解决长期困扰某些指标完成的疑难问题缺乏针对性研究。健康城市实施效果无人监管、无人评价，缺乏一个确实有效的统一标准，部门之间对实际执行过程中的评价、总结和反思没有针对性的具体措施和办法，是一体化推进过程中的重大难题。要把健康城市建设工作纳入当地各级政府的中长期规划和年度计划，要成为政府的施政内容之一而不是一种工作负担和压力。要把政府的施政目标与建设健康城市的目标统一起来，制定完善的公共政策与建设健康城市相匹配的保障体系，在人力、物力、财力等方面给予支持。

四 对北京健康城市建设的展望与政策建议

（一）进一步加强"健康北京"发展建设规划、"健康北京人"十年行动规划的组织实施和指标落实

从 2013 年起，北京市开展了两个规划的中期评估工作，建议根据评估结果，适时制定下一阶段规划实施要点，同时调整十年行动规划中不合理的指标。"十三五"时期，要把健康北京建设规划、健康促进工作规划、爱国卫生工作规划在全市范围内进行整合和编制，统筹协调共同推进。北京应把建设健康城市定位在促进转变发展方式、实现科学发展的战略新高度，通过落实健康城市战略，破解北京在既有经济社会发展模式下存在的一些弊病，解决好"健康"这个重大的民生问题。

各级政府部门应高度重视规划指标的落实，依据规划制订各自的行动计划，并建立考核机制。同时，各部门应积极开展健康城市与部门工作关系的研究，从而提升对健康城市工作的认知和理解。要高度重视健康北京"十三五"发展建设规划的制定与落实，制订具体的实施方案和年度工作计划，将各项指标逐年、分阶段进行任务分解，确保规划中各项指标和任务的完成。

（二）进一步完善健康城市工作机制，在市级层面建立高层组织协调机制

健康城市是城市发展的方向，健康城市的标准、指标体系，规划的落实、考核、评估机制正处于建立和调整过程中。因此，建立强有力的组织协调机制至关重要。北京市爱国卫生运动委员会和北京市健康促进工作委员会作为组织协调部门，均挂靠在北京市卫生和计划生育委员会。由于在开展工作时要面对各区县及各同级的委办局，组织协调力度仍显不足。建议参考"双健活动"经验，建立多部门联席会议制度，减少组织协调沟通障碍。在市级层面成立北京市健康城市建设领导小组，对上接受全国爱卫会的业务指导，对下组织协调各区县、各委办局开展工作，对外与世界卫生组织、联合国驻华机构接轨，领导小组下设办公室，由市委市政府主要领导任组长，主管副市长兼任办公室主任。逐步落实市级领导、区县落实的组织体系，充分利用市级组织协调的优势，调动各级人民团体参与到"健康北京"建设中来。

在区级层面，区县爱国卫生运动委员会办公室有的设在区市政管委，有的设在区卫计委。随着机构合并和职能调整、各区县机构改革，建议整合工作资源，将卫生、计生、爱国卫生系统工作进行整合，统一到卫生系统，从机构上保证健康城市建设工作的顺利开展。

（三）充分发挥社会组织和新闻媒体的推动作用，加强健康城市理论研究和国际合作

世界卫生组织认为，社会组织是推动健康城市建设的重要力量。国外健康城市建设都是由社会组织推动开展的。健康城市建设涉及城市建设和管理的方方面面，但最终还是要通过营造良好的自然和社会环境，引导人们形成良好的生活习惯，落实到实现人的健康上。没有全社会和社会组织的参与，健康城市建设就失去了其赖以生存的主体。有鉴于此，建议北京市继续鼓励发挥社会组织在健康城市建设中的作用，加强与国内健康城市、健康城市组

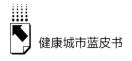

织之间的交流。可探索建立相对固定的沟通交流机制，分享经验，促进健康城市建设的水平，可考虑采取高层论坛、市长论坛、健康城市对话、健康城市联盟等形式。同时，应加强与国际健康城市机构和组织的联系，推动建立长期稳定的合作机制。特别是要针对健康城市建设实践当中的重点、难点问题，开展调查研究，如健康城市指标体系，健康城市建设实施路径，规划、环境、交通、人口、教育、社会保障、城市安全等健康城市建设相关部门的工作机制，慢病防控等方面。借鉴发达国家或地区的媒体在健康促进中发挥社会责任的成功经验，建议由市委宣传部牵头，市属新闻媒体拿出更多版面、更多时段，充分利用"健康北京"APP 客户端、微博、微信等新媒体宣传手段，采取政府购买服务的方式，刊登、播出健康科普知识，提高居民的健康素养。

参考文献

府采芹、邢育健：《健康城市项目标准》，苏州大学出版社，2003。

李忠阳、傅华：《健康城市理论与实践》，人民卫生出版社，2007。

周向红：《健康城市：国际经验与中国方略》，中国建筑工业出版社，2008。

王彦峰：《中国健康城市建设研究》，人民出版社，2012。

王彦峰：《中国健康城市建设实践之路》，同心出版社，2012。

王鸿春：《北京健康城市建设研究》，同心出版社，2011。

王鸿春：《2012 北京健康城市建设研究报告》，同心出版社，2012。

王鸿春：《2013 北京健康城市建设研究报告》，同心出版社，2013。

周向红：《欧洲健康城市项目的发展脉络与基本规则论略》，《国际城市规划》2007年第4期。

王彦峰：《关于建设健康城市的几点思考》，《北京日报》2010 年 11 月 15 日。

鲁勇：《建设健康城市》，《前线》2011 年第 1 期。

金大鹏：《健康城市，快速城市化的一个战略选择》，《北京日报》2010 年 11 月 22 日。

王乐民、阎红：《城市规划应以"人的健康"为中心》，《健康报》2010 年 9 月 7 日。

苏雁、陆炜：《健康城市是一个境界》，《光明日报》2008 年 11 月 27 日。

罗勇：《中国城市化面临的健康问题与对策》，《中国公共卫生》2010 年第 12 期。

李广华：《转型时期的健康城市建设路径》，《常熟理工学院学报》2006 年第 3 期。

梁鸿等：《健康城市建设中政府职能部门的评估研究》，《医学与社会》2009 年第 8 期。

王资博：《科学发展观引领下的健康城市建设》，《山东行政学院山东省经济管理干部学院学报》2009 年第 3 期。

顾沈兵等：《社区参与：创建健康城市的原动力》，《中国卫生资源》2009 年第 2 期。

Naaldenberg, J., Vaabdrager, L., Koelen, M.，"Elaborating on Systems Thinking in Health Promotion Practice，" *Global Health Promotion*, 2009, 16 (1).

Takehito Takano (ed.), *Healthy Cities and Urban Policy Research*. London：Spon Press, 2003.

Wang Yanfeng, *Studies on Building Healthy Cities in China*, Beijing：People's Publishing House, 2013.

Wang Hongchun, *Studies on Beijing's Efforts to Build a Healthy City*, Beijing：People's Publishing House, 2013.

健康环境篇

B.2

扩大北京市湿地比重研究

盛继洪　张　文*

摘　要：　首都北京的生态环境关系重大，其湿地面积的不断减少令人
担忧，为进一步提升北京市湿地比重，逐步恢复和扩大湿地
面积，课题组通过考察首都周边的主要湿地、访谈相关主管
部门，在摸清北京湿地现状及管理中存在的问题的基础上，
分析原因，并以国内外的相关经验为参考，从管理体制、技
术支持、开发思路等角度提出可行性建议。

关键词：　扩大比重　湿地　北京

* 盛继洪，首都社会经济发展研究所所长，高级政工师，《2013北京健康城市建设研究报告》
《首都安全战略研究》副主编，《首都全面深化改革政策研究》主编，长期在北京市委和区县
从事决策应用研究工作，组织落实多项市、区级重点课题，曾获北京市调查研究成果奖二等
奖2次、三等奖1次，参与组织起草北京市第十一次党代会报告；张文，首都社会经济发展
研究所经济处，副主任科员。

党的十八大报告明确了生态文明建设的四大战略任务，强调加大自然生态系统和环境保护力度的重要性，扩大湿地面积作为一项重要内容被明确提出。2013 年底，中央城镇化工作会议明确要求高度重视生态安全，扩大森林、湖泊、湿地等绿色生态空间比重，增强水源涵养能力和环境容量。2014年 2 月，习近平总书记视察北京时要求"成片建设森林，恢复湿地"。北京的湿地面积因地下水超采、环境恶化而不断减少，湿地资源红线也因城市增长边界的不断扩大而触及。为缓解这些问题，课题组对北京市的湿地状况进行了研究，在借鉴国内外保护湿地经验的基础上，提出有针对性的对策建议，以期为扩大首都湿地面积、提升湿地比例提供思路。

一 湿地的概念、分类、价值与保护意义

（一）概念及分类

湿地通常指天然或人工、长久或暂时性的沼泽地、湿原、泥炭地或水域地带，带有静止或流动的淡水、半咸水或咸水水体，包括低潮时水深不超过 6 米的水域。沼泽、泥炭地、湿草甸、湖泊、河流、滞蓄洪区、河口三角洲、滩涂、水库、池塘、水稻田以及低潮时水深浅于 6 米的海域地带等均属于湿地范畴。湿地介于水陆之间，由于"边缘效应"的存在，使得湿地成为具有多种功能的独特生态系统，也是自然界最富生物多样性的生态景观。

依据《湿地公约》对湿地类型进行的划分，可将中国湿地分为 5 类 28型：近海及海岸湿地类，包括浅海水域、潮下水生层、珊瑚礁等共 12 型；河流湿地类，包括永久性河流、季节性或间歇性河流、洪泛平原湿地共 3型；湖泊湿地类，包括永久性淡水湖、季节性淡水湖、永久性咸水湖、季节性咸水湖共 4 型；沼泽湿地类，包括藓类沼泽、草本沼泽、沼泽化草甸等共8 型；人工湿地类，有多种类型，但从面积和湿地功能的重要性考虑，全国湿地调查只调查了库塘湿地 1 型。

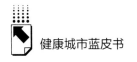

（二）湿地的价值与保护意义

1. 湿地综合价值高，调节支持作用明显

湿地与人类的关系密切，它不仅是人类生产生活所需物质的重要来源，同时也是人类赖以生存的生态环境的重要组成部分，其发展关系到自然生态平衡和人类文明兴衰。湿地作为全球三大生态系统之一，是生态空间的重要组成部分，单位面积年生态系统服务价值是森林的 8 ~ 10 倍。

在经济价值方面，湿地具有强大的物质生产功能，它蕴藏着丰富的动植物资源，不仅为人类提供了生物资源、遗传资源以及各种工业原料和矿藏，还为动植物提供了能量元素。

在生态价值方面，湿地具有调节区域气候、蓄洪防旱的功能，其蒸腾与保湿作用能有效增湿降温、涵养水源、维持区域水平衡，在此过程中，大气成分（指混合物中的各种成分）得到有效调节，对空气中的有害气体以及 PM2.5 产生吸附作用；湿地的部分植物具有吸收有害气体的功能，能降解污染，净化水质，为生态系统提供外部支持，其充沛的水源、充足的养分为水生动植物的生长提供了资源支持，其特殊的环境为动物提供了栖息场所支持，为人类旅游观光提供了环境支持。

在社会价值方面，湿地集旅游价值与文化价值于一体，人们除了在感官上感受到湿地景观文化之外，还能从湿地生态系统特有的动植物群落、濒危物种身上获取更多的科普知识，通过对湿地发展变迁历史的回顾，进一步了解城市的演变历程，强化人们对湿地生态系统重要性的认知。

2. 湿地减少引发城市问题，保护湿地刻不容缓

近几十年来，湿地出于城市化进程加快、人类严重忽视、环境恶化等原因而大面积地减少，特别是自然干旱、人为超采地下水、地下水补给能力不足致使地下水水位不断下降，进一步加快了湿地的退化速度。由湿地大面积退化引发的问题也随之而来，如区域水环境失衡、水体污染治理难度加大、生物多样性不断减少等。湿地比例下降所产生的影响已从单纯的环境问题延伸至影响经济发展、社会稳定等的综合性问题，湿地作为连接动植物与自然

环境的重要枢纽，其影响领域在不断扩张。人类应认识到，没有湿地，城市生物多样性将不断减少，城市与周边地区的降水平衡将难以维持，城市气候环境将更加恶劣，城市居民生存的根本将无法维系。

3. 湿地是北京健康发展的重要保障，扩大湿地面积意义重大

全国经济发展迅速的地区都面临着经济发展与环境治理之间的权衡，城市的发展需要占用大量的自然空间，这势必影响到湿地、森林、河流，降低自然系统的效能，而湿地"排毒"的自然特性正是城市发展所需要的，它净化自然的功能是城市健康发展的保障。

受中国发展阶段的影响，湿地的状况已不容乐观。依据第二次湿地资源调查结果，近10年来中国湿地面积减少了339.63万公顷，其中天然湿地面积减少了337.62万公顷，全国湿地率仅为5.58%，低于世界平均水平。北京作为中国的首都，其环境承载力直接决定着城市可持续发展的能力，而湿地率明显低于全国平均水平，这将成为首都城市、经济、社会发展的瓶颈。当前面临的环境问题，如水资源污染、空气污染、雾霾难以驱散等，已经直接或间接地反映了首都生态问题的严重性。湿地作为"北京之肾"，可有效净化水质、分解雾霾中无法通过植物光合作用吸收的一氧化碳、二氧化硫等有毒有害气体，促进首都环境新陈代谢，其提升自然系统循环效能的作用不可复制，更不可替代。因此，提高北京湿地比重，是保证首都生态环境长远健康有序发展的重要前提，是改善首都生态系统、治愈首都城市病的重要手段。

二　北京现状

北京自古具有丰富的湿地资源，素有"海淀""温泉""先有莲花池，后有北京城"之说。北京市河流水系众多，境内分布着大小河流200余条，分属于海河流域的大清河、永定河、北运河、潮白河、蓟运河5个水系。根据已有资料统计，截至2013年底，北京湿地总面积约为5.14万公顷，其中天然湿地约为2.38万公顷，主要为河流湿地及少数天然湖泊；人工湿地约为2.76万公顷，包括水库湿地、湖泊湿地（含公园湿地）、坑塘稻田湿地和人工水渠。

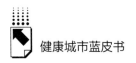
北京市共有 6 个湿地自然保护区、6 个市级湿地公园、3 个自然保护小区，基本形成了以自然保护区为基础、湿地公园为主体、自然保护小区为补充的湿地保护体系。

按照《湿地公约》对湿地类型的划分，北京分布仅有天然湿地的"河流湿地"和人工湿地的"库塘湿地"两个类型。位于水库周边、湿地公园或自然保护区内的湿地为人工或人工—自然复合型湿地，包括海淀翠湖湿地公园、延庆野鸭湖湿地自然保护区、顺义汉石桥湿地自然保护区、大兴南海子郊野公园等。位于河流周边的为天然湿地，如潮河、白河、永定河、妫河、北沙河、清水河等，虽然河流湿地是北京主要的自然湿地来源，但因为北京市严重缺水的现实一时难以扭转，水污染问题日益严峻，天然湿地的生态空间正在不断缩减。

为降低湿地面积减少速度，遏制湿地大面积退化趋势，北京市近 10 年来从立法、规划、政策各个角度加强了对湿地的保护力度，市委市政府对湿地的重视度大大提升（见表 1）。

表1　近年来北京出台的主要法律法规、规划、意见方案汇总

时间	文件	组织部门	内容
2003 年 12 月	《北京市湿地保护建设实施方案》	北京市林业局	对湿地保护建设实施目标、重点计划任务、主要政策措施等方面做出规定。方案中明确了北京市湿地标准，提出到 2015 年或南水北调工程通水之际，全市湿地面积应恢复到 20 世纪 80 年代初期 8 万公顷的水平
2003 年 12 月	《全市湿地保护管理和工程建设计划意见》	北京市林业局	实施年度湿地保护建设工程计划和经费预算，为湿地建设提供经济保障
2004 年 1 月	《北京城市总体规划》	北京市规划委	将湿地保护与合理利用纳入本规划，并确定了一批保护和逐步恢复的湿地单位，位于城区的红领巾公园、元大都遗址公园均在名单之中
2005 年 2 月	《北京市人民政府办公厅关于加强本市湿地保护管理工作的通知》	北京市人民政府办公厅	强调充分认识加强湿地保护管理的重要性，并通过相应措施促进湿地保护管理事业健康发展，不断完善湿地保护管理长效机制

时间	文件	组织部门	内容
2007 年 4 月	《北京市湿地保护工程实施规划（2007～2010 年）》	北京市园林绿化局、市发展改革委、市科委、市财政局、市国土局、市水务局、市环保局、市农业局	重点选择了野鸭湖、汉石桥、永定河、怀沙怀九河、拒马河 5 个市级湿地自然保护区和密云水库及上游地区、金海湖、南海子、长沟、翠湖 5 个重要湿地，开展湿地保护、湿地生态恢复、湿地公园、湿地保护能力建设等项目
2012 年 5 月	《北京市湿地公园发展规划（2011～2020 年）》	北京市园林绿化局	对北京市湿地公园的总体布局及分期规划进行了阐述，并按照湿地公园的功能区划对近期要建设的湿地公园进行了划分。规划明确到 2020 年，本市将新增建设湿地公园 40 处，届时全市湿地公园总数将从现在的 2 处增加到 42 处。总规划面积为 15576 公顷，占全市湿地总面积的约 30%。以适度发展区与重点发展区为建设核心，近期规划包括适度发展区的密云古北水镇湿地公园、密云洪门川湿地公园、门头沟九河湿地公园、房山琉璃河古桥湿地公园和房山长沟湿地公园；重点发展区的昌平温榆河与沙河水库交汇湿地公园、顺义汉石桥湿地公园、顺义潮白河与减河交汇湿地公园、延庆野鸭湖湿地公园、怀柔白河湾湿地公园、大兴长子营湿地公园、平谷王辛庄湿地公园、通州台湖湿地公园和通州五河交汇湿地公园
2013 年 5 月	《北京市湿地保护条例》	北京市第十三届人民代表大会常务委员会第三十七次会议审议通过	本条例是全市实行的最严格的湿地保护管理制度。该条例提出对本市湿地实行分级分类保护制度、湿地名录保护制度，并从规划建设、管理利用、监督检查、违法处罚等方面对湿地及依附于湿地的物种的保护给予了规定

与此同时，北京市先后启动了一些湿地保护与恢复示范工程（见表 2）。

表 2　近年来北京实施的主要湿地恢复项目

启动年份	项目	效果
2003 年	翠湖国家城市湿地公园建设项目	一期竣工，并于 2006 年启动二期扩建工程
2005 年	野鸭湖湿地生态修复和湿地博物馆建设项目	至 2007 年湿地生态恢复一期工程已完成，2000 多平方米的湿地博物馆竣工对公众开放
2007 年	官厅水库库滨带建设项目	一期工程造林面积逾 200 公顷，2008 年实施了二期工程，治理面积逾 1000 公顷

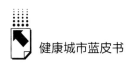

启动时间	项目	效果
2008 年	北京市湿地生态系统保护与恢复关键技术研究和示范项目	主要完成了北京湿地格局演变及驱动力分析、退化湿地恢复及生物多样性保护技术、湿地资源综合数据库建设与高效管理等技术研究,取得湿地重点研究技术成果 20 余项,建设完成了延庆、顺义、海淀等湿地保护与恢复试验示范基地 2000 余亩
2009 年	滨河森林公园建设项目	实施了 11 个滨河森林公园建设项目,总规模约为 7133 公顷,恢复湿地 1300 多公顷
2013 年	北京市 2013～2017 年清洁空气行动计划——生态环境建设减排工程	预计到 2017 年,累计增加水域面积 1000 公顷,建设生态清洁小流域 170 条,治理水土流失面积 1750 平方公里。市园林绿化局牵头编制全市湿地保护发展规划。到 2017 年,累计建成 10 个湿地公园和 10 个湿地保护小区

自然环境不断恶化,城市病不断滋生,引起了北京市委市政府及相关部门对湿地价值的高度认可,对其重要性给予了高度重视,并采取多种措施对湿地进行保护。但是,由于历史遗留问题严重,人们对湿地综合价值的认识有偏差,在生态与经济的权衡中还未达到合理利用湿地生态空间的境界,北京湿地保护和恢复依然面临着一系列亟待解决的问题。

三 存在的问题

(一)湿地面积所占比例偏小,湿地质量较低

在过去的几十年里,首都北京经历了沧桑巨变,经济总量、城市面貌、城市化率、人口数量等都快速发展,过度集聚的人口与有限资源、有限环境容量之间的矛盾日益凸显,湿地资源与其他资源一样过度消耗而受到损害。

与 2003 年相比(第一次全国湿地资源调查结果为 3 万公顷,约占北京总面积的 1.8%),2013 年北京市湿地总面积(市园林局统计为 5.14 万公顷,占北京总面积的 3.13%)有所回升,但与 1996 年的 6 万公顷(约占总面积的 3.6%),以及更早的 20 世纪 50 年代(25.68 万公顷,约占北京总面积的 15.3%)相比,目前北京湿地面积占市国土面积比例仍然偏小,其所

占比例远未达到中国的平均标准（5.58%），其中 8 公顷以上的湿地仅占北京国土面积的 2.9%（有研究表明，8 公顷以上的湿地才具有生态功能①），天然湿地为 2.38 万公顷，所占国土面积比例仅 1.45%，远低于世界 6% 的平均水平②。虽然北京河流较多，但整体比较分散，缺乏大流量的水系，加上近年来经济快速发展，引发各种水源污染问题，使水质不断降低，对湿地缺乏有力的水源支持，造成湿地斑块小、分散、质量偏低。由于天然湿地的生态功能远高于人工湿地，而北京现有湿地以人工湿地为主，使得北京湿地整体生态功能较弱。天然湿地的低比例与湿地斑块的破碎化、低质量导致北京湿地面积小、质量低，直接影响了湿地整体作用的发挥。

（二）湿地野生动植物数量少，相关动植物面临灭绝危机

北京湿地生态系统动植物多样性原本较为丰富，但随着湿地面积，特别是天然湿地面积大幅度减少，湿地动植物数量也随之不断减少。虽然北京湿地内有植物 1017 种，占全市植物种数的 48.7%，有动物 393 种，占全市动物种数的 75.6%③，但由于湿地内动植物数量随湿地空间的缩减而大幅度减少，进一步加大了对湿地生物多样性的影响，与减少的物种相关的食物链上下游各类物种面临灭绝危机。例如，北京湿地中的动物被列入《濒危野生动植物种国际贸易公约》附录一的有 5 种、附录二的有 23 种、附录三的有 8 种，列入《中国濒危动物红皮书》的有 21 种④。

（三）科学监管有难度，保护工作难落实

北京湿地生态系统的保护管理、开发及利用涉及的部门和机构较多，至

① 全国湿地资源调查以 8 公顷作为起调面积；北京市十三届人大常委会第三十七次会议通过的《北京市湿地保护条例》规定，本市面积 8 公顷以上的湿地应当列入湿地名录，全国各地均将 8 公顷以上的湿地作为湿地率的统计标准。

② 部分数据由北京市园林绿化局提供，其余数据见《北京湿地面积比例从 15% 降至 3%》，《新京报》2013 年 2 月 3 日。

③ 崔丽娟主编《湿地北京》，北京美术摄影出版社，2012。

④ 付必谦：《北京湿地生物资源保护与可持续利用对策初探》，《首都师范大学学报》2006 年第 4 期。

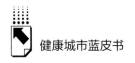

今尚未形成良好的协调机制。各部门由于对湿地进行保护管理和利用的目标不同，主体利益不同，各自为政、各行其是的现象时有发生，部门之间的权限重叠，相互之间环节过多，致使彼此在行使职权时存在诸多矛盾。例如，北京市共有 20 个保护区，由园林局、水务局、农业局负责湿地保护管理工作，且管理过程中涉及发展改革、财政、国土、规划等多个机构。受部门职权和部门利益的影响，致使部门之间工作难以衔接，部分工作推进受阻现象严重，延误了开展湿地保护相关工作的时机。当前，北京市湿地公园和自然保护小区仍缺少专门的管理机构，职责的模糊性造成保护工作难以开展。虽然《北京市湿地保护条例》明确了各机构对湿地的保护、管理职责，提出市和区、县人民政府建立健全湿地保护联席会议制度，但由于存在监管体系不完善，监督技术手段缺乏多样化，联席会议制度落实不到位等问题，导致湿地保护工作难以落实，条例出台至今已有近两年的时间，"市级湿地名录"仍未完成，整体落实情况得不到有效监督，延误了湿地的科学管理与保护时机。

（四）湿地权属分散，填埋占用引发湿地退化

受历史遗留问题影响，除已划定为保护区、湿地公园等区域外，北京市散落的湿地多存在湿地权属分散现象，属于集体特别是农民自用地的湿地占比较多，国家对农民自用地的管理权受限，导致很多湿地任由集体或个人处理。为增加乡镇或个人收入，个人或公司将湿地填埋成旱地用于种植或修建成池塘用于养殖的事时有发生。这些行为致使湿地特别是天然湿地严重退化，而湿地面积缩减、湿地生态功能下降的后果只能由政府和全社会共同承担。

（五）湿地保护资金投入较少，奖励资金缺失

中央每年对市级湿地公园拨款上亿元用于维护等方面的支出，市级对保护区投入 1000 万元，拨至环保局，由其统一协调。由于湿地待治理面积大，分配至各保护区的资金就显得不足，区县级的湿地公园和自然保护小区得到

的资金更是少之又少。近年来，中央以奖代补每年投入 500 万元用于湿地保护区，但是受资金使用体制的限制，市政府在这方面缺少资金投入。北京市湿地保护资金投入不足，鼓励配套资金缺失，降低了人们开展湿地保护行动的积极性，加大了保护湿地资源、维持湿地生态空间的难度。

（六）对湿地的认知存在局限性，湿地保护宣传教育滞后

相比于森林、海洋等天然资源，公众对湿地的经济价值、社会价值的认知度较低，而湿地多位于城乡接合部或近郊乡镇、水库周边，其位置的特殊性进一步弱化了人们对湿地价值的认知，很多区域甚至出现湿地被建筑垃圾填埋的现象，造成湿地空间不断减少，湿地功能不断下降。例如，北京的南海子湿地公园，过去被作为垃圾填埋场使用，经过市政府大力宣传并落实行动，成功清除垃圾 800 多万立方米，使其恢复了原貌，但天然湿地结构所受的损害是无法通过人工进行弥补的，该湿地公园对当地发挥的生态作用必然会受到影响。由于湿地保护是一项新兴事业，湿地保护和合理利用的宣传、教育工作滞后于北京的经济发展和资源保护形势的要求，宣传教育工作的广度、力度、深度都有所欠缺，使大多数人群尚未认识到湿地的重要作用。人们倾向于把湿地与荒地、废地等概念联系在一起，造成非法占用湿地的状况。

四　国内外提升湿地比重的经验

（一）提升保护意识

1. 立法、规划保护

1970 年苏联颁布了《全苏和各加盟共和国水法纲要》，其基本方针是控制和消除水体污染源，为湿地生长提供更好的外部环境。1995 年 2 月，俄罗斯联邦通过了由总统签署的《俄罗斯联邦维护自然保护区法》，该法全面规范了国家自然保护区、国家公园、自然公园、国家禁伐（禁猎、禁渔）区、自然遗迹地、森林公园及植物园等涉及湿地的多种区域的保护问题。

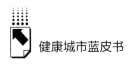

1990 年，荷兰为恢复"自然"，由农业部制订"自然政策计划"，并以 30 年为期限落实这项计划，用以保护受围海造田影响而急剧减少的动植物。其中的"生态系长廊计划"，要建立起南北长达 250 公里的"以湿地为中心的生态系地带"。

2001 年欧洲委员会通过了整治多瑙河—黑海生态环境计划，涉及加强湿地恢复、保护天然林、建立突发污染事故警报系统等多个保护环节。这标志着今后该河、海的污染治理工作将打破国界，按自然地理和水文情况更为合理地开展。

美国联邦政府通过建立法律（如净水法），为保护者提供经济支持，对湿地资源周围加强控制和监管，引导湿地合作项目对接和设立国家野生动物保护区等措施保护湿地。2000 年 12 月总统签署了《保护湿地法案》，拨款 78 亿美元，用于恢复佛罗里达州南部大沼泽湿地，并拨专款 14 亿美元计划用 30 年时间引水恢复自然面貌。

2. 宣讲保护

很多国家注重提高公众的湿地保护意识，在湿地保护与开发的过程中，通过对湿地知识和价值的介绍与宣传，使公众认识到保护湿地的重要性和必要性。国际湿地会议每 3～4 年举行 1 次，涉及 90 多个国家的代表，且参会的国家与人数在不断增加，会议讨论内容涉及不同类型湿地保护的各个方面，如湿地内部能量动态的营养循环，湿地与地下水、植被生长及生物多样性发展之间的关系，人工湿地面临的机遇与挑战等，强调湿地保护与开发对人类生存的意义，通过此种方式唤醒全球对湿地价值的肯定，从而加强保护意识，促进湿地生态空间比重不断增加，保持湿地健康发展的可持续性。

（二）引导恢复行动

1. 应用技术手段保护湿地

世界各国将生物监测、多元分析法、"3S"技术等新方法应用到湿地保护的各个环节，如监测、管理、模拟、创建与恢复等方面。德国为保护湖泊、恢复沼泽地，早在 20 世纪 50 年代就开始利用各种手段治理污染，80

年代末生活污水处理率已达 92.8%，在治理过程中探索运用生物修复、净水器设备等方式对湿地赖以生存的水环境进行修复，从而保护湿地资源。

2. 恢复、创建、重建湿地

美、英、澳等国由政府出面引导恢复、创建、重建湿地。澳大利亚在西部干旱地区创建农牧场专用的水塘，在工矿地废址创建水塘等，变废为宝，形成了新的景观。德国在特雷伯尔和莱克尼茨这两条河之间筑坝，使沼泽地的水位重新上升，使这片局部已经干涸的湿地重生。

（三）合理管理、利用湿地

1. 实施有效、合理的管理手段

日本日光国家湿地公园为解决游客人数超载问题，保证湿地植被按计划正常恢复，参与公园管理的三个地方政府机构建立了一个公共社团，由政府机构代表、科学家、公众及当地社区人员组成。该社团由县、市、镇、村、电力公司和其他相关的商业企业资助，协助环境厅管理这一地区，对旅店床位、洗浴用水等进行限定，为公园提供清理垃圾、语言翻译、设施维护、科学研究等服务。

2. 充分发挥湿地生态旅游优势

湿地具有文化作用，其独特的景观为人们提供了亮丽的视觉感受，应充分发挥其景观优势，合理发展旅游业。四川省遂宁市河东湿地于 2010 年建成，占地 500 多亩，依托水源保护区良好的生态环境，借助太阳光线的不同层次，打造了湿地景观长廊、彩虹瀑布等特色旅游项目，充分利用了湿地的生态旅游优势，在搞好水源涵养的同时，实现了经济、社会的综合效益。香港米埔自然保护区利用其独特的红树林资源以及水禽（据统计每年有 6 万多只，包括 23 种国际濒危物种，其中黑脸琵鹭于 2000 年在米埔越冬的数量达到 178 只[1]）在米埔保护区越冬这一习性，发展旅游业。保护区对全年的

---

① 吕咏、陈克林：《国内外湿地保护与利用案例分析及其对镜湖国家湿地公园生态旅游的启示》，《湿地科学》2006 年第 4 期。

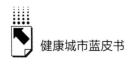
参观者数量及时间做出规定，以保障保护区的湿地资源不受外界影响，同时每年为中国内地及东南亚湿地管理和保护人员举办 12 期湿地管理培训班（这部分收入达 1000 万~2000 万港元）。保护区达到了集生态、经济、社会综合收益于一体的效果。

五　对策及建议

（一）明确湿地管理机构的权责，抓紧落实保护条例

《北京市湿地保护条例》已经明确了各管理部门对湿地的责任和权利，理顺了保护管理部门与其他管理部门在湿地管理工作中的关系，指明了落实湿地保护与管理工作的方向。目前，应落实好市、区（县）人民政府召开的湿地保护管理联席会议制度，提高会议级别，最好由主管市领导主持，以引起各成员单位对会议的重视。特别是对部门之间存在职权交叉、容易推诿扯皮的问题，要通过联席会议尽快解决。应推动"市级湿地保护名录"尽快完成，将条例中规定的各项工作落实到位。同时，政府应牵头湿地的各个管理保护部门及其他有关部门在资金使用、监管，湿地保护、发展等方面建立协作机制，不断推进市发改委、国土局、财政局、环保局、水务局、园林局、农业局等部门之间的分工协作，在促进湿地开发、利用、规划、保护过程中充分发挥作用，实现最大效能。

（二）加强湿地功能价值评估，提升政府管控能力

准确且全面的价值评估数据可为制定湿地保护规划及保护管理费用预算提供依据。因此，要加强湿地生态系统服务功能价值评估的准确性和全面性，既要准确评估不同湿地的社会、经济、生态价值，又要评估其间接价值，依据评估结果制定考核指标，如湿地生态价值增减情况，年新建、重建湿地面积，湿地面积恢复率等，将其纳入区县党委政府政绩考核指标体系，推进湿地保护工作规范有序开展。通过湿地管理与保护考核指标的具体化，

促进政府精细化管理湿地，以提升政府对湿地保护的管控能力，从保护与管理两个方面促使湿地空间得到有效恢复。

（三）加强水源管理，保障湿地水源供给

水源是保证湿地实现保持与增长的核心要素，其供给的持续性与湿地的成长息息相关。由于北京长期处于缺水状态，河流存在季节性缺水的状况，无法保障对湿地的持续性供给，加上北京地下水超采严重，这就需要对雨水、再生水加强利用，特别是在具备湿地生长条件的区域，将其作为支撑湿地成长的重要水源，为湿地水源供给提供保障。

（四）启动湿地恢复工程，探索建立湿地补偿机制

北京是严重缺水的城市，其所处的发展阶段又引发了各类城市病，而湿地涵养水源、调节气候、降解污染等功能正是缓解北京环境问题的关键。湿地潜在的功能巨大，未来首都社会、经济、生态价值的发展都与之息息相关，恢复首都湿地生态空间时间紧、任务重。因此，建议启动类似百万亩造林工程的"湿地恢复工程"，不断扩大湿地绿色生态空间，提升湿地比重，用10～15年的时间将北京湿地空间恢复至全国平均水平，以满足首都人民生活和各领域发展的基本需求。这将有效遏制环境灾害的蔓延，为城市发展、人民生活提供更好的外部环境。在湿地恢复工程中，要加强与湿地相关的科学技术研究，为湿地的恢复和保护提供科技支撑。同时，要探索建立湿地补偿机制，补偿标准可参照平原造林补偿标准，通过补偿将属于个人或集体的湿地统一划归政府管理，由政府进行统筹规划，以此控制个人或集体滥用湿地的行为，实现湿地的恢复计划。

（五）严格保护，适度开发

要依据湿地所处环境和不同特点进行保护与利用。保护要严格，利用要合理适度，且利用必须以不影响湿地生态功能为前提。一方面，要因地制宜严格保护湿地，通过设立湿地保护区，组建专业团队对湿地进行管理与保

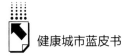
护，阻止人为破坏，使湿地得到更为合理的培育，以保障湿地健康发展。另一方面，可依据湿地的类型和特点，以生态保护为前提，对其进行适度合理利用。例如，可打造湿地特色景观，发挥湿地的旅游价值，并将旅游收入用于恢复、修缮湿地。这样既能合理利用湿地，保持湿地的原始状态，又能为政府筹措湿地保护资金，形成经济与湿地景观的良性循环，促进湿地可持续发展。对一些必须改变其用地性质的湿地，应以《北京市湿地保护条例》及相关法律为依据，在其他具有建设湿地条件的地域实施湿地恢复工程，以达到占补平衡，保证湿地整体比例不下降。湿地对人类的生态功能要求我们将湿地作为比耕地更为重要的生态资源，实行更严格的保护政策。对天然湿地的占用，一般不得批准。若因公共利益需要批准占用的，不宜简单地"占一补一"，应"占一补二"。

（六）加强湿地保护宣传，引导群众积极参与

广大群众对湿地保护的无知是造成湿地遭人为破坏现状的主要原因之一。政府应加强有关湿地价值、湿地保护的宣传，为居民解读《北京市湿地保护条例》，特别是对湿地周边的居民，更应加强教育引导。通过宣传教育，强化居民的湿地保护意识，引导群众积极参与湿地保护工作，形成湿地"共保共享"的良好局面。

参考文献

张元：《北京湿地生态系统保护与管理对策研究》，北京林业大学博士学位论文，2009。

宫兆宁等：《北京湿地景观格局演变特征与驱动机制分析》，《地理学报》2011年第1期。

崔丽娟等：《北京市湿地公园发展规划研究》，《中国农学通报》2011年第17期。

王建华、吕宪国：《城市湿地概念和功能及中国城市湿地保护》，《生态学杂志》2007年第4期。

汪达等：《国际湿地保护策略及模式》，《湿地科学》2003 年第 2 期。

吕咏、陈克林：《国内外湿地保护与利用案例分析及其对镜湖国家湿地公园生态旅游的启示》，《湿地科学》2006 年第 4 期。

刘国强：《积极推动中国湿地生物多样性保护的主流化——"中国生物多样性保护与可持续利用"项目的经验》，《湿地科学》2008 年第 4 期。

王梅：《美国的湿地保护和立法》，《国土资源》2002 年第 2 期。

王丽学、李学森：《湿地保护的意义及我国湿地退化的原因与对策》，《中国水土保持》2003 年第 7 期。

张文：《四川提升湿地蓄水能力》，《人民日报》2012 年 6 月 7 日。

《维护生态安全建设绿色北京——北京湿地保护工作逐年加强》，《绿化与生活》2010 年第 3 期。

王学雷、许厚泽：《长江中下游湿地保护与流域生态管理》，《长江流域资源与环境》2006 年第 5 期。

崔丽娟主编《湿地北京》，北京美术摄影出版社，2012。

B.3

密云水库上游潮河流域水资源
保护与生态建设调研报告

叶向阳　李宇红　李长春*

摘　要：　基于实地调查和访谈，在了解潮河流域水资源保护和生态建
　　　　　设取得的成效基础上，重点分析这一流域当前面临的水污染
　　　　　风险、脆弱的生态环境、京承两地主观认识和经济发展落差
　　　　　以及区域性统筹协调不到位等引发的潮河水质安全问题。建
　　　　　议从战略布局、共建共享模式、风险论证以及政策衔接等方
　　　　　面实现潮河流域生态保护和经济建设开发的科学发展。

关键词：　密云水库　潮河流域　水资源保护　生态建设

根据北京市委组织部对第 43 期中青班调研实践活动的要求，第 3 组全体
学员围绕"水资源保护与生态建设"主题，于 2013 年 11 月 11～29 日分别深
入河北承德潮河流域的兴隆、滦平、丰宁三县的乡镇、林场实地调研，召开
座谈会，听取群众意见，到承德市发改委、财政、水务、环保、林业、农牧
等部门访谈主要负责同志，与北京市环保局、水务局、对口支援与经济合作
办、发改委以及密云县环保局、水务局等单位和部门进行座谈交流，了解掌
握了大量情况，就加强潮河流域水资源保护和生态建设，促进密云水库进一

＊　叶向阳，北京市园林绿化局（首都绿化委员会办公室）义务植树处处长，高级工程师，从事
　　林业、园林、绿化技术指导和义务植树工作；李宇红，北京财贸职业学院校长助理、高职研
　　究所所长，教授，研究方向为管理评价、职业教育研究；李长春，北京市密云县园林绿化局
　　局长，助理研究员，组织实施密云县绿化美化建设工程。

步"增水保质"的问题进行了多次研究讨论,对首都水资源的重要性有了深刻认识。在相关部门的大力支持和党校老师的指导下,团结协作完成了调研任务,形成了《密云水库上游潮河流域水资源保护和生态建设调研报告》。

一 潮河流域基本情况

(一)自然条件

密云水库于 1960 年建成,1985 年以后成为北京的主要地表水源。潮河是密云水库的主要来水河流,发源于河北省承德市丰宁县上黄旗镇,是河北省承德境内的第二大河流,干流全长 205 公里,主要支流为 13 个,平均年径流量为 4.6091 亿立方米,在京承交界古北口进入北京市密云县。潮河流域上游主要涉及承德市丰宁、滦平、兴隆、承德四县和北京市密云县。承德境内潮河流域总面积为 6101.46 平方公里(占密云水库上游流域面积的 38.7%),密云县境内潮河流域总面积为 234.5 平方公里。潮河流域气候类型属寒温带向暖温带过渡、半干旱向半湿润过渡的大陆季风性山地气候,处于中国北方地区干旱草原沙地向华北平原过渡的"生态脆弱带"上,平均年降雨量只有 514.1 毫米,按照国际划分标准,属于脆弱—紧缺程度,水资源承载能力有限。据承德水文资料记载,1960~2011 年 51 年间,潮河平均每年向密云水库提供 4.73 亿立方米(占密云水库来水量的 56.7%)。但是,近十余年来,在自然与人为双重因素影响下,地表径流逐年减少,甚至 2000~2003 年连续出现断流。2011 年入库径流量只有 1.17 亿立方米,2012 年仅为 0.76 亿立方米,不足密云水库来水量(3.5 亿立方米)的 1/3。

(二)社会经济发展特征

根据 2012 年《承德市统计年鉴》,潮河流域丰宁、滦平、兴隆和承德 4 个县有 26 个乡镇、277 个行政村,有 35.5 万人,人口密度为 67 人/平方公里。流域的土地类型分为林地、旱地、草地,其中林地占比最大,为总面积的 61.4%。水土流失比较严重，年输入密云水库泥沙量为 344.4 万吨。流域内丰宁、滦平、兴隆 3 个县社会生产力水平较低，分别是国家级、省级贫困县和环首都扶贫攻坚县。2012 年，3 个县实现地区生产总值和财政收入分别为 78.9 亿元、122.4 亿元、96 亿元和 10.01 亿元、22.84 亿元、8.1 亿元，城镇居民可支配收入和农民人均纯收入分别为 13332 元、18091 元、15364 元和 4021 元、4871 元、6251 元。目前，流域内各县的支柱产业仍为采矿和矿产加工业，主要为铁矿、金矿和钼矿；农业耕地为 108634 公顷，主要农作物是玉米；养殖业主要以猪、奶牛、肉牛、蛋鸡养殖为主，奶牛养殖场占比最大，占养殖企业总数的 83.3%。相比之下，密云县下辖 17 个镇、2 个街道、334 个行政村，常住人口为 47.1 万人，产业结构以环境友好型工业为主要支撑，以休闲旅游业为战略支柱，以都市型现代农业为重要基础。2012 年，密云县实现地区生产总值为 178.2 亿元，财政收入为 22 亿元，城镇居民人均可支配收入为 29320 元，农民人均纯收入为 14475 元，远高于承德潮河流域 3 个县。

二 潮河流域水资源保护与生态建设情况

密云水库是首都的重要饮用水源地，潮河流域的水生态环境直接影响到北京市地表饮用水安全。在 2001 年国务院批复《21 世纪（2001～2005）首都水资源可持续利用规划》（以下简称《首水规划》）后，承德市和密云县始终把流域治理和水环境保护作为一项重要政治任务来抓。承德市以国家和京承合作生态建设项目投入为引导，积极开展山川治理。流域坡面植被覆盖度提高到 70% 以上，森林覆盖率达到 42.1%，潮河水生态环境得到改善，水土流失及土地沙化强度减轻，春季风沙次数及南侵速度降低，入库水体基本保持在二类水质。密云县坚持 "发展是第一要务、保水是第一责任、生态是第一资源" 的理念，从 2004 年开始，经过多年努力，于 2008 年 4 月 17 日顺利通过环保部生态县考核验收。2008 年 8 月被环保部命名第一批生态县。

（一）国家出台流域水资源保护和生态建设政策，不断加大支持力度

2000 年以来，为了落实《首水规划》，国家在潮河流域实施了"退耕还林（草）工程""京津风沙源治理工程"等生态恢复工程，设立了森林生态效益补偿基金等 17 项重大生态建设与保护专项资金。2008 年，国家设立了重点生态功能区转移支付资金，2009 ~ 2011 年下达河北省资金 17.65 亿元。同时，近几年还通过扩大森林生态效益补偿范围、实行重点生态功能区转移支付制度等，给予该地区资金补偿。

（二）地方政府加大投入，不断加强潮河流域水资源保护和生态建设

2003 年以来，承德市政府分别编制完成了《承德生态市建设规划》《承德市环境保护"十二五"规划》《承德市水污染防治"十二五"专项规划》《承德市潮河流域水污染防治规划（2011 ~ 2020 年）》，相继制定了《最严格水资源管理办法》《水土保持管理办法》《禁牧舍饲管理办法》《加强生态环境建设和保护若干规定》《矿山管理条例》等。其中 2010 年底编制完成的《潮河流域水污染防治规划（2011 ~ 2020）》，计划从 2011 年开始到 2020 年总投资 91.07 亿元，完成 239 项涉水治理项目。积极落实国家《重点流域"十二五"水污染防治规划》，已投资 9.47 亿元，完成 19 个项目，在建 51 个项目，目标是到 2015 年，出境古北口断面水质稳定保持二类标准。密云县在 2001 年就提出创建国家级生态示范区的发展思路，编制了《密云县生态示范区总体规划》，全面实施了《新世纪首都水源区发展战略》和"生态清洁型小流域建设"工程。从 2005 年起，每年密云县政府至少拿出县财政收入的 10% 专门用于农村环境建设。2005 ~ 2008 年，县政府用于生态县建设的资金累计达到 30 多亿元，镇、村、社会力量投入资金为 4.92 亿元。

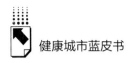

（三）京承合作开展跨区域生态共建，对水资源环境改善起到推动作用

2005 年以来，京承两地以合作项目为平台，相继合作开展了水资源环境治理、"稻改旱"、京冀生态水源保护林建设和保护、支持周边地区发展等方面的合作项目。北京市财政合计安排资金 10.5182 亿元，其中在承德安排资金 4.2640 亿元。

2005 年 10 月，京承水资源环境治理合作协调小组成立。该小组制定了《水资源环境治理合作资金管理办法》，2005～2012 年共计安排资金 8000 万元，支持承德水资源及环境治理的 18 个合作项目。

2006 年 10 月，京冀签订《北京市人民政府河北省人民政府关于加强经济与社会发展合作备忘录》，确定合作实施潮白河流域"稻改旱"工程。北京市按照每亩 450 元给予"稻改旱"农户"收益损失"补偿，合计补偿 7.1 万亩。2008 年，补助标准提高到了 550 元。到 2012 年，北京市财政共向承德拨付"稻改旱"工程资金 1.9525 亿元。

2008 年京冀签署《关于进一步深化经济社会发展合作的会谈纪要》，确定在 2009～2011 年，北京市安排 1.35 亿元支持丰宁、滦平、赤城、怀来 4 个县营造生态水源保护林 20 万亩，1670 万元用于森林防火基础设施和设备配置。目前已经实施完成 15 万亩。同年，北京市政府办公厅印发《关于进一步加强与周边地区合作促进区域经济协调发展的意见》，明确市财政设立支持周边地区发展资金，重点支持周边地区产业合作，并在 2007 年由市财政安排资金 1000 万元，此后以上一年资金额度为基数，按照市人代会批准的全市财政增长幅度递增。截至目前，承德安排实施项目有畜禽良种繁育和产业化养殖、劳动力转移技能培训等 19 个。据北京市项目合作办初步统计，这些项目的实施每年可增加工程区农民人均收入 5000 余元。

（四）多种措施并举，潮河流域增水保质和生态环境治理工作取得成效

在国家、地方共同努力以及京承合作项目推动下，潮河流域增水保质初见成效。2000 年以来，在农业方面，承德市政府在流域内抓农业节水，推广"膜下滴灌"技术，实施面积为 133 平方公里，每年可节水 4867.7 万立方米；实施"稻改旱"工程的 7.1 万亩耕地，每年就可节水 1386 万立方米；积极进行水土保持小流域治理，治理面积为 1656 平方公里；加强水源涵养，丰宁县、滦平县禁牧，累计减压牛羊 59.23 万只，保护山场草地 3400 多平方公里。在工业方面，禁止污染项目 320 个，取缔水污染企业 180 家；重点强化工业点源治理，流域内完成减排项目 15 项，建设污水处理设施 146 套，污水处理能力达到 162 万吨/日，工业企业废水排放达标率为 90% 以上；实施"坡改梯"工程，净化水质，减少入库泥沙，累计治理 478.87 平方公里；对 42 家畜禽养殖企业进行治理，通过建有机肥厂、堆肥场、沼气池等治理面源污染；对流域内 78 个村农村环境实施连片综合整治，建设集中式生活污水处理厂 2 个，建设农村垃圾填埋场 8 座、垃圾池 1250 个、垃圾箱 4536 个、垃圾车 117 辆、垃圾中转站 13 座，用于减少生活污水和生活垃圾对水体的污染。农村地区生活垃圾全面实现"村收集、镇运输、区处理"的模式，全县生活垃圾无害化处理率达到 100%。

2000 年以来，密云县在水库周边 13 个乡镇山区营造水源涵养林、退耕还林还草，开展工程造林 59.1 万亩，治理水土流失面积 973.4 平方公里。截至日前，全县林地面积达到 282.36 万亩，森林覆盖率达到 61.01%，林木绿化率达到 69.31%。从 2005 年起，密云县开始实施"生态清洁小流域综合治理"工程，共治理生态清洁小流域 39 条，综合治理水土流失面积 404 平方公里，完成 10 条中小河道治理工程，长度达到 237 公里。2006 年以来，密云县逐步在农村地区实施生活污水治理工程，有 11 个镇 96 个行政村建有污水处理站 200 座，在密云水库一级保护区内，已实现生活污水 100% 收集处理。从 2001 年起，县政府决定关闭全县所有规模以下采矿场，5 家国有选矿企业达到污水零排放，治理了 180 多个工业污染源。从总体来看，立足全流域水生态共建，潮河流域生态效益明显，密云水库水体质量多年保持国家地表水二类水质。

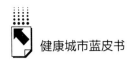

三 潮河流域水资源保护和生态建设存在的突出问题

近年来，京承两地在潮河流域水资源保护和生态建设方面的合作不断深化和拓展，并取得了一定成效。但不可否认的是，由于经济发展和生态保护存在矛盾，水污染源仍旧存在，水生态环境依然脆弱，与国家在"十二五"时期提出的首都经济圈、京津冀一体化发展等国家战略的要求相比还有较大差距，突出表现在以下几个方面。

（一）承德地区潮河流域范围水污染风险源依然存在，潜在威胁巨大

（1）工业污染源。潮河流域现有 57 座使用中的尾矿库，11 个属于高风险源；有 125 家采矿企业，其中铁矿 113 家，金矿 11 家，钨钼矿 1 家，12 家属于高风险源；有 12 家主要排污工业企业，10 家没有废水处理设施，2 家排放不达标，存在一旦遇到极端暴雨天气，溃坝可能造成洪水倾泻并致使密云水库出现重金属化学污染的严重隐患。

（2）生活污染源。丰宁县有 1 座已经达到饱和状态的没有防渗和污水处理设施的垃圾填埋场及另一座新建的库容为 94.6 万立方米的垃圾场，但因为没有垃圾漏液处理装置，环境污染严重。滦平县 2007 年在北京资助下建立的 3 座垃圾填埋场，也没有配套的渗漏液处理装置。农村垃圾受收集、运输成本等因素限制，很少有村镇主动将垃圾运到填埋场，致使河道乱堆垃圾现象普遍。目前，城镇只有 1 座集中式生活污水处理厂，农村还没有生活污水处理设施，全流域生活污水处理率为 58%。

（3）养殖业和农业面源污染源。172 家养殖企业年产畜禽粪便为 73.4 吨，普遍没有污水处理设施，已建成的沼气池因为气温低等因素，全年一半时间不能正常运行，利用率低下。尚有 35.2 万亩陡坡耕地和岸边耕地，其中 43% 的耕地距离河道不足 1000 米。农药、化肥施用量为 1.53 万吨/年，

残留化肥、农药在雨水冲刷下，侵蚀泥沙并流到河中，造成水环境污染。据统计，影响潮河水质的主要污染物氨氮有 83.7% 来源于此类面源污染。

（二）承德地区流域范围内水生态环境依然脆弱，亟须开展综合整治

生态涵养能力差，尚有近 150 万亩宜林荒山荒地需要绿化，尚有 200 万亩残次林需要改造提高质量，已确定的国家级生态公益林需要全面禁止采伐（如 20 万亩的丰宁邓栅子国家林场每年还要通过采伐一定数量的林木维持生计）。尚有水土流失面积 2821.70 平方公里，每年输入密云水库泥沙量达 344.4 万吨。流域内现有的大部分闭矿矿山、尾矿没有进行植被复植。生态清洁型小流域治理还没有开展。

河道采砂造成了河床下切、河势不稳定。这些年，随着流域基本建设规模扩大，河沙需求量大幅增加，价格飙升，导致潮河河道采砂活动增加，不仅会危及行洪安全，还使河水下渗，导致水量减少，面源污染加剧。目前，流域河道内尚有 31 个持证采砂场，开采河道为 20840 米，占潮河长度的 11.2%。

（三）京承两地认识不统一，生态保护与经济社会发展矛盾依然突出

2005 年以来，北京市委市政府把水资源和生态环境保护作为京承之间最重要的合作关系，以自己有限的财力，先后拿出 4.3 亿元，支持承德市开展潮河流域水资源保护和生态环境治理。为带动周边地区发展，支持首农集团、华都集团等北京农业龙头企业进驻承德，合作项目有 100 多个，到位资金达 80 亿元，带动基地农户 15 万余户，直接提供就业岗位 2500 个。而承德方面认为，与保护生态每年减少利税 50 亿元、少提供 30 万个就业岗位的经济利益相比，这还远远不够。应当根据实际情况，对因增水保质采取的措施，如干流流域退耕还林还草、禁牧、节水农业等进行全面补偿，已开展的项目要提高补助标准；还应当在高端产业链、劳务、教育、科技、金融等领

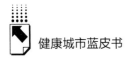

域进行拓展和对接。在承德调研中，我们采用问卷方式，对 100 个农户进行了"稻改旱"项目调查。统计结果显示：第一，"稻改旱"550 元/亩的补偿标准偏低，农牧民得到的项目补偿不足以弥补在同一土地进行农业生产或放牧养殖的经济收益，现有的静态生态效益补偿标准没有考虑物价因素，应提高到每亩 500 公斤玉米的价格。第二，补偿方式不稳定，以"项目"方式进行生态补偿，便于操作，但缺乏长期性和稳定性，当期限过后，受补方的利益得不到合理补偿时，认为会出现新一轮的生态破坏的农民占多数。

从另外一个角度我们也可以看到，承德地区对提高经济社会发展水平的愿望和诉求强烈。为了促进当地经济发展，首要选择了矿产开采、房地产开发等资源消耗型产业来拉动当地经济增长。据了解，流域内现有各类企业145 家、10 个行业，其中的金属矿采选业企业有 125 家，占 86.2%。在当地，持生态保护制约经济发展观点的地方干部不在少数，认为"下游的生态需求不能以限制上游的发展为基础，北京在承德潮河流域水资源补偿和生态建设上的投入应当和密云县标准看齐"。

（四）京承两地经济发展存在较大落差，区域贫困制约生态建设的现象依然存在

长期以来，由于承德潮河流域经济基础薄弱，加上特殊的生态功能定位，经济产业发展受到一定制约，加上自然条件限制和历史原因，经济发展相对滞后。潮河流域内的丰宁、滦平和兴隆都处于北京周边的"环首都贫困带"上，呈现贫困人口比率高、经济发展水平低、群众生活水平低、基础设施和公共服务水平低的"一高三低"现象。2012 年，这 3 个县城镇居民人均可支配收入为 15596 元，农村居民人均纯收入为 5048 元，比密云县分别少 13955 元、9542 元。多年来这 3 个县一直以发展资源型经济为主，都是"吃饭财政"，对水资源保护和生态建设的投入基本依赖国家和流域下游所提供的项目投资，而一些已建成的环保设施，也由于缺少运转资金，成了"晒太阳工程"。其主要原因，一是该区域主要以资源劳务输出为主，处于产业底端，利润分配处于劣势；二是发展方式落后，产业结构单一，绿色

产业没有形成，万元 GDP 耗能为 1.215 吨（北京万元 GDP 耗能为 0.459 吨）；三是发展理念滞后，靠山吃山、靠水吃水的"等靠要"思想严重。

（五）长效机制不健全，行政区域限制导致区域性统筹协调不到位

潮河流域作为首都北京的重要水源地和首都生态涵养功能区的地位毋庸置疑，但尚未建立国家层面的统筹协调工作机制，在一定程度上制约了环首都生态合作的深入推进，全流域的生态建设和经济社会发展还缺少整体谋划和综合统筹。从北京支持的"水资源环境治理""稻改旱工程""水源地生态林建设""支持周边发展"4 大类，共 4.3 亿元投资来分析，规划实施过程中对原有规划目标的实时性调整滞后，合作项目的前瞻性、统筹性不足。由于各个规划和项目是由不同部门从不同口径制定与实施的，项目之间缺乏必要的统筹和衔接，导致合作项目在一定程度上只限于临时性、具体项目的合作，"头痛医头，脚痛医脚"，还没有发挥整体规划统筹后的项目组合对生态、产业发展的联动作用。

四　潮河流域水资源保护与生态建设的建议

要按照党的十八届三中全会生态文明制度建设总要求，以科学发展观为指导，以促进水生态环境保护和经济建设协调发展为目标；坚持统筹协调、着眼长远、互利共赢、增加就业、富裕百姓的原则；紧紧抓住首都经济圈上升为国家战略的机遇，明确承德地区在首都经济圈中"生态屏障和水资源保护地"的功能地位，保护好首都水源、建设好生态屏障，实现流域生态保护和经济建设开发的科学发展。

（一）将密云水库上游潮河流域生态保护和经济建设协调发展规划纳入国家战略

北京作为国家首都，实现蓝天碧水，保障首都功能的正常运转，是京冀两地的共同责任和义务，需要国家战略的支撑。建议比照"青海三江源国

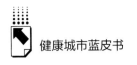

家生态保护综合试验区"的先例，建立"首都生态圈综合试验区"，并纳入国家战略予以实施。

（1）在"首都经济圈"国家战略平台上，建议成立由国务院主管领导牵头，国家发改委、财政、水利、环保、农业、林业相关部委和有关省市参加的"首都水资源保护和生态建设协调联席会议制度"，常设"首都水资源保护与生态建设委员会"，以张承地区等生态屏障区为重点区域，加强战略、规划、实施、监察、协调等方面的统筹，定期会商水资源保护和生态环境建设相关工作。

（2）在试验区内，按照区域分工和协调发展的原则，划定生态保护区和经济开发区。经济开发区为生态保护区提供发展资金和技术支持，生态保护区为经济开发区提供生产要素支持和生态屏障保护，协调人居生态需求和经济发展。同时，为使保护和发展更加容易协调和实施，在适当时机可以考虑进行行政区划调整。

（3）在试验区内，合理进行产业布局，淘汰落后污染产能，建立若干个环首都循环经济低碳经济园区。通过限制开发和转移策略，重点发展新能源、生态旅游、多功能林业、高端农业和循环农业等，增加生态特色产品的高附加值，从生态保护中要生产力，变"破坏生态求生存"为"保护生态求发展"。

（4）在试验区内，制定生态补偿、农林平衡补偿等补贴政策；开展绿色绩效考评，取消 GDP 考核；设立生态管护公益性岗位，国家发放津贴，调动保护区农牧民保护生态的积极性；开展环首都生态圈森林、草地等碳汇开发和交易试点；通过专项基金、世界银行贷款、长期投资债券等筹资融资途径，保证建设项目和资金落实。

（二）建立流域一体化生态共建共享模式，缩小经济发展的差距

京承两地都为首都水资源的增量保质做出了巨大努力和牺牲，必须要通过转变发展方式提升当地社会生产力发展水平，实现生态共建、利益共享、发展为主、补偿为辅、百姓能富的流域一体化发展道路。建议比照"新安

江流域生态保护与建设"的先例,在"首都经济圈"国家战略平台上,设立"流域水生态共建共享区",在生态共建共享模式和长效机制建设上进行探索和实践。

(1)科学划定水生态共建区和水生态共享区。将承德地区的丰宁、滦平、兴隆等4个县圈定到水生态共建区。水生态共享区可以界定为除潮河流域水生态共建区涉及的承德行政区域外,还包括下游的北京、天津等行政区域和未来可能参与分享潮河流域水资源和水生态效益的地区与单位。

(2)科学设计流域生态共建共享管理运行机制。在遵循"谁受益谁补偿,谁破坏谁治理,谁共享谁共建"基本原则的情况下,建立国家级"首都水资源保护与生态建设委员会"等相应的管理组织体系,加强法律法规、监督机制、评估机制的保障。国家对生态与环境的损害者、受益者和保护者予以界定,并制定相关法规政策,进行宏观调控;市场则发挥促进生态与环境产品的各使用方提高内部运行效率的作用。

(3)制定合理的生态补偿制度和标准。使受益地区对受损地区,发达地区对保护地区,高消费富裕人群对低消费贫困人群给予利益补偿,促进生态资源合理配置和流动;探索生态移民和资源税费支付新模式,在政府补偿的基础上发展市场化激励性的补偿制度,通过市场的调节作用实现多元化生态补偿。

(4)实施区域发展差异化政策,解决生态保护和经济发展之间的矛盾。通过投资政策、产业政策引导产业结构调整,实现"在发展中保护,在保护中发展";比照湖南湘西、吉林延吉的前例,加大财政转移支付力度和优惠政策配套;加强职业教育和技能培训,实现新生代农村人口转移,缩小区域发展差距。

(三)对污染源环境风险抓紧组织调研论证,科学制定综合治理方案和防治对策

随着上游地区人口增加和经济社会发展,加上资金投入不足,水生态保护的矛盾依然突出,流域水污染潜在威胁巨大,水生态保护任务艰巨,形势严峻。必须抓紧对污染源环境风险进行调研论证,抓紧制订治理方案,考虑

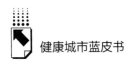

应对策略。

（1）尽快建立密云水库上游地区水资源保护应急机制，对流域内的57座尾矿库进行污染风险评估，防范水污染极端恶性事件发生；通过配套支持措施，支持12家排污工业企业进行专项治理，实现废水回用和排放达标，消除污染隐患；参照《密云水库水资源保护条例》，压缩选矿业发展规模，提高生态功能。

（2）实施流域生活污染源连片综合治理，参照密云县在水库一级保护区的做法，对流域内4个县26个乡镇的生活污水、生活垃圾污染处理情况进行评估，加大技术帮扶力度，保证对人口集中的乡镇生活污水、垃圾进行及时收集和无害化处理。

（3）推广生态养殖方式和生态工程，引导172家养殖企业开展集约化、规模化养殖；推广粪便沼气发电、堆肥等无害化处理技术；建设生态节水农业示范项目；对35.2万亩河边、陡坡耕地实施退耕还林，减少农牧业面源污染。

（4）实施"生态清洁小流域综合治理"工程，限制河沙开采，开展矿山生态恢复治理，减少水土流失面积，进一步扩大水源涵养林面积和质量，提高生态涵养能力。

（四）在现行体制下，加强政策配套与衔接，确保潮河流域水质安全

在现行体制下，为确保潮河流域水质安全，在京承两地区域合作协调机制已经初步建立、合作项目和深度不断延伸的基础上，下一步应建立协同机制，固化合作成果，进一步加强政策配套和衔接。

（1）建议北京市与河北省联合请示国务院，对已经停滞、尚未实施完成的《21世纪（2001～2005）首都水资源可持续利用规划》建设项目进行实时调整，在保证建设质量的同时尽快发挥投资效益。

（2）建议北京市对承德市已经编制完成的《密云水库上游（承德市）生态清洁型小流域建设规划》和《承德市潮河流域水污染防治规划（2011～2020年)》进行项目衔接配套支持，改善流域水生态环境和增加入库水量。

（3）建议北京市在2015年京承合作"稻改旱"工程完成后，及早规划研究接续项目，加大科技帮扶力度，在发展高效农业、疏浚河道、保护植被、促进农民增收、改善环保基础设施、适当提高造林标准、巩固造林成效等方面，发挥好北京的资源优势和辐射带动作用。

（4）建议北京就密云水库上游潮河流域在京务工人员的就业帮扶制度、社保制度、职业技能培训等优先考虑政策对接，甚至可以为他们在京长期务工居留创造条件。

（5）建议北京市与承德市加强干部对口交流，培训和提高承德市干部的经济发展能力，培养北京市干部的水资源保护意识，提高北京市投入承德资金的使用效益。

（6）把首都水资源保护列入干部培训必修课，在北京开展"饮水思源"节水保水公益性活动，使社会各界进一步加深对首都水资源保护重要性的认识，引导公民树立节水、保水的生态意识。

参考文献

陈东风：《新安江流域生态补偿机制的对策研究与实践——以新安江上游休宁县为例》，《黄山学院学报》2013年第4期。

刘钢、王琳、张英仙：《承德市滦潮河流域水污染防治对策及措施》，《承德石油高等专科学校学报》2012年第2期。

刘玉龙、阮本清、张春玲、许凤冉：《从生态补偿到流域生态共建共享》，《中国水利》2006年第10期。

李杰刚、王相启、李志勇：《促进河北省张承地区生态建设与发展的财政调研报告》，《财会研究》2012年第7期。

麻智辉、高玫：《跨省流域生态补偿试点研究》，《企业经济》2013年第7期。

苏瑞红、张军海：《张家口地区生态建设补偿机制探讨——以水资源保护补偿为例》，《安徽农业科学》2007年第35～36期。

王振东：《河北省张承地区生态补偿机制探讨》，《社会科学论坛》2008年第11期。

B.4

北京市老旧小区综合整治实施效果民意调查

崔淑筠　沈向东　肖凤霞　姚　芳*

摘　要：老旧小区综合整治工作是各级政府优化城市环境、建设健康城市的一项实事工程。为了解北京老旧小区综合整治实施效果，国家统计局北京调查总队、北京市统计局开展了相关调查。调查显示：全市老旧小区综合整治面积已完成过半，近九成被访市民对综合整治总体工作满意，但依然存在工程设计、施工过程及后续维修等方面的问题，亟待改进。

关键词：健康环境　老旧小区　综合整治

健康城市作为城市发展的新模式，是转变经济发展方式、实现科学发展的新战略，是北京建设世界城市的新路径。居民住宅坐落的社区作为城市的"细胞"，是健康城市的基础。根据世界卫生组织的定义，所谓"健康"就是指在身体上、精神上、社会上完全处于良好的状态。国家住宅与居住环境工程技术研究中心在研究中国社会、经济、技术的基础上，于《健康住宅建设技术要点（2004）》中明确提出了具有中国特色的健康住宅

---

* 崔淑筠，国家统计局北京调查总队专项调查处处长，统计师，主要研究方向是统计调查、经济分析研究；沈向东，国家统计局北京调查总队专项调查处副处长，高级统计师，主要研究方向是统计调查、经济分析研究；肖凤霞，北京市经济社会调查总队统计调查处副调研员，统计师，主要从事专项调查、统计分析；姚芳，国家统计局北京调查总队专项调查处，统计师，主要从事专项调查、统计分析。

建设理念："健康住宅是在满足住宅建设基本要素的基础上，提升健康要素，保障居住者生理、心理、道德和社会适应等多层次的健康需求，促进住宅建设可持续发展，进一步提高住宅质量，营造出舒适、健康的居住环境。"也就是说，健康住宅应该能使居住者在身体上、精神上、社会上完全处于良好的状态。

依据中国社会科学院发布的《城市蓝皮书》，2013 年度中国城市健康发展指数综合排名北京列第 3 位，但健康环境指数排名第 206 位，未进入健康城市行列。北京健康发展指数综合排名虽然位居全国前三位，但也存在明显的"短板"，其健康环境指数远低于深圳和上海，排名落后于深圳 200 多位，落后于上海 159 位。这说明，北京在健康城市尤其是健康环境建设方面还有很大的提升空间。

居民住宅作为最基础的城市组成部分，与健康环境、健康城市有着千丝万缕的联系，如何提升普通住宅小区尤其是老旧住宅小区的居住品质，改善周边环境，是摆在各级政府面前的一项重大民生工程。

一　老旧小区综合整治是建设健康城市的重要抓手

北京市老旧住宅小区，特别是 20 世纪 90 年代以前建成并投入使用的住宅小区，由于建成年代早，建设标准和配套指标普遍偏低，房屋老化、配套不齐、绿化面积小、停车位不足等问题突出，并且由于缺乏完善的监督管理机制，小区内部存在违章建筑、配套设施被占、市政设施无人修理等严重问题，离健康住宅的标准相距甚远。随着北京城市化进程的加快，经济发展、城市建设以及人民生活水平的不断提高，改善居住环境、对老旧小区进行综合整治的问题日益受到各级政府的重视，并被作为一项重要民生工程。

（一）综合整治工作是一项关注民生和惠及群众的民心工程

全面实施老旧小区综合整治是改善群众生活质量的重大民生工程，其最终目的是使居民居住条件和生活环境质量得到快速有效的提升，提高居民的

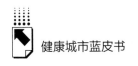

幸福指数，改造成果惠及广大群众，解决群众最关心、最直接、最现实的生活实际问题，改善群众的生活环境，提高群众的生活质量。

（二）老旧小区综合整治是改善城市形象、提升管理水平的需要

老旧小区的"脏、乱、差"状况，在一定程度上严重影响了城市形象。全面实施老旧小区综合整治是改善城市环境的迫切需要。综合整治后的老旧小区焕然一新，水、电、气、热等基础设施水平得以修缮，居民居住环境和设施功能得到极大改善和提升。老旧小区综合整治是实现城市绿色发展的内在需求，应该将老旧小区抗震节能综合改造作为降低全市能耗的重要战场，打造绿色小区，推动健康城市建设和发展。

（三）老旧小区综合整治工作是构建现代、和谐、文明社区的需要

安全优美、整洁美观、文明有序的生存空间对于形成和谐的人际关系，维护社会安定团结有十分重要的作用。老旧小区综合整治的意义不仅在于简单改善和维持社区秩序、保障住户基本的居住条件，还在于可以协调社区内各个方面的关系，化解各种不平衡、不和谐因素引发的社会矛盾，维护社会稳定，营造和谐文明的人文环境。

二　北京市老旧小区①综合整治情况简介

为打造健康城市，完善城市功能，切实改善民生，认真贯彻落实北京城市总体规划，北京市政府决定在"十二五"时期对全市老旧小区开展综合整治。2012 年 1 月北京市人民政府印发了《北京市老旧小区综合整治工作实施意见》。意见中明确提出：着力解决老旧小区建设标准不高、设施设备陈旧、功能配套不全、日常管理制度不健全等群众反映强烈的问题，将1990 年（含）以前建成的、建设标准不高、设施设备落后、功能配套不全、

---

① 北京市老旧小区，一般指1990年以前建成并投入使用的住宅小区。

没有建立长效管理机制的老旧小区（含单栋住宅楼），纳入此次综合整治范围。整治内容包括房屋建筑本体和小区公共部分。工作目标是在"十二五"时期内，全市完成1582个、建筑面积5850万平方米老旧小区的综合整治工作。其中，在2012年9月15日前，按照首都环境整治规划，完成影响市容环境的主要环线、重点地区周边老旧小区的综合整治工作；2015年底前全面完成全市老旧小区综合整治工作。

三 北京市老旧小区综合整治实施情况

为了解北京市老旧小区综合整治现状、实施效果、存在的问题及居民的意见和建议，2014年4~5月，国家统计局北京调查总队、北京市统计局开展了北京市老旧小区综合整治实施效果民意调查。调查采用入户访问和座谈会相结合的方式，在全市16个区县范围内，抽选已整治改造完成的110个小区中的3632位居民开展入户调查，并召开了35场次共约有300名居民参加的座谈会。

（一）整改工作整体进展顺利，改造面积完成过半

老旧小区综合整治是一项复杂的系统工程，整治任务重，内容范围广，涉及建设、规划、工商、城管、房管、街道等10多个部门或单位。在各个部门合力推进下，全市综合整治工作开展两年多以来，进展顺利。据相关部门统计，截至2013年底，北京市各级政府投入资金总额达208亿元，已累计完成老旧小区综合整治建筑面积3232.19万平方米，占全市总量的55.3%，惠及45.8万户家庭。

（二）整改内容有所侧重，节能改造占比最高

老旧小区综合整治项目主要包括建筑物本体和小区公共部分的改造。其中，房屋建筑本体部分包括1990年（含）以前建成的，须进行节能改造、热计量改造和屋顶平改坡；水、电、气、热、通信、防水等老化设施设备需要进行改造；楼体需要清洗粉刷；根据实际情况，进行增设电梯、空调规

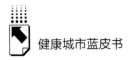

整、楼体外面线缆规整、屋顶绿化、太阳能应用、普通地下室治理等内容的改造。对1980年（含）以前建成的老旧房屋进行抗震鉴定，对不达标的老旧房屋进行结构抗震加固改造。小区公共部分进行水、电、气、热、通信等线路、管网和设备改造；进行无障碍设施改造；进行消防设施改造；进行绿化、景观、道路、照明设施改造；更新补建信报箱；根据实际情况，进行雨水收集系统应用、补建机动车和非机动车停车位、建设休闲娱乐设施、完善安防系统、补建警卫室、修建围墙等内容的改造。

我们调查的110个老旧小区改造项目主要集中在节能改造（包括外墙保温和更换节能窗）、楼体清洗粉刷、安防设施改造和热计量改造5个方面。调查结果显示，超过半数的被访者表示所在小区进行了这5个方面的整治。其中，节能改造部分涉及的小区最多，有97.1%的被访居民表示小区进行了"外墙保温"，有87.7%的居民表示小区"更换节能窗"（见图1）。

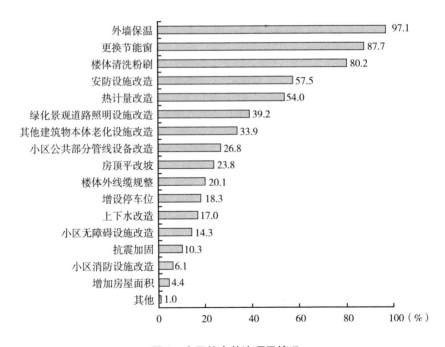

图1　小区综合整治项目情况

（三）节能窗、热计量改造率均超过七成

在众多改造项目中，节能窗和热计量改造需入户施工。本次调查针对有节能窗或热计量改造计划的小区，具体了解了居民户的改造情况。调查显示，分别有73.2%和77.2%的被访居民户进行了节能窗、热计量改造，改造率均超过七成。另外，有两成多居民户未更换节能窗的主要原因，一是大多数居民之前换过窗或装修不久；二是小区里先换窗子的住户反映，窗子质量不好，有居民受此影响而不愿更换。未进行热计量改造的居民户主要是对热计量不了解，认为没必要改，或对此项改造持怀疑态度，认为改造后暖气会不热。

（四）老旧小区综合整治状况满意度①评价

居民对综合整治工作的满意度评价是衡量该项工作实施效果的民意指标，也间接反映了市政府在优化居民居住环境、提升城市管理方面的工作质量。调查结果显示，市民对老旧小区综合整治总体评价较高，满意度接近90%。不同年代的房屋、不同改造项目的满意度均存在差异。

1. 近九成市民满意综合整治总体工作

实施老旧小区综合整治，使得居民居住环境和设施功能得到了很大改善和提升，得到了居民的高度认可。调查结果显示，被访市民对北京市老旧小区综合整治工作的总体满意度为89.8%，其中满意、比较满意和基本满意的比例分别为51.9%、20.7%和17.2%。有居民反映，改造后"住宅更结实了、屋里更暖和了，小区更绿、更亮、更和谐了"。从不同年代的房屋住户来看，满意度各不相同，1980年及以前建成的房屋住户满意度偏低，为80.6%，而之后建成的房屋住户满意度均超九成（见表1）。

---

① 老旧小区综合整治状况满意度为被访居民选择满意、比较满意和基本满意的比重之和。

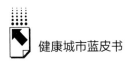

表1　被访居民对综合整治总体工作的满意度

单位：%

类别		满意度	满意	比较满意	基本满意
全市		89.8	51.9	20.7	17.2
房屋建筑年代	1980 年及以前	80.6	43.4	21.6	15.6
	1981~1990 年	91.7	52.6	22.1	17.0
	1991 年及以后	91.3	55.2	17.7	18.4

2. 不同项目之间满意度评价存在差异

从综合整治项目（共列出16项）的分项评价看，不同项目之间满意度评价存在较大差异。调查结果显示，被访居民对"无障碍设施改造、外墙保温、楼体清洗粉刷、小区消防设施改造、增加房屋面积、房顶平改坡、其他建筑物本体老化设施设备改造、楼体外线缆规整和小区公共部分管线设备改造"9个项目的满意度均在九成以上，其中小区无障碍设施改造的满意度达98.8%，居16个评价项目之首（见表2）。

表2　被访者对小区涉及的综合整治项目满意度

单位：%

项 目	满意度	满意	比较满意	基本满意
小区无障碍设施改造	98.8	77.0	14.2	7.6
外墙保温	96.2	71.9	14.1	10.2
楼体清洗粉刷	96.0	69.6	15.5	10.9
小区消防设施改造	95.9	65.0	22.1	8.8
增加房屋面积	95.6	77.2	10.1	8.3
房顶平改坡	95.2	69.3	14.0	11.9
其他建筑物本体老化设施设备改造	94.1	65.5	15.2	13.4
楼体外线缆规整	93.7	55.3	21.1	17.3
小区公共部分管线及设备改造	91.5	55.9	16.4	19.2
热计量改造	89.6	62.3	15.3	12.0
抗震加固	89.2	53.5	17.3	18.4
增设单元门、警卫室、摄像头等安防设施改造	88.8	63.2	14.7	10.9
绿化、景观、道路、照明设施改造	87.6	57.4	18.5	11.7
增设停车位	87.1	56.1	19.6	11.4
上下水改造	84.4	55.3	14.4	14.7
更换节能窗	82.6	54.7	15.1	12.8

而其余 7 项（包括热计量改造，抗震加固，增设单元门、警卫室、摄像头等安防设施改造，绿化、景观、道路、照明设施改造，增设停车位，上下水改造，更换节能窗）满意度均在九成以下，评价相对较低。其中更换节能窗满意度最低，为 82.6%，其次为上下水改造项目，满意度为 84.4%，分别低于小区无障碍设施改造 16.2 个和 14.4 个百分点。

3. 半数区县满意度评价超过九成

分区县看，8 个区县对综合整治工作总体满意度评价超过 90%。其中，平谷区满意度居 16 个区县首位，被访者对综合整治工程总体满意度高达 99.5%；海淀区满意度为 75%，居末位，与平谷区相差 24.5 个百分点（见表 3）。

表 3　16 个区县被访者对综合整治项目总体满意度

单位：%

区　县	满意度	位次	区　县	满意度	位次
平　谷	99.5	1	丰　台	89.5	9
房　山	97.6	2	门头沟	89.4	10
昌　平	96.8	3	怀　柔	87.0	11
顺　义	95.4	4	朝　阳	87.0	11
石景山	92.7	5	通　州	86.7	13
延　庆	91.8	6	大　兴	86.6	14
西　城	90.7	7	密　云	83.3	15
东　城	90.6	8	海　淀	75.0	16

（五）调查中反映出的主要问题

经过综合整治后的小区环境更加安全优美，设施功能更加齐全，小区管理更加先进，得到了广大居民的支持和肯定。但是，调查中也收集到被访市民在整治改造过程中反映的问题，包括工程（方案）设计、施工过程及后续维修等方面，需引起相关部门高度重视，尽快予以改进和解决。

1. 工程（方案）设计不尽合理

工程（方案）前期设计是老旧小区综合整治工作的基础。调查中我们了解到，满意度分项评价最低的节能窗更换设计问题较多，如窗户没有设计向外的水槽，雨水容易进到屋内；窗户门框与窗体比例不合理，开合不方便，影响通风；阳台窗户原来有横梁，但是改造后横梁没有了，导致刮风时不敢开窗等。

在基础设施方面，有的小区改变了原有的社区规划，如把医疗服务站给取消了，导致群众就医不方便。

2. 部分项目施工质量不达标

（1）施工标准不统一。有的施工队在施工过程中不严格执行标准，存在偷工减料现象，如水泥、沙子不严格配比，随意搅和就使用；楼道墙体粉刷缺少工序，没铲墙皮就刷，一摸就掉粉渣等。

（2）工程监管不到位。有的被访者反映，工程监管形同虚设，没有建立一套完备的工程质量监督机制和验收标准，监管部门只看工程表面，不管质量是否达标。此外，对施工队伍的资质无人监管，个别施工队的人员未经培训招来即用，更有甚者一家男女老少一齐上，由于技术水平不过硬，导致工程质量不达标。例如，楼体抗震加固应打钢筋水泥圈梁，现在只是在墙外挂一层水泥，能否起到加固作用令人担忧；有的小区在更换节能窗时，由于测量不准确，造成窗户缝隙大，需要灌注厚厚的凝胶才能将不合尺寸的塑钢窗与墙壁进行连接；有的小区进行热计量改造后，多户人家暖气漏水，使居民对此项改造心存疑虑，导致改造工程推进迟缓。

（3）施工过程中存在隐患。在调查中我们了解到，老旧小区整改施工过程中存在多种隐患。①材料质量差或以次充好，施工过程有浪费现象。部分居民反映：一是在改造中建筑材料（包括窗户主体、纱窗、五金配件质量等）以次充好，或使用翻新产品。某社区在做外墙保温时因所用泡沫保温板阻燃值过低，有5栋楼返工，这样做不仅费工费料，还造成二次污染。二是建筑材料用料浪费，多余建材到处乱丢，部分工地存在因管理不善而出现建材丢失的现象。②施工单位层层转包。有些承包商将改造项目层层转包，造成施工用时过长，工期延误，个别项目工程质量不达标，遗留后患。③施工单位管理混乱，施工流程不规范。在调查中我们了解到，有的施工队在施工过程中杂乱无章，不同项目施工队之间各自为战。例如，窗户护栏还没拆卸就把脚手架搭上，造成无法拆卸护栏。④野蛮施工现象屡见不鲜。在调查中有被访者反映，施工人员只图自己方便，拆装脚手架时不按规程操作，建筑材料随意堆放，对小区原有绿地随意踩踏，给小区绿化造成极大破坏。

3. 后续维护、维修不及时

在调查中，有超过四成被访者反映改造后续维护、维修不及时。例如，热计量改造出现漏水、房顶平改坡后出现漏水、外墙保温造成室内渗水、节能窗户更换后缝隙太大或不好开关、单元门禁坏了或装了防盗门未装锁等问题存在维修找人难或无人维修的状况。涉及公共设施部分的遗留问题更多。例如，电缆、电线、网线搅在一起，影响美观；小区照明设施被损坏；道路坑坑洼洼；绿地预留了树坑，但目前还未植树；建筑垃圾一直无人清理。还有被访者对老旧小区综合整治的后续管理，如日常保洁、绿地养护、公共设施维护等表示忧虑。

4. 少数居民不配合

老旧小区综合整治是一件实实在在的惠民工程，大多数居民非常支持和拥护。某些项目的改造，尤其是排水管的改造，存在个别居民因一己私利而不配合，使整个单元的改造都无法进行，严重损害了其他居民的切身利益，也影响了整个小区的改造进程。

（六）对策与建议

如何做好后续老旧小区的综合整治工作，营造健康、和谐的居住环境？通过调查我们收集到被访市民所提的对策与建议，经整理归纳如下。

1. 加强调研，广听民意，科学规划，不搞一刀切

为进一步做好综合整治工作，建议政府及有关部门在广泛听取居民意见的基础上，加强调研，做好顶层设计，有针对性地制订改造方案，特别是在改造项目的确定和工程设计上要区别对待。在保证工程质量的前提下，尽可能将道路改造与各类管线改造、配套设施完善、小区绿化等同步实施。

（1）改造前，居委会及有关部门应召开居民座谈会，充分听取广大居

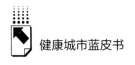

民的意见，结合社区实际确定本小区改造项目，把有限的资金用在刀刃上。

（2）希望设计单位最好能到小区现场调研，针对每个小区、每栋楼的具体情况进行并针对性的设计，不搞一刀切。

（3）居委会、居民和施工方在施工前需签订相关合同，施工方要提前制订详细的实施计划，并严格按照计划执行；在社区内、楼门口除了公示改造内容外，应同时公示收费项目及标准、工作流程、质量标准等，对所用施工材料可以考虑先拿一些材料小样让居民代表选择；改造后要公示维修、保修单位等。

2. 建立健全组织协调和联合协作机制，建立公开监管平台，防止出现"面子工程"

老旧小区综合整治是一项综合性系统工程，改造过程中的各项工作要由牵头部门统一组织安排，各相关职能部门明确监管职能分工，细化工作环节。

（1）加强对施工队伍的资质审核，规范施工队技术标准、工作流程和文明施工要求。例如，有被访者建议，对于暖气、热计量设备，要请专业人员负责改造，最好请供暖公司，并由其负责后续服务。

（2）加强各部门、各施工单位之间的协同配合，做好项目之间的衔接，多方检查、验收合格后再进行下一步施工。

（3）加强监管和对违规行为的查处，建立统一的工程质量监督机制和验收标准，由居民代表、居委会、监理和政府监管部门的人员四方共同参与施工过程、工程质量及资金使用等方面的监督，确保惠民工程落实到位。

（4）为保证建材质量，建议由政府统一招标配料并全部使用安全环保建筑材料；对工程废料和更换下的旧窗，要进行回收。

3. 建立健全长效管理机制，做好后续维护管理，巩固综合整治成果

老旧小区综合整治一定要建管并重，综合整治后的小区要及时建立健全适合老旧小区特点的管理模式和长效管理机制，因地制宜地采取管理措施。要区分不同小区的情况和特点，采取灵活多样的后续管理模式，促进老旧小区管理的良性循环。

（1）引入或完善物业管理机制，接管老旧小区公共设施管护、绿地养护、日常清扫保洁等服务。

（2）推行居民自管模式，让小区居民自发组成管理小组，进行自我管理、自我服务。

（3）明确施工方与房屋产权方的责任。工程完成后要有保修期，并对保修期内及保修期外的后期维修进行妥善安排，确保工程质量问题能及时得到解决。要杜绝整治后的反复情况，维护和巩固改造成果。

4. 加强宣传，充分发挥社区、居民代表的作用

针对极少数居民对老旧小区综合整治不支持、不配合的现象，应采取多种形式，广泛宣传老旧小区综合整治的目的和意义，做到家喻户晓。特别是要发挥示范工程的典型引导作用，通过老旧小区综合整治前后的对比，让居民认识到综合整治给他们带来的实惠，使他们自觉支持并主动配合综合整治工作，培养健康环境建设的理念。同时，要充分发挥社区和居民代表的作用，及早发现和解决各类矛盾和问题，推动综合整治工作顺利开展。

5. 破解资金制约，加大投入，合理分配

一方面，政府要进一步加大投入，积极安排专项改造资金，同时要积极引入市场机制，调动社会资金、力量共同参与，确保老旧小区综合整治工作有序推进。另一方面，在解决改造资金制约的同时，分清轻重缓急，增加或调整改造项目，切实使居民的生活质量、居住环境得到改善和提高，给居民带来更多的实惠。在调查中，部分居民对小区现有的改造项目反响强烈，提出了很多意见和要求，认为现有的改造只涉及外墙保温、更换节能窗和粉刷楼道的项目，只是杯水车薪，他们迫切希望政府进一步加大资金投入，对其最需要、最关心、最现实的实际问题进一步加以改造，主要集中在上下水、暖气、排污管道、电梯、小区照明、停车位、通信电力线缆和增设老年人活动场所等方面的改造。

北京市老旧小区综合整治工作将于2015年底全面完工。工程完工后，将对优化北京城市环境，打造健康城市，提升健康环境指数在全国的排名，尽快迈进健康城市行列起到积极的推动作用。

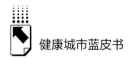
参考文献

《北京市人民政府关于印发北京市老旧小区综合整治工作实施意见的通知》，京政发〔2012〕3 号。

胡俊成：《城市老旧小区综合整治出新的主要模式》，《城市建设理论研究》2013 年第 33 期。

健康社会篇

Segment Reports：Healthy Society

B.5

北京市居民社区参与度调查报告

徐舟 宋珊*

摘　要： 北京市城市居民参与社区建设还处于初级阶段，呈现出参与
率不高，参与程度不深；参与主体不均衡，形式单一；主观
意愿强，实际行动少；被动参与多，主动参与少的特点。要
实现基层治理现代化，有必要进一步加大对居民的组织动员
力度，重点发挥社会组织和社工队伍的作用，不断提升居民
参与社区活动的广度和深度，充分调动居民共建和谐家园的
积极性。

关键词： 社区　居民　社区参与　社区建设

* 徐舟，中共北京市委研究室社会处处长、副研究员，哲学硕士，主要从事社会建设和社会治
理的理论与实践研究；宋珊，中共北京市委研究室社会处助理研究员，社会学硕士，主要研
究方向为社区建设、社会组织发展。

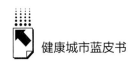

健康城市蓝皮书

社区是社会最基本的生活共同体。社区居民对社区的认知、认同和参与决定了社区治理的质量和效率。为了解北京市民参与社区建设与社区自治的状况，市委研究室联合中国人民大学调查与数据中心对城六区居民进行了问卷调查。调查采用随机抽样的方式，从城六区每个区抽取 10 个社区居委会，每个居委会抽取 20 名居民进行问卷调查，受访对象共计 1203 人。调研具体情况如下。

一 受访对象基本情况

被调查居民的性别年龄结构：受访对象中男性有 603 人，占 50.12%；女性有 600 人，占 49.88%；被访者的年龄分布比较均衡，30 岁以下的被访者占 16.38%，30～45 岁的被访者占 32.00%，46～60 岁的被访者占 31.67%，60 岁以上的被访者占 19.95%。

被调查居民的户籍结构：北京市户籍样本为 941 人，占 78.22%；非京籍样本为 262 人，占 21.78%。

被调查居民的受教育结构：受访对象中初中以下受教育程度的占 31.45%，高中、职高、中专、技校的被访者占 33.94%，大专的被访者占 19.63%，大学本科及以上的被访者占 14.98%。

被调查居民的职业结构：国家机关与事业单位领导与工作人员占 3.74%，企业中高级管理人员占 5.91%，医生与教师占 2.58%，其他专业技术人员占 7.24%，生产与制造业职工占 5.99%，商业服务业一般职员职工占 22.13%，个体户与自由职业者占 7.32%，农村外出务工人员占 3.56%，在校学生占 1.66%，离退休、无业、失业人员占 39.85%。

二 调查数据基本情况

从总体来看，居民对所在社区居委会的初级认知情况总体较好，但外来人口与本市户籍人口认知差距明显。与初级认知相对，居民对居委会的深层认知明显不足，对社区居委会职能、机构设置等具体认知不深入，对社区自治的内容和形式尤其了解不够。受访的城六区居民对所居住社区的居委会工作整体评价较好，其中对维护社区治安、组织志愿服务、政策法规宣传与公共信息发布三项评价分值最高，对儿童看护、老人看护、青少年活动组织的评价分值最低。

在社区参与和社区自治方面，明显存在居民参与意愿较高和参与行为较少的问题。调查结果显示，无论是社区活动、社区选举还是社区社会组织活动，居民参与率的总体水平都在50%左右。究其原因，一是社区各项活动还不能与居民的需求和兴趣充分紧密结合，二是社区活动的宣传和组织工作不到位。

居民参与社区活动以文娱活动和公益活动为主，参与社区管理活动较少；参与社区活动的频率以每年1~2次为主。社区参与的人群差异性较大，女性、退休人员、本地户籍人口和教育程度低者参与度更高。

从基本数据看，北京市民的社区参与和社区自治不论是在意识上还是在行动实践上，都还处于初级和浅层次阶段，对社区建设和社区自治的认识还停留在传统认知模式，积极性和主动性不足，离现代意义的社区治理还有较大差距。

三 调查数据分析：居民参与社区的特点和问题

（一）居民对社区居委会认知有差异，对居委会工作评价较好

1. 对居委会的初级认知较好

初级认知仅表示是否知道居委会办公地点以及是否与居委会工作人员有过交流接触。调查结果显示，有88.51%的受访者知道所居住社区居委会的办公地点，不知道的只有11.49%。有54.12%的受访者表示曾经与居委会打过交道，认识至少两名工作人员；有33.47%的受访者表示完全不认识（见图1）。大部分受访者与所居住社区的居委会工作人员有过某种程度的接触，完全没有接触的有17.96%（见图2）。

京籍居民与非京籍居民对居委会的认知存在差异：具有北京户籍的受访者中有92.12%知道所居住社区居委会的办公地点，而外地户籍的受访者中有75.57%的人知道；北京户籍样本中有29.07%对所居住社区的居委会工作人员完

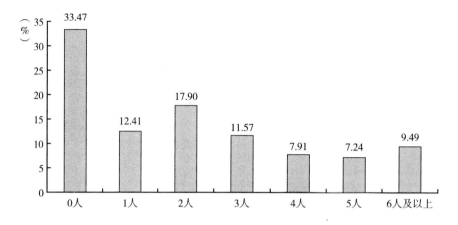

图1　认识居住社区居委会工作人员的人数

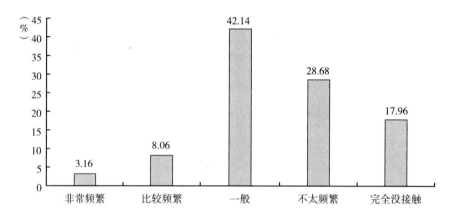

图2　与居住社区居委会工作人员的接触情况

全不认识，外地人员则达到49.24%；与所居住社区的居委会工作人员完全没有接触的京籍受访者有15.30%，外地人员则有27.48%。数据说明，京籍居民对社区居委会与工作人员的初级认知度相对较好，而外来人员融入社区相对不足。

2. 对居委会深层认知不足

深层认知主要指了解居委会的职能、机构设置、居民自治形式与内容等。与初级认知相比较，居民对社区的深层认知明显不足，基本是一般了解甚至不了解（见图3）。以1分代表完全不了解，5分代表非常了解来计算，各项平均得分都低于中间值 3 分。具体而言，受访者对于社区居民自治的形式与内容了解最少，得分仅为 2. 32 分；对社区居委会的职能了解得分相对较高，为 2. 66 分（见图 4）。

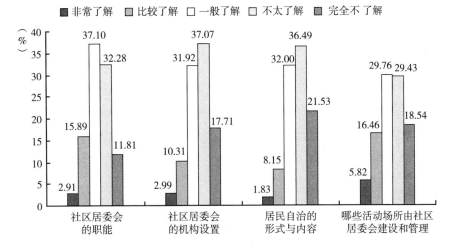

图 3　对社区居委会各方面的了解程度

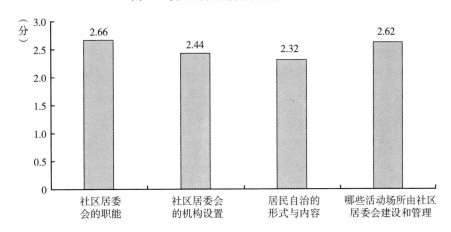

图 4　对社区居委会各方面的了解程度得分

从具体人群来看，男性比女性对社区的深层认知更低；年龄越小，认知程度越低，年龄越大，认知程度越高；从教育程度来看，则表现为中间高两头低的特征，大专、高中程度的人群最高，初中及以下、大学本科程度的人

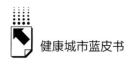
群则相对降低，本科以上的人群对社区的认知程度最低；从职业群体来看，认知程度最高的是企业中高级管理人员，认知程度最低的是农村外出务工人员；从户籍来看，本地户籍居民的认知程度显著高于外地居民。从性别、年龄、教育、职业、户籍几个因素来看，职业差别对社区认知度的影响比其他因素的影响更大。从总体来看，受访者对与社区居委会相关的具体工作职能和职责的认知不足，这在很大程度上会限制和制约居民的社区参与行为，后面的数据也印证了这一点。

3. 对居委会工作整体评价较好

本次调查从 10 个方面请受访者对所居住社区居委会的工作进行评价，按每项评价为"不好"记 1 分，"一般"记 2 分，"很好"记 3 分来计算，各项的平均得分都在 2.0 分以上，高于一般水平，说明被调查居民对于其所居住社区居委会各项工作的评价非常正面。其中评价分值最高的三个方面依次为维护社区治安、组织志愿服务、政策法规宣传与公共信息发布，分值最低的三项依次为提供儿童看护、提供老年人看护、组织青少年活动（见图5）。以各项合计满分 30 分计，城六区平均总体得分为 22.19 分。数据检验显示，这个得分与被调查者的性别、年龄、教育、职业、户口等因素没有明显的关联性。

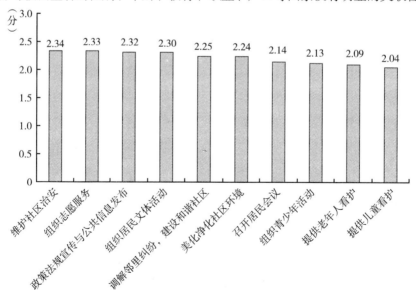

图5　对社区居委会各项工作的评价

我们进一步对全部调查的 60 个社区居委会计算综合得分，其中得分低于 20 分的有 5 个社区（见表 1）。

表 1　各调查社区居委会综合评价得分

单位：分

所属城区	社区居委会名称	得分	排序
朝 阳 区	育慧西里社区居委会	28.00	1
东 城 区	大江社区居委会	25.25	2
石景山区	麻峪社区居委会	25.15	3
东 城 区	六条社区居委会	25.00	4
西 城 区	西什库社区居委会	24.62	5
东 城 区	黄化门社区居委会	24.60	6
丰 台 区	北关社区居委会	24.25	7
西 城 区	菜园北里社区居委会	24.15	8
丰 台 区	芳星园二区社区居委会	24.00	9
丰 台 区	电力机社区居委会	23.70	10
东 城 区	新怡家园社区居委会	23.68	11
西 城 区	新明家园社区居委会	23.68	12
西 城 区	半壁街社区居委会	23.67	13
丰 台 区	首经贸中街社区居委会	23.65	14
丰 台 区	西马小区社区居委会	23.50	15
石景山区	杨庄北社区居委会	23.50	16
西 城 区	广安东里社区居委会	23.21	17
丰 台 区	看丹社区居委会	23.20	18
丰 台 区	洋桥北里社区居委会	23.15	19
石景山区	赵山社区居委会	23.05	20
朝 阳 区	胜古庄社区居委会	23.05	21
东 城 区	红庙街社区居委会	22.95	22
石景山区	中铁建设有限公司社区居委会	22.95	23
西 城 区	梁家园社区居委会	22.90	24
海 淀 区	地大第一社区居委会	22.90	25
朝 阳 区	安慧北里秀雅社区居委会	22.80	26
东 城 区	宝钞南社区居委会	22.50	27
石景山区	公园北社区居委会	22.50	28
东 城 区	交通社区居委会	22.15	29
西 城 区	真武庙社区居委会	21.95	30
朝 阳 区	绿色家园社区居委会	21.90	31
丰 台 区	西里第三社区居委会	21.75	32
丰 台 区	新兴家园社区居委会	21.75	33
西 城 区	朗琴园社区居委会	21.65	34

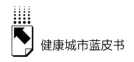
续表

所属城区	社区居委会名称	得分	排序
石景山区	六合园南居委会	21.65	35
石景山区	模式口西里北区社区居委会	21.65	36
海 淀 区	北三环中路43号院社区居委会	21.50	37
东 城 区	西花市南里西区社区居委会	21.35	38
西 城 区	文昌社区居委会	21.30	39
石景山区	何家坟社区居委会	21.25	40
西 城 区	校场社区居委会	21.21	41
丰 台 区	木樨园第二社区居委会	21.20	42
石景山区	西街社区居委会	21.00	43
海 淀 区	竹园社区居委会	20.95	44
朝 阳 区	农光东里社区居委会	20.80	45
朝 阳 区	白墙子居委会	20.75	46
海 淀 区	玉南路9号社区居委会	20.74	47
海 淀 区	田村社区居委会	20.55	48
石景山区	研究生院社区居委会	20.53	49
朝 阳 区	左东里社区居委会	20.47	50
海 淀 区	半壁店第一社区居委会	20.40	51
东 城 区	松林里社区居委会	20.35	52
朝 阳 区	东润枫景社区居委会	20.25	53
朝 阳 区	太平庄北社区居委会	20.25	54
朝 阳 区	核桃园社区居委会	20.16	55
海 淀 区	奥北社区居委会	19.63	56
海 淀 区	采石路7号社区居委会	19.60	57
海 淀 区	红联东村社区居委会	19.50	58
海 淀 区	三街坊东社区居委会	19.25	59
东 城 区	彭庄社区居委会	17.45	60

注：由于每个社区居委会仅调查20名居民，故此表的得分及排序仅供参考。

（二）居民社区活动参与率不高，社区活动形式较为单一

1. 社区活动参与率较低

数据显示，城六区居民的社区活动参与率严重不足。50.29%的社区居民表示从未参加过任何形式的社区活动，主要原因一是客观上忙于工作和照顾家庭，没有时间；二是主观上对社区活动没有兴趣（见图6）。

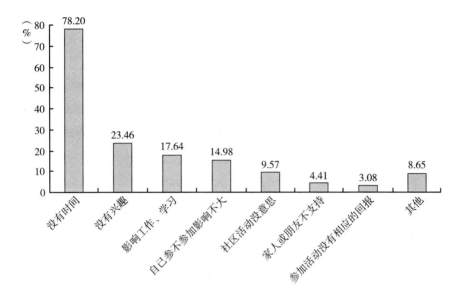

图6　影响参与社区活动的原因

尽管参与度低，但相当一部分被访居民还是希望有机会能更多地参与社会活动。差不多有一半（46.75%）的被调查者表示，经过宣传动员会参加社区活动，而表示无论如何都不愿参加的有15.33%。居民同时也希望居委会能进一步加强与居民的联系沟通，加强宣传教育，提高居民的社区意识，要将社区活动、社区服务等内容与居民的需求相结合，提高居民的认同度（见图7、图8）。

2. 居民参与社区活动以文娱类为主

在居民参与的社区活动中，社区文化娱乐活动的参与率最高。社区政治活动、社区公益活动由于组织较好，参与率也较高，参与率最低的是社区管理活动（见图9）。从参与频次来看，除了50.29%表示从不参与以外，其他人员基本每年参与社区活动1~2次，占31%。

3. 社区参与差异与社区认知差异高度契合

不同群体参与社区活动的差别比较明显，其差异性与不同群体对社区认知度的差异基本一致。女性的社区活动参与率（54.50%）差不多比男性（44.94%）高10个百分点。就不同年龄群体而言，30岁以下的被访者参

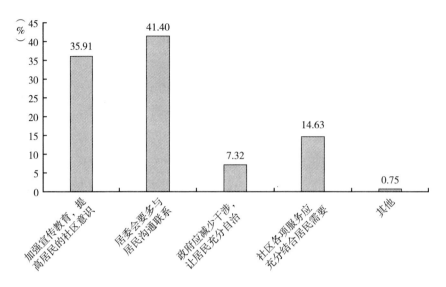

图7　提高居民社区参与的措施

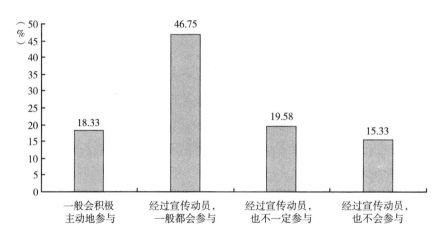

图8　参与社区活动的主动性

与率为29.95%，30～45岁的被访者为43.90%，46～60岁的被访者为58.53%，60岁以上的被访者为61.25%，即年龄越高，参与率也越高。就户籍而言，京籍人群的参与率为55.47%，外来人员只有29.01%，远低于本地人群。初中以下文化程度的被访者参与率为49.73%，高中、职高、中专、技校的被访者为53.67%，大专的被访者为49.57%，大学本科的被访

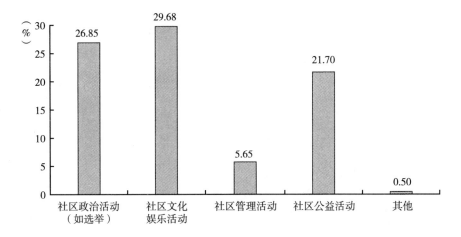

图9 各类社区活动的参与率

者为41.83%，本科以上的被访者则只有37.04%，基本呈现出"中间高，两头低"的模式。从职业看，退休人员的参与率最高，为65.19%。在在职人群中，企业/公司中高级管理人员的社区活动参与率最高（59.15%），农村外出务工人员的参与率最低，只有9.09%（见图10）。

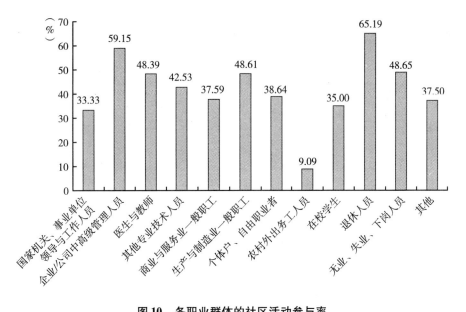

图10 各职业群体的社区活动参与率

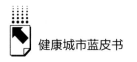

（三）居民参与社区自治的意愿较高，重视社区事务监督权

1. 信息不畅严重影响居民参与社区自治

社区选举是社区自治的重要内容之一。调查结果显示，参与过社区选举投票的居民只有42.64%。社区自治选举主流人群特征符合上述两个方面的调查结果，即表现为女性化、老龄化、本地化、低教育水平化等特点。具体来看，女性参与率为48%，远高于男性的37.31%；30岁以下的被访者参与率为16.24%，30~45岁的被访者为33.76%，46~60岁的被访者为55.91%，60岁以上的被访者为57.50%；本地人员参与率为53.03%，远高于外来人员的5.34%；初中以下文化程度的被访者参与率为43.12%，高中、职高、中专、技校的被访者为48.52%，大专的被访者为41.94%，大学本科的被访者为30.06%，本科以上的被访者则只有22.22%；退休人员的参与率最高（62.74%），生产与制造业一般职工其次（47.22%），企业/公司中高级管理人员第三（42.25%），农村外出务工人员最低，参与率为0。

调查显示，被访者未参与过社区选举活动的最主要原因是"没人通知我选举"（61.92%），远高于其他各项原因；其次是觉得参加投票"太麻烦"，积极性不够（见图11）。由于不同教育程度、不同职业居民之间社区

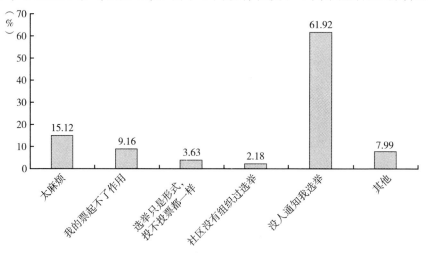

图11　未参与过社区选举活动的原因

选举参与率差别较大，所以我们进一步分析了其原因。结果显示，教育程度越高，认为信息不畅是导致未能参与的占比也越高，大学本科以上文化程度的被访者甚至高达 85.71%，而认为选举太麻烦或者没有用的比例则很低，这更说明社区自治活动中相关部门的组织宣传起到关键作用。从职业上看，影响自治参与度的原因正好相反。

2. 居民对社区组织发挥作用的评价不高

调查显示，在社区各类组织中，居民对居委会的熟识度和认可度相对较高。居民对居民委员会组织的社区活动的参与率为 28.60%，而对物业公司和业主委员会组织的社区活动的参与率较低，分别只有 5.82% 和 4.49%（见图 12）。被访者对各类组织在服务居民过程中发挥作用的评价大多为"一般"（57.15%），更有 10.73% 的被访者认为"没有作用"（见图 13）。居民对社区活动的参与度极大地影响对该项活动作用的评价。参与过活动的居民有 27.88% 认为自己参与的该项活动对服务居民作用很大，未参与居民的认可率只有 8.62%；同样，参与过的居民认为该项活动完全没有意义的只有 3.67%，而未参与的居民则高达 62%。

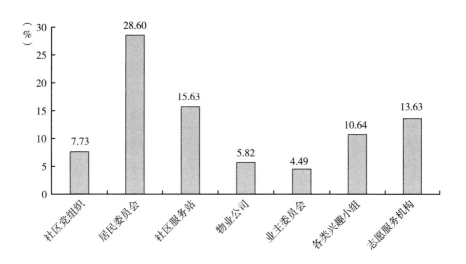

图 12　居民对社区各类组织与机构活动的参与率

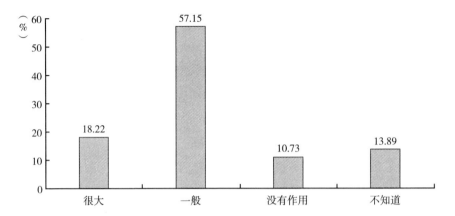

图13 对社区居民组织或机构在服务居民过程中发挥作用的评价

3. 重大事项议事表决参与意愿高，效果评价积极

组织居民代表就社区重大事项进行议事表决也是社区自治的重要内容和体现。调查显示，有40.10%的居民反映本社区曾就社区事务组织过居民公开投票或议事等活动。受访者对此类活动的参与意愿很高，有80.30%的被访者表示如果其所在社区组织此类活动将会积极参加。总的来看，体制内在职人员参与意愿要高于体制外工作人员。

大多数被调查者对此类活动的评价持积极肯定态度。有63.42%的被访者表示此类活动是尊重居民意愿的体现，对社区自治有积极作用；但也有26.60%的被访者认为是走过场搞形式，完全没有作用。经统计检验，性别、户口、职业对于这个问题的态度没有影响，差别主要体现在年龄和教育程度上。年龄越大，更倾向于认为是走过场搞形式。从教育程度来看，初中及以下文化程度以及大学本科以上的被访者更倾向于持消极态度。

4. 居民最看重社区自治监督权，希望提高社区服务居民的实效

被调查居民认为，在社区自治的各项权利中，不论性别、年龄、教育程度和职业差异，均认为监督权最重要（34.91%），其次是选举权（23.69%）和建议权（17.37%）（见图14）。

居民普遍反映，城市社区建设与居民自治应重点解决社区服务与居民需

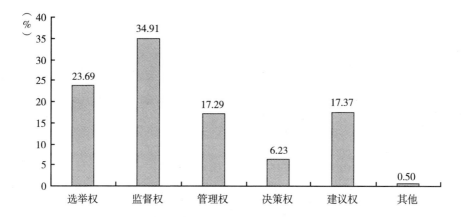

图 14　社区自治中各项权利的重要性

求的对接问题，使居民更多地感受到社区服务的实际效果（65.59%）；其他依次是：加大对社区文化的宣传，提高居民对社区的认同（46.72%）；提高社区工作者专业能力和综合素质，更好地带动居民实现自治（43.14%）；鼓励更多社会组织进入社区，发挥其在服务居民方面的作用（41.98%）；加大仁爱、奉献精神的宣传教育，鼓励居民参与社区公益活动（38.24%）；培育居民自我管理和服务的意识，鼓励居民参与社区自治（32.50%）。

四　对提高居民社区参与度的相关意见和建议

居民社区参与是居民依照法律规定，通过一定的组织或渠道，参与社区生活和公共事务，影响社区公共权力运行，维护自身利益，增进社区福利的过程。居民对社区的参与度及相关认知和评价，极大地影响着社区自治的效率和效果。从本次调查来看，居民社区参与存在总体参与率不高，参与程度不深；参与主体不均衡，形式较为单一；主观愿望较强，实际行动较少；被动式参与较多，主动式参与较少等特点。这一特征与北京市实现基层治理现代化的目标相去甚远，相关部门应在加强居民社区参与方面进一步加大组织动员的工作力度。

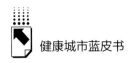

（一）加大宣传引导，提高居民关注和参与社区活动的意识

加强居民自治是深化首都社会治理体制改革的重要任务。特别是在首都城市规模过大、人口资源环境矛盾突出、政府服务管理负担过重、社会协同有待提升的情况下，提高居民社区参与度、加强基层社区自治更具有现实意义。

当前北京市基层治理面临的一个突出问题是居民个体权利意识较强，社区公共责任意识较弱，缺乏参与社区公共事务的热情。要改变这一状况，还需要相关部门加强宣传教育和引导。一方面，要立足于优秀传统文化的根基，着重培养市民的公共精神，提升市民对社区公共规则和公共事务的权利意识、参与意识和责任意识。另一方面，要在保障社区居民对社区工作的知情权、参与权和建议权的基础上，采取更加灵活有效的宣传方式，使居民真正了解社区建设状况和社区自治的内容，充分认识到社区参与是实现其利益需求的有效途径，促使居民理解和关爱社区，积极参与社区建设和管理的各项活动。

（二）培育居民的社区认同感，充分调动各类群体的参与热情

社区是最基本的社会生活共同体，每一个居民作为这个共同体的成员，只有切身体会到个体利益和社区利益是互相促进的，个人和社区是有机的利益共同体，才能充分调动居民的积极性，切实提高居民对社区的关注和参与。

社区活动要坚持需求导向，最大限度地获得居民的支持。调查也表明，大多数受访居民愿意参与社区各种活动，但是宣传不到位、相关活动与居民工作生活相关度不大等因素影响了居民参与热情。在这个方面，越来越多的社区开始转变方式，积极采取居民议事会等方式，使社区事务紧密结合居民需求，充分听取居民意见。比如近期，一些社区就社区停车、社区养犬等关系居民切身利益的公共事务进行全体居民意见征集和公开投票，得到了居民广泛的参与和支持，收效很好。实践证明，只有坚持需求导向，充分

了解不同群体的特点，增强社区活动的实效性，才能调动和吸引不同群体参与到社区事务中，实现参与主体的多元化。同时，由于北京城市社区的人员结构日益复杂，居民中外来人口越来越多，因此还需要特别注意提高外来人员参与社区生活的积极性。外来人口已经成为北京市常住人口的重要组成部分，他们融入北京的城市生活首先需要融入所居住和生活的社区。调查也显示，尽管这个群体对社区的参与率很低，但参与意愿并不比京籍人口低。因此，有必要在社区工作中更有效地反映外来人口需求，积极引导和动员外来人口参与社区活动，鼓励他们平等地参与社区公共事务的决策和监督，使他们在更好地融入所在社区的同时，与本市居民一起共同维护好社区公共利益。

（三）进一步丰富社区组织，不断提高社区活动的覆盖面

目前社区居民自发成立的组织很多，如各类兴趣小组、文体活动小组、公益活动小组等。但是，调查显示，这些组织的活动形式较为单一，参与人群多以老年人为主，对社区居民的覆盖面相对较小。另外，社会组织扎根社区的数量严重不足，发挥的作用非常有限。对于居民自发形成的以文体活动为主的各类组织，政府应给予充分肯定和积极支持，在服务管理和资金、场地等方面提供相应保障，为其开展居民活动提供更好的条件。与此同时，也要为各类社会组织扎根社区提供更宽松的环境，使社区组织的类型更加丰富、领域更加宽广。社会组织不能局限于带动居民开展文化、体育、休闲等娱乐活动，更要在社区安全、环境保护、互助服务、救贫助残、青少年成长等多个方面发挥作用，在丰富社区活动形式的基础上，切实把社区各个群体纳入活动范围。同时，多种形式的社会组织落地和扎根社区，也可以增进居民自治组织和各类社会组织在有益互动中共同成熟、进步，共同致力于提高居民社区意识，提高居民参与社区公共事务、关注社区公共利益的积极性和主动性。

（四）完善制度机制，为居民深度参与社区活动提供保障

居民参与社区生活和社区公共事务，还需要成熟和完善的机制作为保

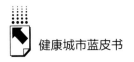
障。相关职能部门要进一步明确城市社区的性质、地位、任务，让社区回归居民自治组织的本原，切实保障居民参与社区活动，实现居民自我管理、自我教育、自我服务和自我监督。一方面，要加大对社区自治活动和居民参与社区活动的支持力度，适当提高社区公益金的拨付标准，通过项目购买、补贴、奖励等形式，支持社区大力开展各类公益事业，激发社区自治的活力。另一方面，要完善居民社区参与机制。要进一步加强街道统筹社区发展、指导基层自治的作用，协助社区制定详细、规范、操作性强的工作机制和程序。在继续开展好居民会议、议事会、听证会等活动的基础上，进一步探索社区论坛、居民接待、民情恳谈等方式，通过开辟更多灵活、便捷、有效的方式和渠道，为居民广泛参与社区公共事务的决策、执行和监督提供保障。

（五）加强社工队伍建设，提升和带动居民自治的专业化水平

社区居委会是动员居民参与、组织开展居民自治的主要责任方。近年来，由于承担的行政性工作较多，加上工作人员自身综合能力的限制，居委会带动居民开展自我管理、自我教育、自我服务和自我监督的能力和水平都有待进一步提高。首先要改变居委会的准行政化特点，在组织、功能和制度上强化其自治属性，明确其应有职责和工作范畴，使之有更多时间和精力投入居民自治和服务群众的工作当中。2011年，北京市进一步加强社区规范化建设，通过"居站分开"，将大量行政性事务从居委会剥离到服务站，但由于实际工作中存在的社区工作人员短缺、服务事项和行政事务负担较重等客观原因，部分社区居委会和服务站的人员仍然交叉使用、工作交替开展。有必要进一步理顺居委会和服务站的关系，明确居委会和服务站分工，真正将居委会从行政任务中解放出来，履行群众性自治组织的基本职能。其次要加强社工队伍的专业化建设。实现居委会带动居民自治，需要提高居委会工作人员的综合能力。在现阶段，带动居民自治是一项综合性和复杂性的工作，居委会工作人员不仅要有组织、动员社区居民的能力，还必须具备整合社会资源、利用各种社会力量实现共治的能力。

相关部门必须进一步加强社工队伍的专业培训，不断提高社工队伍在维护居民合法权益、整合利用社会资源等方面的专业知识和技能。同时，还应注重吸收新生代、有专业知识的年轻人参与社区工作，促进社区工作者队伍年轻化和专业化，充分利用他们专业知识更丰富、思维方式更活跃的特点，为社区工作注入新的活力，为带动居民实现自治发挥更加积极有效的作用。

B.6

农民工城市融入的心理适应研究

李远行*

摘　要：本研究选取 500 个在京农民工家庭为样本，对在京农民工城市融入过程中的心理特征进行实证研究。研究发现，农民工心理特征主要表现在四个方面：底层心态、过客心态、边缘心态和保守心态，是贫困心理的表现。在此基础上，本研究分析产生贫困心理的原因，提出通过调整社会结构和重塑社会行动重构农民工社会心理的观点。

关键词：农民工　城市融入　心理适应

一　相关概念界定及研究意义

心理适应在心理学上一般指个体调整自己的机体和心理状态，使之与环境条件的要求相符合，这是个体与各种环境因素连续不断相互作用的过程。因此，心理适应包含三个基本组成部分：①个体，这是心理适应的主体。②环境（情境），它与个体相互作用，不仅对个体提出了自然和社会的要求，而且也是个体实现自己需要的来源；其中人际关系是个体心理适应过程中环境（情境）的重要部分。③改变，这是心理适应的中心环节。现代意义上的"改变"不仅包括个体改变自己以适应环境，而且也包括个

---

* 李远行，博士，中央财经大学社会发展学院教授、博士生导师，主要研究方向为社会学、人类学。

体改变环境使之满足自己的需要，其目的是达到个体和环境的和谐。适应性则是指个体在这种使自己的机体和心理状态适应环境要求时表现出来的特征。

包容性是指外来者不仅可获得物质条件的满足感，还能迅速融入当地文化，融入当地生活圈子，安居立业，获得深层次的满足感（包括沟通、就业、就学、做邻居、子女结婚等方面）。城市包容性也就是本地人对外地人的包容程度。

农民工是指这样一种社会群体：其户籍在农村，却在城市从事工商服务业职业。如果将农民工按代际分类，大致可分为三种类型：已经回乡的第一代农民工，仍在城乡之间漂移的第二代农民工和已经回不去的第三代农民工（又称新生代农民工）。

城市融入是指农民工通过经济适应、社会适应、心理适应等阶段，彻底融入当地城市社会生活，成为城市新市民的过程。

从20世纪80年代的百万民工下珠江，到现在农民工流动以亿来计，30多年来，大量青壮年农民纷纷背井离乡，涌入城市务工，形成中国特有的农民工现象。这支"劳动大军"在推动中国工业化的进程中发挥了巨大作用，已成为产业工人的重要组成部分。目前已经有2亿多农业人口在城市就业与生活。但是，由于中国城乡分割的二元体制的影响，农村人进城后，主要流动在城市的边缘地带，成为"漂着的""流动的"社会群体，仍然无法融入城市。如果农民工把自己的青春与汗水献给了城市发展后，年迈时仍然只能"从哪里来，回到哪里去"，那么无疑与以人为本和和谐社会的新发展观相左。

随着城市化的加速推进，城乡二元分割必然要被打破，政府也在进一步加快户籍制度改革，制定相关政策，让在城市就业的农民工真正融入城市，让农民工获得与城镇市民平等的就业、居住权利，分享教育、医疗、社保、公共服务或福利的权利，以及参与社会管理的权利。

对于农民工融入城市，淡化乃至消除户籍差别，只是在制度设计层面和社会管理方式上为农民工在城市生存创造了条件，体现公民的平等，而在更

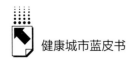
深层次的观念、文化的认同上，做得还远远不够。农民工融入城市，有经济、社会和文化心理三个依次递进的层次，只有心理文化适应了，才说明农民工完全融入了城市社会。农民工进城不仅是空间上的流动，更是现代意义上的"文化移民"。一个群体从原住地迁移至新住地必然会经历自然环境与社会环境的改变，从而要求在语言、风俗习惯、人际关系、生产和生活方式等方面进行相应的调整和适应。同时，当地城市居民的包容性程度也是影响农民工融入城市的一个重要心理因素。城里人看不起乡下人、排斥乡下人的心态，成为农民工融入城市的一堵无形的"墙"。因此，在加强农民工心理适应能力的同时，提高市民的包容度，是农民工更深层次融入城市的必然要求。换句话说，在农民工融入城市的过程中，当地市民也要有一个心理适应的过程。

农民工适应城市生活，实际上是社会化的过程，必须具备三个方面的基本条件：首先，有一份稳定的职业；其次，这份职业带来的经济收入及社会地位能形成一种与当地人接近的生活方式，从而使农民工具备与当地人发生社会交往并参与到当地社会生活的条件；最后，由于这种生活方式的影响与当地社会的接触，使其可能接受并形成新的与当地人相同的价值观。所谓心理层面的适应，即包括了农民工内化城市文化价值观念、生活方式，在心理上获得认同，在情感上找到归属。可见，心理适应是农民工真正融入城市的标志，是农民工融入城市的最高阶段。因此，只有完成心理适应才算完成了真正意义上的适应过程，从而真正地融入了城市。

2014年7月30日，国务院总理李克强在主持召开国务院常务会议时，要求做好为农民工服务的工作，有序推进农业转移人口市民化。李克强总理做出以下表述："在中国经济增长过程中，庞大的农民工群体发挥了十分巨大同时也是不可替代的作用。""有研究显示，中国近几十年快速发展靠的是人口红利，这个红利很大程度上就是农民工的贡献。"因此，发展成果也应涵盖农民工群体，其路径就是要让农民工有序融入城市。

北京作为一个国际化、超大型的城市和首都，无论是出于首善之表率作用还是提高城市自身竞争力之需要，妥善解决农民工城市融入问题都是城市可持续发展的重要任务，也是新时期推进北京社会建设的重要议题。从社会建设的视角来看，除了应该从经济适应、社会适应方面分析农民工的城市融入现状及存在的问题外，农民工心理适应和城市管理者、用工单位以及市民的包容性分析也是一个值得关注的问题。因此，从心理适应的角度把握农民工和市民心态，对于农民工融入城市、加速推进城市化有着重要的理论价值和现实意义。

二 国内外研究现状和发展趋势

国外因为少见中国的城乡二元体制，相关农民工融入城市的心理适应研究很少见诸文献。相关研究如"推拉理论"，主要属于社会学的社会整合研究，对本课题的研究有重要的借鉴意义。在国内，研究者大多从刚性政策方面考虑落实和维护农民工权利，以改善农民工的城市生存状态。随着农民工进一步市民化，人们开始关注，由于城乡长期的二元体制造就了不同的文化模式，农民工要想真正融入城市，成为新市民，心理适应（包括对城市价值观、生活方式、行为规范、语言乃至服饰打扮的认知和习得过程）才是内在的核心和深层次问题。加强心理适应分析是进一步拓展农民工融入城市研究的趋势。

三 北京市农民工融入城市的心理适应问题调查

（一）本次调查相关情况

（1）个体样本调查。本课题从北京市选取东城、西城、丰台、朝阳、海淀5个区，在每个区分别选取2个社区、各50个农民工家庭为样本，以在京居住1年以上的常住农民工家庭为主要研究对象，分析北京市农民

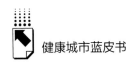
工融入城市的经济、社会、心理适应行为。调查总样本量为 500 个家庭，共有农民工 980 人。本课题的入户调查时间为 2014 年 7 月 15 日至 8 月 15 日，共获取有效问卷 500 份。本课题使用 SPSS 软件对数据进行整理和分析。

（2）访谈。本课题随机选择 40 个市民家庭进行深度访谈。

（3）座谈会。本课题随机选择了 6 个区、县、街道政府机关召开座谈会。

（二）北京市农民工融入城市的现状与问题

1. 在京农民工家庭情况

（1）农民工家庭基本情况（见表1）。在京农民工家乡家庭规模平均值是 4.16 人，其中 1 人户的比例为 1.6%；2 人户为 1.4%；3 人户为 14.6%；4 人户为 44.0%；5 人户及以上占 38.4%。

在京农民工家庭中劳动力平均是 1.99 人，其中 1 人占 13.0%，2 人占 74.0%；3 人占 4.6%；4 人占 5.8%，5 人及以上占 2.6%；大部分家庭劳动力集中在 2 人。

出乡（镇）以外就业劳动力平均数是 1.9 人，其中 1 人占 21.2%；2 人占 71.2%；3 人占 5.2%；4 人占 1.6%；5 人及以上占 0.8%。

农民工家庭留守成员平均数是 1.1 人，其中无留守成员家庭占 48.0%；1 人占 16.0%；2 人占 22.4%；3 人占 5.6%；4 人及以上占 8.0%。

家乡承包耕地平均数为 2.87 亩，其中没有承包任何耕地的家庭占 21.2%；3 亩（含 3 亩）以下的占 40.6%；5~7 亩（含 7 亩）占 8.4%；7~10 亩（含 10 亩）占 10.2%；10 亩以上占 1.8%。

在京农民工家庭平均子女数为 1.2 人，其中无子女家庭 64 个，占样本总数的 12.8%；1 个子女的占 57.2%；2 个子女的占 26.8%；3 个及以上子女的占 3.2%。

上述数据表明，随着工业化、城市化步伐的加快，农村经济、社会结构已发生巨变。首先是出现了劳动力流失问题。在家庭平均劳动力 1.99 人的情况下，转移到城市的劳动力均值就是 1.9 人，从事农业生产的劳动力仅剩0.09人，也就是说，大多数农民家庭的收入来源于外出打工，而非来自农业收入。这对农村经济制度形成了巨大冲击，联产承包责任制已无法实现其农业生产经济功能。其次是农村社会结构发生变化。考虑到外出打工的农民年龄一般都在60岁以下，除去未成年孩子和老人，平均4.16人的农村家庭就有1.9人外出，说明农村家庭的重心也转移至城市，农村传统家庭结构解体，农村对于外出打工的人来说，连家乡都谈不上了，倒更像是故乡。

表1 在京农民工家庭基本情况

项 目		频数（户）	占比（%）	有效占比（%）	累计占比（%）	平均值（人）
家庭规模（以独立户为单位）	一人户	8	1.6	1.6	1.6	4.16
	二人户	7	1.4	1.4	3.0	
	三人户	73	14.6	14.6	17.6	
	四人户	220	44.0	44.0	61.6	
	五人户及以上	192	38.4	38.4	100.0	
	合 计	500	100.0	100.0	—	—
家庭中劳动力人数	1 人	65	13.0	13.0	13.0	1.99
	2 人	370	74.0	74.0	87.0	
	3 人	23	4.6	4.6	91.6	
	4 人	29	5.8	5.8	97.4	
	5 人及以上	13	2.6	2.6	100.0	
	合 计	500	100.0	100.0	—	—
出乡（镇）以外就业劳动力	1 人	106	21.2	21.2	21.2	1.9
	2 人	356	71.2	71.2	92.4	
	3 人	26	5.2	5.2	97.6	
	4 人	8	1.6	1.6	99.2	
	5 人及以上	4	0.8	0.8	100.0	
	合 计	500	100.0	100.0	—	—
农民工家庭留守成员人数	0 人	240	48.0	48.0	48.0	1.1
	1 人	80	16.0	16.0	64.0	
	2 人	112	22.4	22.4	86.4	
	3 人	28	5.6	5.6	92.0	
	4 人及以上	40	8.0	8.0	100.0	
	合 计	500	100.0	100.0	—	—

续表

项　　目		频数（户）	占比（%）	有效占比（%）	累计占比（%）	平均值（人）
承包耕地	0 亩	106	21.2	21.2	21.2	2.87（亩）
	0～3 亩（不含 0亩，含 3 亩）	203	40.6	40.6	61.8	
	3～5 亩（含 5 亩）	89	17.8	17.8	79.6	
	5～7 亩（含 7 亩）	42	8.4	8.4	88.0	
	7～10 亩（含 10 亩）	51	10.2	10.2	98.2	
	10 亩以上	9	1.8	1.8	100.0	
	合　　计	500	100.0	100.0	—	—
在京农民工子女人数	0 人	64	12.8	12.8	12.8	1.2
	1 人	286	57.2	57.2	70.0	
	2 人	134	26.8	26.8	96.8	
	3 人及以上	16	3.2	3.2	100.0	
	合　　计	500	100.0	100.0	—	—

（2）农民工家庭在京务工类型（见表 2）。在京农民工家庭打工类占 69.8%，自营类占 11.2%，混合类占 19.0%。一方面，在京农民工还是以打工为主；另一方面，也出现了农民工自主创业。样本家庭中自主创业家庭比例达到 11.2%，他们虽然没有北京户口，也不享受普通北京市民的户籍福利，但是他们都有强烈的扎根意识。

表 2　在京农民工务工类型构成

类　　别	频数（户）	占比（%）	有效占比（%）	累计占比（%）
打工类	349	69.8	69.8	69.8
自营类	56	11.2	11.2	81.0
混合类	95	19.0	19.0	100.0
合　　计	500	100.0	100.0	—

（3）在京农民工就业行业分布（见表 3）。在 500 个农民工家庭样本中共有 980 人，他们所选择的就业行业分布情况是：工业占 6.5%，商业占 24.5%，建筑业占 17.1%，服务业占 44.5%，其他占 7.4%。从总体来看，在京农民工就业行业较为低端，其中多数是从事所谓"脏、累、苦"的"边缘行业"。

表3　在京农民工就业行业分布

就业行业	频数(人)	占比(%)	有效占比(%)	累计占比(%)
工　　业	64	6.5	6.5	6.5
商　　业	240	24.5	24.5	31.0
建筑业	168	17.1	17.1	48.1
服务业	436	44.5	44.5	92.6
其　　他	72	7.4	7.4	100.0
合　　计	980	100.0	100.0	—

（4）农民工就业单位类型（见表4）。农民工在国有或集体企业就业的占6.5%，个体私营企业占65.8%，外资企业占10.6%，其他单位占17.1%。农民工就业的主要单位一般是私营企业，由于私营企业存在相关社会保障政策执行力度弱的问题，农民工的社会福利得不到保障。

表4　在京农民工就业单位类型构成

就业单位类型	频数(人)	占比(%)	有效占比(%)	累计占比(%)
国有或集体企业	64	6.5	6.5	6.5
个体私营企业	645	65.8	65.8	72.3
外资企业	104	10.6	10.6	82.9
其他	167	17.1	17.1	100.0
合　　计	980	100.0	100.0	—

（5）在京农民工职位构成情况（见表5）。在京农民工就业职位以普通工人或服务员居多，占样本数的52.2%；销售员占23.4%，主要为女性；技术工人占14.4%；任班组长职务的占6.5%；中层以上管理人员占1.8%；个人老板占1.7%。超过半数的农民工职位是普通工人和服务员，属于典型的"底层"。

（6）农民工在京累计务工年限（见表6）。农民工在京累计务工年限1～3年（含3年）的占13.9%，3～5年（含5年）的占16.8%，5～7年（含7年）的占13.5%，7～10年（含10年）的占29.2%，10～15年（含15年）的占16.1%，15～20年（含20年）的占8.4%，20年以上的占

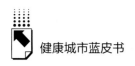

表5 在京农民工就业职位构成情况

就业职位	频数（人）	占比（%）	有效占比（%）	累计占比（%）
普通工人或服务员	512	52.2	52.2	52.2
销售员	229	23.4	23.4	75.6
技术工人	140	14.4	14.4	90.0
班组长	64	6.5	6.5	96.5
中层以上管理人员	18	1.8	1.8	98.3
个人老板	17	1.7	1.7	100.0
合　计	980	100	100.0	—

2.1%。有5年以上在京打工年限的农民工接近70%，其中10年以上也有26.6%，说明这些农民工在京已形成相对稳定的就业和社会关系网络。

表6 农民工在京累计务工年限

累计务工年限	频数（人）	占比（%）	有效占比（%）	累计占比（%）
1~3年（含3年）	136	13.9	13.9	13.9
3~5年（含5年）	165	16.8	16.8	30.7
5~7年（含7年）	132	13.5	13.5	44.2
7~10年（含10年）	286	29.2	29.2	73.4
10~15年（含15年）	158	16.1	16.1	89.5
15~20年（含20年）	82	8.4	8.4	97.9
20年以上	21	2.1	2.1	100.0
合　计	980	100.0	100.0	—

（7）在京农民工收入情况（见表7）。在京农民工家庭年收入没有低于10000元的，10000~15000元（含15000元）的有6户，占1.2%；15000~20000元（含20000元）的占5.6%；20000~30000元（含30000元）的占14.0%；30000~50000元（含50000元）的占35.2%；50000~70000元（含70000元）的占25.2%；70000~100000元（含100000元）的占12.8%；100000元以上的占6.0%。农民工家庭年收入集中在30000~50000元，虽然低于北京市家庭收入平均水平，但也足够其家庭在京生活。其中有

6%的农民工家庭年收入在100000元以上，已超出北京市居民家庭年均收入，奠定了其在城市生活的经济基础。

表7　2013年北京市农民工家庭年收入水平分布

收入水平	频数（户）	占比（%）	有效占比（%）	累计占比（%）
10000元及以下	0	0.0	0.0	0.0
10000~15000元（含15000元）	6	1.2	1.2	1.2
15000~20000元（含20000元）	28	5.6	5.6	6.8
20000~30000元（含30000元）	70	14.0	14.0	20.8
30000~50000元（含50000元）	176	35.2	35.2	56.0
50000~70000元（含70000元）	126	25.2	25.2	81.2
70000~100000元（含100000元）	64	12.8	12.8	94.0
100000元以上	30	6.0	6.0	100.0
合　计	500	100.0	100.0	—

（8）在京农民工家庭月生活消费支出（见表8）。月生活消费支出在1000元以内的有6家，占1.2%；1000~1500元的占57.2%；1500~2000元的占23.6%；2000~2500元的占6.4%；2500~3000元的占4.4%；3000~3500元的占3.2%；3500~4000元的占2.0%；4000~5000元的占1.2%，5000元以上的占0.8%。与农民工家庭年收入水平基本相当，属于典型的"低消费群体"。农民工生活消费主要集中在通信、交通、食品以及房租上。在随迁未成年子女教育上，由于高考政策还没有放开，一般属义务教育阶段，反倒开支甚少。值得注意的是，生活消费支出并不等于家庭开支，农民工维持家乡和在京的各项人情开支往往数额更大。

表8　2013年北京市农民工家庭月生活消费支出水平分布

支出水平	频数（户）	占比（%）	有效占比（%）	累计占比（%）
1000元以内	6	1.2	1.2	1.2
1000~1500元（含1500元）	286	57.2	57.2	58.4
1500~2000元（含2000元）	118	23.6	23.6	82.0
2000~2500元（含2500元）	32	6.4	6.4	88.4

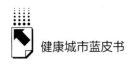

续表

支出水平	频数(户)	占比(%)	有效占比(%)	累计占比(%)
2500~3000元(含3000元)	22	4.4	4.4	92.8
3000~3500元(含3500元)	16	3.2	3.2	96.0
3500~4000元(含4000元)	10	2.0	2.0	98.0
4000~5000元(含5000元)	6	1.2	1.2	99.2
5000元以上	4	0.8	0.8	100.0
合　计	500	100.0	100.0	—

（9）在京农民工受教育程度和技能情况（见表9）。从在京农民工受教育程度来看，初中及以下占样本总数的72.6%；高中占16.8%，中专占6.9%，大专及以上占3.7%。

表9　在京农民工知识技能结构

项目		频数(人)	占比(%)	有效占比(%)	累计占比(%)
接受教育程度	未上过学	30	3.1	3.1	3.1
	小　学	196	20.0	20.0	23.1
	初　中	485	49.5	49.5	72.6
	高　中	165	16.8	16.8	89.4
	中　专	68	6.9	6.9	96.3
	大专及以上	36	3.7	3.7	100.0
	合　计	980	100.0	100.0	—
技能情况	没有等级	642	65.5	65.5	65.5
	初级技工	230	23.5	23.5	89.0
	中级技工	98	10.0	10.0	99.0
	高级技工	10	1.0	100.0	100.0
	合　计	980	100.0	100.0	—

在技能方面，没有等级的占65.5%；初级技工占23.5%；中级技工占10%；高级技工只有1.0%。

接近一半的农民工接受过义务教育，具有基本的读写能力，尤其是45岁以下的农民工，一般技能培训所需要的学习能力都具备。"80后""90后"的农民工有近30%的人接受过高中或中等以上教育。

（10）在京农民工居住情况（见表10）。从居住情况来看，有26.6%的农民工住在雇用单位集体宿舍（建筑工地简易房）中，有65.6%的农民工在城乡接合部租房居住，只有1.2%的农民工住进政府提供的廉租房，自购商品房（包括经济适用房）的占2.6%，另外还有4.0%的农民工家庭选择了其他居住方式。可以看出，在京农民工家庭的居住方式主要是租住城乡接合部的低价出租房，以尽量减少居住开支。但是，也有少数的农民工在京购置了商品房。而住在政府提供的廉租房的家庭只有1.2%，说明政府开发的廉租房主要是满足北京当地居民。

表10　在京农民工居住情况

居住情况	频数（户）	占比（%）	有效占比（%）	累计占比（%）
雇佣单位集体宿舍（包括建筑工地简易房）	133	26.6	26.6	26.6
城乡接合部租房	328	65.6	65.6	92.2
政府提供的廉租房	6	1.2	1.2	93.4
自购商品房（包括经济适用房）	13	2.6	2.6	96.0
其他	20	4.0	4.0	100.0
合　计	500	100.0	100.0	—

2. 在京农民工家庭融入情况

（1）在京农民工的社会交往（见表11、表12）。在京农民工家庭与当地市民之间有交往的比例仅为17.4%，其余82.6%的农民工家庭与当地市民基本上没有交往。在"您与北京市民的交往困难的首要原因"的回答中也反映了这一点。有35.3%的农民工将首要原因归结为"北京市民看不起外地人"；其次是"地位差异大"，占34.5%。而人们常常认为是农民工与当地人交往困难主要原因的"思想观念""生活习惯""语言问题"分别只有8.6%、10%和1%。这在一定程度上反映了在京农民工与北京市民之间的交往存在许多困难和障碍。

（2）农民工遇到困难时的首要社会支持来源（见表13）。在京农民工遇到困难时，其首要社会支持来源是亲戚，占50.8%。其次是就业地同事和朋友，分别占17.4%和12.8%；另外，同乡占10.8%，邻居占4.2%，师

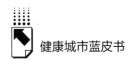

表11 在京农民工家庭与当地市民家庭的交往

交往情况	频数(户)	占比(%)	有效占比(%)	累计占比(%)
有	87	17.4	17.4	17.4
没有	413	82.6	82.6	100.0
合 计	500	100.0	100.0	—

表12 您与北京市民交往困难的首要原因

原因	频数(人)	占比(%)	有效占比(%)	累计占比(%)
思想观念	84	8.6	8.6	8.6
生活习惯不同	98	10.0	10.0	18.6
北京市民看不起外地人	346	35.3	35.3	53.9
地位差异大	338	34.5	34.5	88.4
缺少交往机会	102	10.4	10.4	98.8
语言问题	10	1.0	1.0	99.8
其他	2	0.2	0.2	100.0
合 计	980	100.0	100.0	—

生战友占1.0%，同学占0.4%。这说明在京农民工抵御社会风险的资源仍然来源于传统社会关系网络，最主要的是血缘关系，其社会资本匮乏。

表13 农民工遇到困难时的首要社会支持来源情况

社会支持来源	频数(户)	占比(%)	有效占比(%)	累计占比(%)
亲戚	254	50.8	50.8	50.8
朋友	64	12.8	12.8	63.6
邻居	21	4.2	4.2	67.8
同学	2	0.4	0.4	68.2
师生战友	5	1.0	1.0	69.2
同乡	54	10.8	10.8	80.0
就业地同事	87	17.4	17.4	97.4
其他	13	2.6	2.6	100.0
合 计	500	100.0	100.0	—

（3）在京农民工身份认同情况（见图1、表14）。在京农民工自认为是农民的比例最高，占45.2%；自认为既是市民又是农民的占23.5%；自认

为既不是市民又不是农民的占 10.5%；自认为是市民的占 9.3%，主要来自一些已在北京置业或职位和收入较高的农民工；还有 11.5% 的农民工选择了"说不清"。

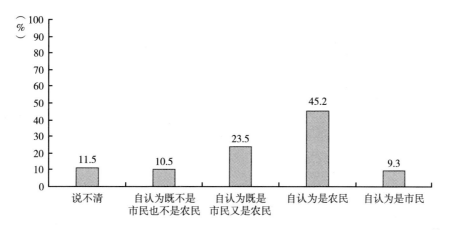

图1　在京农民工身份认同情况

称呼是外界及当地居民给农民工的标签。从称呼上看，选择"说不清"的比例最大，占 58.1%；认同被称为"北京人"的只有 2.4%；认同被称为"农民工"的占 17.8%；认同被称为"新居民"的占 8.8%；认同被称为"外来工"的占 6.2%；认同被称为"农村人"的占 6.5%；还有其他称呼如"打工仔""打工妹"等，占 0.2%。

表14　在京农民工更愿意被怎样称呼

称呼类别	频数（人）	占比（%）	有效占比（%）	累计占比（%）
农民工	174	17.8	17.8	17.8
外来工	61	6.2	6.2	24.0
农村人	64	6.5	6.5	30.5
新居民	86	8.8	8.8	39.3
北京人	24	2.4	2.4	41.7
说不清（随便叫）	569	58.1	58.1	99.8
其他	2	0.2	0.2	100.0
合　计	980	100.0	100.0	—

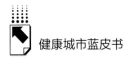

上述数据表明，在制度（尤其是户籍制度）上"农民"仍是一种身份的情况下，多数农民工自我身份认同处于游离或不确定的状态。他们试图否认农民身份，但也没有合适的身份认同。

（3）在京农民工社会认同情况（见表15、表16）。在考察农民工社会认同时，我们选择了政策和态度两个方面进行分析。数据表明，农民工在回答"政府管理部门是否执行农民工与北京市民相同的政策？"时，仅有5.5%的人认为"很普遍"；49.6%的人认为"不存在"；有7.6%的人选择了"偶尔"；有37.3%的人选择了"不清楚"。这表明，农民工感受到政府部门在对待农民工具体政策上缺乏包容性。

表15　政府管理部门是否执行农民工与北京市民相同的政策？

选　项	频数（人）	占比（%）	有效占比（%）	累计占比（%）
很普遍	54	5.5	5.5	5.5
偶　尔	74	7.6	7.6	13.1
不存在	486	49.6	49.6	62.7
不清楚	366	37.3	37.3	100.0
合　计	980	100.0	100.0	—

而在北京市民问题上，农民工感受相对温和。选择"非常友好"和"比较友好"的分别是5.3%和18.2%，选择"极不友好"和"有点排斥"的分别是8.1%和12.7%；两者比例相当。超过半数（55.7%）的农民工选择了"一般"，农民工对北京市民态度评价中性偏积极，反映了北京市民对农民工群体有一定的包容性。

表16　北京市民对您的态度怎么样？

选　项	频数（人）	占比（%）	有效占比（%）	累计占比（%）
非常友好	52	5.3	5.3	5.3
比较友好	178	18.2	18.2	23.5
一　般	546	55.7	55.7	79.2
有点排斥	124	12.7	12.7	91.9
极不友好	80	8.1	8.1	100.0
合　计	980	100.0	100.0	—

（4）在京农民工职业满意度情况（见图2）。职业满意度是衡量农民工融入城市的重要指标。从调查情况来看，选择"很满意"和"比较满意"的分别占10.7%和25.9%；选择"一般"的占54.7%；选择"不满意"的占8.3%；选择"很不满意"的占0.5%。总体满意度中等偏上，说明农民工对自己在城市的职业种类和阶层地位并不十分在意。与在农村从事农业生产相比，在城市工作比较收益明显。

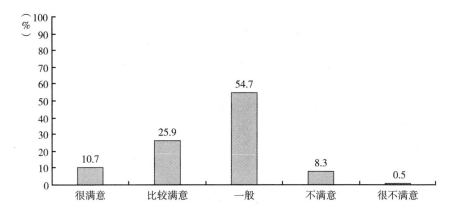

图2 农民工职业满意度情况

（5）在京农民工社会满意度情况（见图3）。在农民工社会满意度方面，有57.6%的人选择了"一般"；选择"比较满意"的占25.9%；选择"很满意"的占6.3%；选择"不满意"的占9.5%；选择"很不满意"的占0.7%。总体满意度中等偏上，说明大多数在京农民工能够接受现状。

（6）在京农民工未来打算（见表17、表18）。关于在京农民工的未来打算，我们选择了未来发展意愿和代际传递意愿加以考察。在发展意愿方面，接近半数（47.6%）的人选择了"继续流动就业，回乡养老"，结合访谈情况发现，有这样表示的大多是45岁左右的农民工。受知识、技能等因素限制，留在城市前景黯淡，这一类农民工往往对北京持过客心态。对他们而言，最重要的是积累一笔资金回乡养老，同时，家乡年迈的父母也需要照

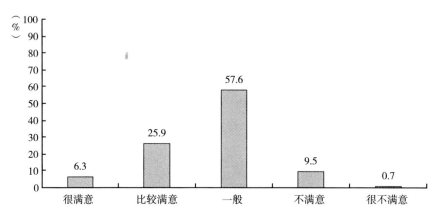

图3　农民工生活满意度情况

顾。有17.1%的人选择了"返乡务农"，选择"返乡创业就业"的占4.3%，选择"留在北京"的占8.9%，选择"看情况再定"的占12.5%，选择"没想过"的占7.6%，选择"其他"的占2.0%。

表17　农民工未来发展意愿

意愿类型	频数(人)	占比(%)	有效占比(%)	累计占比(%)
继续流动就业,回乡养老	466	47.6	47.6	47.6
留在北京	87	8.9	8.9	56.5
返乡创业就业	42	4.3	4.3	60.8
返乡务农	168	17.1	17.1	77.9
看情况再定	123	12.5	12.5	90.4
没想过	74	7.6	7.6	98.0
其他	20	2.0	2.0	100.0
合　计	980	100.0	100.0	—

在代际传递意愿方面，我们设置了两个议题加以比较。结果发现，在"成为城里人"的选项中，选择"同意"和"非常同意"的分别占36.4%和54.6%，两者合计占91.0%；选择"不同意"和"非常不同意"的仅分别占3.6%和0.2%；选择"一般"的占5.2%。而在"成为北京人"的选项中，有58.4%的人选择了"不同意"，有11.8%的人选择了"非常不同

意"，两者之和为 70.2%；选择"非常同意"的仅占 6.8%，选择"同意"的占 12.4%；选择"一般"的占 10.6%。

表18　在京农民工家庭融入城市代际传递意愿

单位：%

意愿类型	非常同意	同意	一般	不同意	非常不同意
我很希望我的孩子成为城里人	54.6	36.4	5.2	3.6	0.2
我很希望我的孩子成为北京人	6.8	12.4	10.6	58.4	11.8

调研结果表明，农民工融入城市的意愿强烈，尤其是对后代寄予厚望。同时农民工也是理性的，对于像北京这样的"高门槛"城市，普遍预期较低。

3. 在京农民工融入城市心理问题

（1）底层心态。由于城乡二元化发展，制度与政策设置导致在京农民工在工作种类和工作机会上与当地居民产生巨大差异。他们从事的工作往往都是城市居民不愿意从事的工作，如环卫、建筑、餐饮服务、快递、保姆等，工作强度大，收入不高，处于社会的底层，形成阻碍其融入城市的底层心态。从抽样调查和访谈结果来看，农民工在意识层面基本上没有权利意识，他们只是将现在的处境与农村比，从比较效益上寻求心理平衡。

（2）过客心态。虽然调查结果显示农民工看待北京市民对自己的态度中性偏积极，体现了北京市民一定的包容性，但是，农民工的社会生活大多还是被排斥于主流社会之外，难以产生城市归属感和认同。无论是来京工作时间不长的新生代农民工还是已在京工作10年以上的资深农民工，无论居所是单位宿舍、租住简易民房还是廉租房，即使是少数已在京置业，入住居民小区的农民工，也会因为农民工身份难以为社区接纳，甚至成为基层政府重点监控的对象。一旦北京举办亚太经济合作组织会议之类的大型活动时，农民工群体都会成为重点清理对象。在他们当中的一部分人看来，城市的成就、荣誉、光荣与梦想都只属于北京人，基本上与他们无关。在社区事务和社区管理上，农民工无法以合法身份介入，与北京居民之间无法形成社会互动。上述因素导致农民工只是将北京作为打工挣钱的地方，从而形成典型的过客心态。

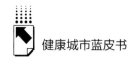

（3）边缘心态。由于与城市居民之间缺少沟通，农民工群体往往将交往圈封闭在农民工群体内部，形成了区别于城市主流文化的亚文化。农民工亚文化本质上属于乡村文化，体现了乡土社会的特点：强调血缘和地缘关系，信任熟人，对陌生人戒备意识强，与城市社会的开放性形成反差。交往圈封闭导致农民工难以建构适合城市社会生活的人际关系网络，从而限制了农民工积累社会资本的数量和质量，更无法利用现代社会组织资源拓展自身的利益渠道。农民工虽然工作、生活在城市，但仍然是城市中的"他者"。即使城市居民对农民工持包容态度，农民工仍将自身置于边缘化状态，无力也不愿融入城市文化，难以产生城市身份认同。

（4）保守心态。联产承包责任制在执行过程中的偏差（"分"而不"联"），不仅导致农村小农经济形态的复归，而且固化了农民工的小农意识，形成"小富即安、听天由命"的保守心态。这与现代社会所要求的开放意识不相匹配，从而限制了农民工的职位升迁以及社会地位的提升。例如，只要有工作可做，农民工就不愿意参加政府和其他社会部门提供的技术培训，有了一定积蓄，就要用于修建农村的房子，等等。

上述四种心态归根结底是贫困心理的表现。所谓贫困心理是指贫困状态下形成的特定的行为模式，例如消极、自卑、保守、封闭等。

四　农民工心理重构及融入城市的相关路径方法

改革开放后的中国农村虽然基本上解决了温饱问题，但是，随着市场经济的出现和深化，工业化进程加快，尤其是农产品完全商品化，导致相对的农业萧条、农村衰败和农民贫困。这一过程为大多数国家在社会转型过程中所经历，发达国家也不例外。贫困心理行为模式的形成既有文化方面的因素，也有社会转型过程中结构、制度、政策方面的因素。因此，要想找到应对之策，就必须实现农民工心理重构，只有围绕心理重构进行的制度、政策调整才会在实践中发生效果。或者说，心理重构既是制度、政策调整的基础，也是其目标。

（一）重构什么样的心理

现代化理论的核心观点是人的现代化。工业化、城市化只有借助人的城市化才能实现。城市化不是简单的"农民进城"，而是指社会结构、思想观念和行为的重塑。在社会转型过程中，人口向城市的集聚是一种客观现象，尤其是在西方社会工业化早期。从逻辑来讲，西方现代城市是人口集聚（农民被迫进城）在先，工商业集聚（资本追逐劳动力价格洼地）在后，是特定历史情境下劳动力和资本的自然匹配。其客观后果是促进了现代性的发育：政治制度转型，公民社会形成，市场扩张，工业规模化、城市化加速等。虽然乡村出现了人口学意义上的"过疏化"，但是，由于乡村农场已被整合到统一的市场，农场主也同时被整合到社会之中，其行为和观念与城市人并无差异。所以，西方城市化并没有演化为城市中心主义偏好。

当今流行的城市（镇）化理论是建立在"传统—现代"的现代化二元叙事基础之上的：乡村属传统社会，城市属现代社会；乡村是自然经济，城市是市场经济；乡村是伦理社会，城市是法理社会；乡村是农业社会，城市是工业社会……所以，现代化就是城市化，农民进城是所有国家现代化的必然归宿。这是对西方城市化模式的生搬硬套，也是对城市化理论的误读。撇开西方城市发展史不说，即使在西方现代性理论中，城市化主要关涉社会成员的行为和价值观念变迁，而与是否一定要在城市里生活无关。尼尔·安德森（Nels Anderson）曾指出："一个人可以通过迁移到城市而被城市化，也可以在非城市的地方实现。……人们既可能没有迁入城市，也可能没有从农业转向非农职业。"

因此，农民工心理重构就是培育适应现代社会的思想观念和行为模式。

（二）如何重构

一方面，心理是行为的内在机制，行为是心理的外在表现；另一方面，行为受社会结构制约，行为也改变着社会结构。可以看出，心理结构与社会结构之间具有互动效应。心理重构需要社会结构做出相应的调整。

第一，重构社会结构基础。农民工心态是在特定的社会结构基础上形成

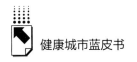

的。前述四种农民工心态与乡村社区结构有着必然的联系。传统乡村社区是共同体意义上的社区，发挥着自治、团结、互助等功能。如今，一方面乡村社区结构失去了传统社区功能；另一方面乡村社区因户籍（户口）身份（农民）的制度设置在形式上反而得到了强化。在现行户籍制度下，农民工可以走出社区，却无法脱离社区，甚至无法逃离社区。所以，农民工进城后产生"过客心态"和"边缘心态"就是必然的了。在身份制下，进城农民被先赋了农民标签，所以，不管农民工从事什么样的工作，在哪个行业就业，都天然地成为社会底层，所以产生"底层心态"就不足为奇了。

因此，农民工心理重构不只是城市的任务，乡村社区结构调整也是重头戏。不管是新农村建设还是美好乡村建设，其首要任务都是恢复乡村社区功能。当然，不是简单地恢复传统的社区功能，而是要结合社会转型特点，在现代社会的意义上重构自治和团结，提升农民的自治能力和合作能力，为农民工进城后融入城市奠定观念和行为基础。

而对于城市来说，也要在社会结构方面做好对接农民工进城的工作，主要是社区工作和提供组织资源。

首先是社区工作。农民工进城属于典型的人口迁移。人口迁移过程中最大的问题是迁移人口原住地人际关系网络的丧失，而人际关系网络是社会成员社会资本的载体和心理情感的纽带，关乎任何一个社会行动者的生活命脉。农民工进城后，失去了其原住地的人际关系网络，如果不能形成新的人际关系网络，也就意味着农民工被流放了，从而必然陷入边缘化境地。另外，许多农民工在非规范性企业、单位和部门就业，不仅正常的福利得不到保护，甚至连基本的人权有时也受到威胁。

社区工作即社区社会工作，是社会管理的一种方式。区别于政府管理部门的制度化和程序化特点，社区社会工作的特点是具体化和灵活性，即所谓国家（政府）办"大事"，社区办"小事"。农民进城后不管其在哪个行业、部门就业或居住在何处，总是在一个社区里。社会工作者的介入不仅可以帮助农民工落实各项福利和维权，更重要的是激活农民工与当地居民之间的交往兴趣，形成新的人际关系网络，最终达到融入社区的目的。因此，社区工作对于重构农民工心理具有至关重要的意义。将农民工群体纳入社区社会工作范围是城市管理者必做的功课。

其次是提供组织资源。农民工选择向某个城市迁移时，信息筛选具有非正规性特点，一般来自亲朋好友的渠道，因而存在一定的盲目性。来到陌生的城市后，尽管农民工能够找到工作，但大多处于孤立的原子化状态，从而导致失能。现代社会本质上是组织社会。区别于传统社会的共同体生活的统一性，现代社会成员是在法治框架内，通过各种组织载体实现自己的利益诉求。没有组织资源就没有利益实现渠道。因此，为农民工提供丰富的可利用的组织资源是农民工融入城市的必要条件。

第二，重构社会行动。社会行动是指在现代社会结构基础上的思想价值观念和行为选择。现代社会行动与传统社会行动相比，更趋于进取型、自由性和开放性，这是社会结构转型使然。农村实行家庭联产承包责任制后，在社会结构层面发生了农户"原子化"，导致社区解构；在经济层面则向小农经济形态复归，易于形成心理上的"保守心态"。

首先，农民工流入地城市政府在制定政策时要具有包容性，不能用同一把标尺衡量素质谁高谁低，更不能实行城市保护主义。虽然福利均等化是一个渐进的过程，但是在公共服务领域实现基本均等化是政策的底线。

其次，政府的职责是为农民工增能。增能不是简单的技术培训，也不是民政救助（虽然技术培训和救助也很重要），更不是慈善行为。增能更重要的意义是赋权，也就是使农民工有依法行使各项权利的能力。区别于传统社会的伦理准则，现代社会本质上就是法治社会。法治社会不是强调法的执行，而是强调法律对所有社会成员的普适性。伦理准则是亲身性的，现代法是反身性的。只有在法治框架下，农民工才能摆脱"保守心态"，适应现代社会行动规则，最终融入城市。

五　相关建议

基于上述调查分析和解释，我们对于农民工城市融入的心理适应问题提

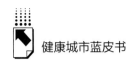

出下述几条建议。有关户籍制度、技能培训、医疗教育、社会保障等政策建议已多有论述,不再赘言。这里主要根据调研结果提出几条具体建议。

(1)建立和健全社区社会工作组织,将农民工群体纳入北京市社区社会工作范围。民政部于2012年1月就出台了《关于促进农民工融入城市社区的意见》,其中提到"积极引进专业社工和社区社会组织开展有针对性的服务,切实帮助农民工解决工作生活中的困难和问题"。与上海、广州等城市相比,北京市社区工作更注重社区管理而非社区服务。今后要将重心转向服务,利用社区社会工作的具体化和灵活性特点,帮助农民工尽快融入城市。

(2)创新在京农民工组织形式。在条件成熟的社区,要建立农民工消费合作社,降低农民工生活成本。

(3)建立农民工服务站或农民工之家和农民工学校,向农民工提供法律咨询、心理咨询、困难救助、技术培训和就业信息。

(4)建立与农民工迁移原住地之间的常设联系派出机构。这样一方面可以加强在京农民工与家乡的联系,增加农民迁移的信息透明性,减少盲目性;另一方面这也是实现城乡经济社会一体化发展的题中应有之义。

(5)公租房、廉租房建设向农民工倾斜,规定农民工入住比例;规范农民工房屋出租市场,给予农民工租房补贴。

(6)从市至区、县和街道各级政府,可以设立专门的农民工工作办公室,统一部署和协调农民工事务。

B.7
关于北京公交线网优化
问题的调研报告

王兆荣　赵　震　刘雪杰*

摘　要：　公交线网优化调整是北京建设"公交城市"的重要工作抓手。本文针对公交线网优化问题，梳理了公交线网的基本情况及运行特征，回顾了北京市近几年在公交线网优化方面所做的工作和取得的成绩，并重点围绕线网层次、线网分布、路权保障等方面，剖析了公交线网仍然存在的问题，提出了具有针对性的建议。

关键词：　公交优先　公交线网　优化调整

近几年，北京市公共交通发展成绩显著。2006年底，北京市政府出台了《关于优先发展公共交通的意见》，明确了公共交通的重要战略地位和公益性定位，以及为公共交通发展提供设施用地优先、投资安排优先、路权分配优先、财税扶持优先的"两定四优先"总体思路。2009年7月出台《北京市建设人文交通科技交通绿色交通行动计划（2009～2015年)》，着力推进"公交城市"建设。2012年北京市人民政府出台《关于建设公交城市提

---

* 王兆荣，北京市交通委员会副主任，研究员，高级经济师，主要研究方向是交通政策、交通经济等；赵震，北京市交通委员会综合运输处副处长，主要研究方向是交通运输、交通政策等；刘雪杰，北京交通发展研究中心交通规划部副部长，主要研究方向是综合交通规划、公交专项规划等。

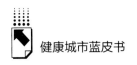
升公共交通服务能力的意见》，明确了建设"公交城市"的具体实施任务和保障措施。2012年，北京市被交通运输部列为第一批15个公交都市示范城市之一，为北京市公交的发展提供了新的发展机遇和工作方向。

公交线网优化调整是北京建设"公交城市"的重要工作抓手。一方面，通过线网优化调整，优化线网层级结构、改善衔接换乘关系，提高公交运行效率和服务水平，使市民愿乘公交、多乘公交；另一方面，通过线网优化调整，发挥公共交通对城市发展的引导作用，促进公交线网与城市用地布局的协调发展，提高城市的运行效率和集约化发展水平。

一 北京公交基本情况

（一）线网基本情况

随着经济社会的发展和城市功能区的不断调整，市民交通需求不断增长和变化。2010年北京市第四次居民大调查结果显示，2010年底，北京六环内日均出行量达到4130万人次，比2005年增加79%；出行距离为7.6公里，比2005年增加31%。同时，北京市轨道网络基本形成并不断加密，特别是2005年以来，北京市年均增长轨道运营里程超过45公里。

地面公交的规模和布局适时得到了调整，基本满足了这一时期的公交需求。到2013年，全市共有各类公交线路1177条。其中，市区公交线路有813条，运营线路长度为19688公里，较2005年分别增长了37%和8.1%（见图1）。中心城区以主干路、次干路为主的"基础道路网"已基本实现公交线网的全面覆盖，六环以内公交站点500米覆盖率超过60%，其中四环以内超过95%。

枢纽场站规模不断扩大。到2013年底，市区共有公共电汽车客运站624个，比2005年增加26%，其中保养站15个，枢纽站8个（不含六里桥），中心站21个，首末站580个。郊区县客运站数为130个，比2005年增加195%。2012年，四惠和宋家庄综合客运枢纽建成并投入使用。关于公交场站的密度，可参看图2。

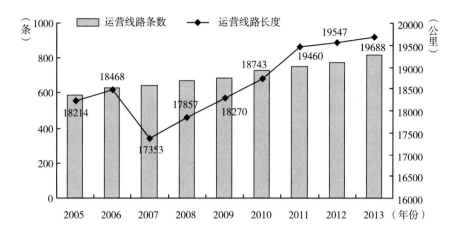

图1 2005～2013年市区公交运营线路条数和长度

资料来源：2005～2013年《北京交通发展年报》。

（二）公交运行基本情况

公共交通客运量平稳增长，吸引力不断增强。根据《2014年北京交通发展年度报告》统计，2013年，公共汽（电）车的年客运量为48.4亿人次，比2005年增长7.6%。轨道客运量增长迅猛，2013年轨道交通年客运量达到32亿人次，比2005年增长370%；同时，轨道交通在公共交通客运量中的比重由2005年的15%增至2013年的40%。

公共交通出行比例不断提高，小汽车出行比例开始呈现下降态势。2013年底，北京市公共交通出行比例已经达到46%，比2005年增长了16.2个百分点，小汽车出行比例自2011年首次下降后继续下降0.4个百分点，为32.7%。2013年，全路网工作日道路网平均日交通拥堵指数为5.5，较2010年（指数为6.1）下降10%；工作日早高峰（7：00～9：00）期间，全路网平均速度为27.4公里/小时，较2010年（23.9公里/小时）提高了14.6%。

（三）公交线网优化调整工作进展情况

北京市围绕改善民生、惠及民生，以提高公交吸引力、方便市民出行为

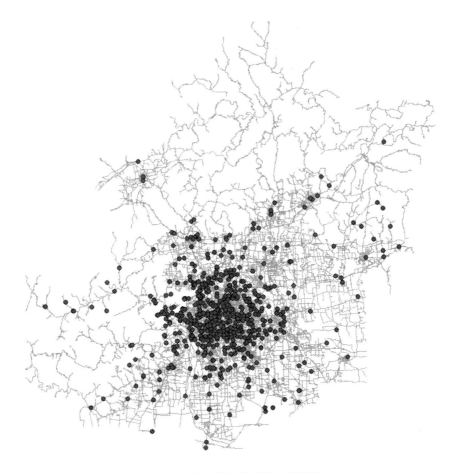

图2　全市公交场站位置分布示意图

数据来源：北京市第四次交通综合调查。

目标，加大了公交线网优化调整的力度，并根据城市空间布局调整及轨道网的建设进度，有计划、分步骤、对公交线网进行逐年动态调整。

1. 动态调整公交线路，加强与轨道交通的接驳换乘

2006年以来，北京市共开通或调整轨道接驳公交线路72条，扩大了轨道交通的服务范围。同时，为方便地铁末班车乘客换乘公交，开通25条夜间摆站线路，以接驳15个地铁末端站点和重点中途站点。

2011年以来，围绕轨道线路，北京开辟了23条"专"字头的短途公交

支线，线路长度普遍在 3 ~ 7 公里，共配车 112 部，日运送 4 万人次，为居民社区和经济园区提供了更加便捷的"公交 + 地铁"接力式出行服务。

2. 分区域差别化调整公交线路

围绕轨道线路，削减中心城区重复公交线路，缓解交通压力，共优化撤销 93 条穿越市中心区的线路，68 条线路调出堵点，削减市区重复线路长度 1927 公里、重复设站 3962 个，其中长安街削减重复线路 28 条，北京站地区 15 条，北京西站 13 条，二环路 17 条，三环路 25 条。郊区新开辟线路与市区线路的衔接换乘点也逐步由三环路以内外移至四环或五环以外。通过对中心城区重复公交线路的优化调整，二环、三环以内城区站牌数明显减少，其中三环内中心城区的站牌数占比由 30% 降至 24%。

扩大中心城区外围公交线网覆盖，在城市边缘地区及新建社区、道路，开辟支线 90 余条，解决了 100 余处路段有路无车的问题，线网覆盖增加 243 公里，方便了 750 余个小区的居民出行。针对回龙观、望京、天通苑等大型新建社区，开辟 40 余条小区支线、环线。通过线路优化，中心城区外围公交站位明显增加，四环以外公交站位数增加了 36.9%，公交服务范围明显扩大。

3. 发展多种形式的公交快线，提高地面公交的运行速度

依托放射线通道，逐步构建快速通勤网络。目前，共有高速路快线 88 条，日运送乘客为 110 万人次，运送速度普遍在 25 公里/小时以上，实现了在所有远郊区县一站直达市区的目标。特别是 2011 年开创性地在京通路开设首条快速公交通勤走廊，经过对沿线公交线路的优化调整和两次延长公交专用道，地面公交吸引力明显增强，日均客运量增加 1 万人次，公交车平均运行速度提升 1.2 倍，地铁八通线满载率下降了 10 个百分点以上。社会车流量明显下降，高峰时段进入中心城区的小汽车数量减少了 1200 辆，取得了较好的社会效果。

在相继建成南中轴线快速公交、朝阳路快速公交、安立路快速公交后，2012 年底阜石路快速公交建成通车，形成了中心城区连接东、西、南、北四个方向的快速公交走廊。为发挥快速公交既有专用道路使用效率，2010

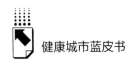
年开辟 BRT2 支线和 BRT3 支线，将快速公交直接引入天通苑、通州地区，同时对一大批并行的普通公交线路进行了优化调整。

积极创新探索大站快车模式。2007 年以来，将道路通行条件较好的 17 条市区线路改造为大站快车线路，削减设站 20% ~ 40%，平均站距达 1 公里以上。以三环为例，通过优化线路、加大站距、多点发车等措施，满足了三环路长距离出行需求，提高了地面公交运行效率和乘客换乘效率。

开设社区通勤快车运营模式，采取"一站直达、高峰运行、乘车刷卡、统一标识"的运营模式，满足乘客多层次需求，引导更多市民放弃私家车改乘公交出行。按照不同的服务人群和运营特点，社区通勤快车分为公交联运、分流地铁、预订专座等多种形式。目前已发展各类通勤快车共 57 个方向，日运送达 3.8 万人次。

二 问题及症结分析

公交线网优化调整工作虽然取得了显著成效，但与社会期望、百姓需求相比仍有较大差距，尤其是在出行效率、舒适度、可靠性等方面亟待改善。

（一）运行速度慢、出行时间长

根据北京市第四次交通综合调查结果，目前公交平均出行距离为 10.8 公里，高峰时间耗时 65.4 分钟；而小汽车平均出行距离为 11.5 公里，高峰时间耗时 38.9 分钟。公交与小汽车相比，在出行效率上有较大的差距。

（二）换乘不方便，全过程出行效率较低

目前市区公交平均换乘距离约为 355 米，步行时间为 6 分钟，远高于《城市道路交通规划设计规范》规定的最大换乘距离（200 米），尤其是部分立交桥等节点公交换乘距离最长超过 500 米，给乘客带来了极大不便。2010 年，公交出行的平均车外时间达到 25.4 分钟，占总出行时间的 39%，严重制约了地面公交的整体效率，降低了其吸引力。

（三）准点率低、可靠性差

目前公交运行正点率只有 50% 左右，这是导致乘客放弃公交出行的一个重要原因。

从公共交通系统本身来看，在线网规划布局、场站等配套建设、保障措施等方面存在许多不利于发展的因素。

（1）线网功能层次不清晰，不能满足多种出行需求。一方面，公交快线相对缺乏，尚没有形成快速通勤网络；另一方面，接驳轨道站点、大型枢纽等客流集散中心的公交支线不足，并且随着城市空间布局的不断调整，一些新的居住区、功能区缺乏公交线路接驳。

（2）地面公交与轨道交通之间缺乏系统整合。目前对于轨道和地面公交的整合仍属于轨道开通后对部分公交线路的小修小补，缺乏对两张网系统层面的融合。在部分轨道客流压力较大的走廊，公交与轨道尚未形成合力，公交对轨道客流的分担能力有待加强；对于轨道运力有富余的走廊，公交线路缺乏调整，如地铁 15 号线、房山线等，需要对所在走廊的公交线路进行优化调整，避免线路重复、运力浪费；部分轨道客流集散点周边，需要加强公交线路的"饲喂"作用，便于客流集散。

（3）线网分布不均衡，客流满载不均现象普遍。一方面，目前线路主要集中在三环、四环（西、北）、京港澳高速公路—广安路、建国路—京通快速路、京藏高速、中关村大街等路段，线路的过多重复（关于北京市公交线路重复系数大于 20 的道路，可参看图 3）既降低了公交的运行效率和效益，同时也加剧了走廊内的交通拥堵。另一方面，随着北京市轨道规模的不断扩大，以及城市空间结构的不断调整，与轨道接驳的公交线路，以及配合新居住小区、新功能区拓展的公交线路相对缺乏，公交服务存在盲区，造成部分乘客出行不便。

线路分布的不均衡直接导致客流分布的不均衡。二环、三环、四环以及京藏、京开、京港澳等主要放射线以及朝阜路、平安里大街、前三门大街等主干道公交满载率（见图 4）较高，公交客流压力较大，而城市次干道、支路公交线路较少，公交客流较少、满载率较低。

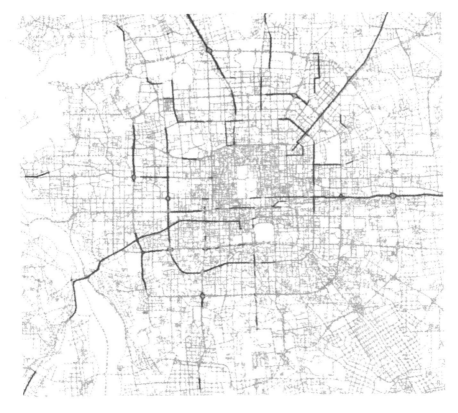

图 3　线路重复系数大于 20 的道路示意图

（四）路权没有得到保障

根据《2014 年北京交通发展年度报告》统计，2013 年底北京市共有 365 公里公交专用道，但由于专用道尚没有形成网络，在关键路段和路口不连续，影响了公交专用道的使用效果。

（1）部分公交专用道设置不合理，没有体现路权优先分配的意义。公交专用道往往施划在道路条件较好、交通拥堵矛盾不突出的路段，而真正需要管理部门调控路权的拥堵道路、瓶颈路段却没有专用道。

（2）公交专用道间断不连续。在市区一般道路，受出入口、路口影响，专用道设置不连续，专用道没有延续至路口，难以发挥专用道的作用。

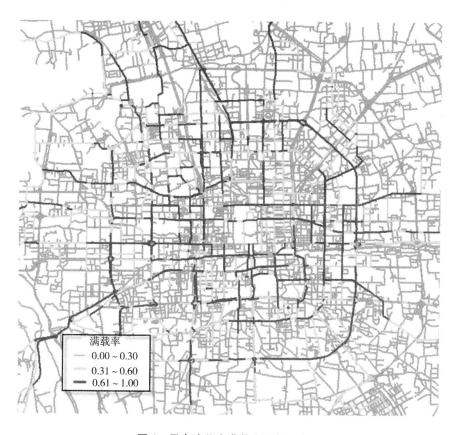

图4　早高峰公交满载率现状示意图

（3）主要环路、放射线道路缺少专用道。例如，三环、四环等主要环路以及京藏、京开等放射线，公交客流集中且较为拥堵，公交专用道的缺乏制约了公交运行效率的提高。

（五）枢纽场站的规模和布局难以适应公交线网优化调整工作的需要

2013年底，在北京市580处首末站中，临时场站数量占了将近75%，场站缺口较大。而且，与车辆增长和线网优化调整相比，场站建设严重滞后，以公交集团为例，2006～2009年，公交集团车辆增长了17.5%，与此同时，永久场站用地面积仅增长2.6%，远远落后于车辆增长速度。

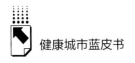

（1）枢纽场站布局制约线网优化。目前线路长度在30公里以上的穿城线路有70余条，公交线路重复问题仍然突出，但由于三环、四环周边缺乏公交场站，难以进行线路的优化调整。

（2）新建居民区、产业园区、大型公共场所配套公交场站难以落实，制约了新建地区的线网发展。

（六）智能化、信息化水平有待于提高

目前，地面公交的智能化、信息化水平较低，主要体现在：数据挖掘和分析能力有待于提高，信息无法实现共享；公交线网调度方式仍以传统模式为主，区域调度能力有待提高；公交信息服务水平较低，缺乏面向乘客的实时、动态的出行信息服务等。

（七）线网优化调整尚未建立完善的工作机制和科学系统的调整方法

目前公交线网调整主要采取企业申请、政府审批的模式，由于缺乏公交线网评估方法和技术手段，对方案的调整缺乏科学依据，使得公交线网优化的调整工作整体缺乏科学性和系统性，难以适应新的城市发展的需要和百姓诉求。

除了公交系统本身存在的问题，从外部因素来看，随着北京市社会经济的发展和城市规模的扩大，公共交通系统发展正面临诸多外部方面的挑战和压力。

1. 人口压力

2000~2010年，北京市六环以内常住人口增长了76%，出行总量增长了79%，平均出行距离增长了31%，出行周转量增长了135%。出行需求的迅速增长给公共交通的服务范围和规模提出了新的要求，公共交通基础设施建设和服务改善速度在短时间内难以与社会发展需求相适应。

2. 机动车压力

机动化进入快速发展期，给公共交通的发展带来了强大的压力。2013年底，北京市机动车保有量已达到543.7万辆，随着北京市居民生活水平的改善和生活质量的提升，小汽车仍将保持增长态势。目前，公共交通在舒适

度、可靠度等方面都难以与小汽车竞争，要吸引小汽车群体，就必须大力提升公共交通服务水平，使得公共交通与小汽车可比拟、可替代。

3. 城市布局的压力

在城市空间结构调整过程中，城市功能没有得到同步优化，"职住分离"进一步加剧，公共交通客运量呈现时间空间高度集中的特点，供需矛盾更加突出，服务质量更加难以保障。从时间上看，工作日高峰出行具有较高的比重，高峰小时系数达到10.1%（见图5）。从空间上看，六环内的公交出行占全市公交出行的85.1%，并以三环到四环之间、五环周边最为集中。

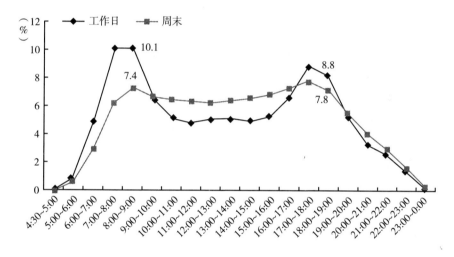

图5　公交上车量时间分布

4. 交通投融资压力

交通融资平台面临融资渠道不畅、存量债务接续困难、增量债务筹措难度加大、融资成本大幅提高等多重困难，保障交通建设资金需求的难度日益增大，公交场站等基础设施建设难度加大。

三　公交线网优化调整建议

围绕党的十八大就未来现代化建设提出的全面落实经济建设、政治建设、

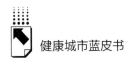

文化建设、社会建设、生态文明建设五位一体的总体布局，需要更加充分发挥交通系统在改善民生、绿色发展、生态文明建设中的作用，加快转变交通发展模式，深入贯彻优先发展公共交通的战略，继续坚持公交优先发展战略，以惠及民生、方便出行、缓解拥挤、提高效率为出发点和落脚点，优化资源配置，合理调整线网结构，形成科学合理的公交网络，构建轨道交通和地面公交协调发展、多层次的公共交通网络，满足不同乘客需求；改善衔接换乘设施，提高公共交通全过程出行效率，缩小与小汽车出行效率的差距；加大公共交通智能化和信息化建设，为乘客提供方便、快捷的公共交通出行信息服务；建立一套公交线网优化调整的技术方法，为公交线网优化调整提供科学依据；完善公交发展的相关制度保障，为公交的发展提供良好的制度环境。

到2015年，力争中心城公共交通出行比例达到50%以上。公共交通吸引力明显增强，与小汽车相比具备一定的竞争力，部分小汽车能够转移到公共交通系统中，改善出行结构、减少尾气排放；城市交通拥堵得到有效缓解，中心城区路网交通指数控制在7左右。

（一）树立公共交通优先发展理念，将公共交通放在城市交通发展的首要位置

推进实施以公共交通为导向的空间发展战略，加强公共交通与土地开发的协调发展，对公共交通走廊内的公共交通设施建设及用地开发进行统筹考虑，适当调整走廊沿线的用地开发强度，引导城市沿大容量公共客运走廊紧凑、有序发展。

要强化规划调控，城市控制性详细规划要与城市综合交通体系规划和公共交通规划相互衔接。城市综合交通体系规划应明确公共交通优先发展原则。城市公共交通规划要科学布局线网，优化节点设置，促进城市内外交通便利衔接和城乡公共交通一体化发展。

（二）构建多层次、适应不同需求的公共交通服务体系

1. 构建快速通勤网络

依托轨道、BRT大容量快速公交、公交快线，在客流集中的通道，构

建一批服务于通勤客流的公共交通快速通勤走廊，形成公交快速通勤网络。对通勤走廊内的公交线路进行优化整合，采取施划公交专用道、公交大站快车运营模式等措施，提高运行效率。同时，配合快速通勤走廊布设公交衔接网络，形成"走廊＋两端放射"的公交线路布局模式，使客流能够通过衔接网络进入快速通勤走廊，实现高效率出行。

优化和提升既有 BRT 通道公交服务。完善朝阳路大容量公交快线（BRT2）、安立路大容量公交快线（BRT3）、阜石路大容量公交快线（BRT4），实现规划目标。研究将沿线部分公交线路引进 BRT 通道，提高通道的利用效率。

配合快速通勤走廊的布设，加大公交专用道施划力度。近期要推进京开高速和西南三环公交专用道施划工作，启动京藏高速、三环、四环施划公交专用道的方案研究。

2. 加强轨道网和公交网的系统整合

建立以轨道交通为骨干、以地面公交为主体的公共交通系统。在中心城区，围绕轨道线路，优化调整沿线重复公交线路，减少运力浪费，并注重轨道站点与居住区、商业中心等客流集中区域的接驳。在客流集散点，加大公共租赁自行车的投入，形成"轨道＋公交＋公共租赁自行车"的绿色出行链。

在城市外围，围绕轨道线路，加强地面公交和轨道站点的接驳，同时在轨道线路覆盖不到的地方，加强公交线路布设，扫除公共交通服务的盲区。

（三）改善衔接换乘状况，提高公共交通全过程出行效率

加大枢纽场站建设力度，为公交线网优化调整提供支持。根据公交线网优化调整以及换乘需求，制定并出台公交场站规划，落实场站用地。公交设施用地必须在城市总体规划中得到优先安排，并在详规、控规中得到具体落实。确保商业区、居住区等大型开发项目和道路建设中的公交配套用地及时、全面到位。明确交通主管部门参与对小区、开发区、大型公共场所建设项目的验收。

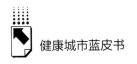
1. 发挥既有枢纽场站的功能，研究并推动公交线网的区域调度

改变目前以线路或车队为运营组织调度单位，人员、车辆按线路或车队固定配属，以线路为单位编制运营计划调度的模式，充分发挥既有枢纽场站的功能，强调枢纽场站对运力资源的配置作用，研究不同线路、车辆、人员调度在不同路段之间运力的动态组合，减少不同线路客流在时间和空间上的不均衡性。在四惠枢纽公交线路集中调度模式的基础上，在东直门、动物园、宋家庄等具备条件的枢纽站进行推广实施，实现区域公交线路在枢纽站的集中调度。

2. 改善衔接换乘状况，提高公共交通全过程出行效率

随轨道新线同步规划、投资、建设完善的接驳换乘体系。在现有大型交叉路口、立交桥区道路区域改造一批中途站，实现路口换乘，缩短乘客换乘距离。新建道路、新扩建路口在规划设计中要实现路口换乘。在三环、四环路周边规划并建设配套的公交换乘站和驻车场地，满足郊区进出城线路在三环、四环周边与市区线网进行衔接换乘的需求。

（四）加强信息化和智能化建设

1. 加强信息化基础设施建设

在全部公交车辆上安装 GPS 设备，实现基于 GPS 方式的智能调度与网络化运营组织、公交网络通行状况显示、车辆安全监控及 IC 卡数据自动采集传输、突发事件应急联动等功能，提高公共交通运行效率与服务水平。建设图像信息系统，在途经首都政治中心区等重要路段的公交运营车内安装视频监控，提高运营安全管理水平。加强数据挖掘和分析，实现数据共享。以数据、流程、应用和资源整合为重点，加强综合数据的挖掘和分析，实现共享。

2. 提供多样化的出行信息服务，提高信息化服务水平

在地铁、公交站、枢纽场站等客流集散中心，为乘客提供下一班车辆到站时间、站点线路的换乘信息等，提高乘坐公共交通的便捷性。

（五）建立以政府为主导的公共交通监管体系

研究建立一套公交线网优化调整评价的技术方法和指标体系，为公交线网的优化调整提供技术支持，并逐步建立起政府主导、企业参与、专家评估的线网开通与调整的管理机制。

建立实施公共交通服务质量考核制度。由政府制定明确的考核内容和方法，对企业提供的公共交通服务质量进行监督和考核，并将考核结果作为市场准入、企业绩效考核、政府补贴发放的重要依据。

发挥市区两级联动机制，特别是充分调度各区交通工作领导小组和区交通委的属地优势和作用，加大研究本区域交通发展规划的力度，在公交枢纽场站建设和公交线路优化调整工作中与市相关部门形成合力，提高本区域公交调度和服务的水平。

（六）创新财税体制，保障公共交通可持续发展

在坚持公共交通公益性低票价政策的基础上，建立轨道交通、地面公交协调运营的票制票价体系。健全公交服务与财政补偿的协调机制，以使扩展公交服务（如新增公交线路、延长营业时间等）与财政补偿形成有机联动。

拓宽投资渠道，研究通过特许经营、战略投资、信托投资、股权融资等多种形式，吸引和鼓励社会资金参与公共交通基础设施的建设和运营。

研究公共交通用地综合开发模式，对新建公共交通设施用地的地上、地下空间，按照市场化原则实施土地综合开发，其收益用于公共交通基础设施建设和弥补运营亏损。

（七）完善相关规划衔接和法律法规

完善相关法律法规，制定《北京市公共交通条例》；完善公共交通技术标准体系，加快相关标准的编制和实施；发布地面公交专用道设置地方标准，编制完成 2017 年公交专用道网络规划及年度实施计划。

健康服务篇

Segment Reports：Healthy Service

B.8
健康服务业发展背景、状况和展望

张毓辉　王秀峰　翟铁民*

摘　要：　本文主要介绍健康服务业发展的背景及原因、健康服务业的
概念和产业体系，阐述发展健康服务业对推动经济转型的作
用，分析健康服务业发展现状与形势，讨论当前发展健康服
务业所面临的主要问题，简述未来健康服务业发展的总体思
路，并对重点领域的发展提出建议。

关键词：　健康服务业　产业核算

---

* 张毓辉，博士，国家卫生计生委卫生发展研究中心卫生费用核算与政策研究室主任，副研究
员，主要研究方向为卫生经济政策研究；王秀峰，国家卫生计生委卫生发展研究中心卫生费
用核算与政策研究室副主任，副研究员，主要研究方向为卫生产业政策；翟铁民，国家卫生
计生委卫生发展研究中心卫生费用核算与政策研究室，助理研究员，主要研究方向为卫生筹
资与卫生费用核算研究。

一 健康服务业发展背景

（一）发展健康服务业是推进经济发展转型的重要举措

根据经济发展阶段的特征和存在的问题，中国在第九个"五年计划"中开始提出要转变经济增长方式。2007 年，党的十七大进一步明确提出了转变经济发展方式的战略要求。但是，一段时期以来，中国经济增长过度依赖投资和出口拉动，经济结构不合理的问题比较突出，投资消费比远远超过国际平均水平（1∶3），导致产能过剩、最终需求不足、收入差距拉大等一系列经济社会问题。2008 年国际金融危机爆发，中国经济发展受到严重冲击，转变经济发展方式刻不容缓。为此，中国"十二五"规划提出以加快转变经济发展方式为主线，提出了"到 2015 年服务业增加值占国内生产总值比重提高 4 个百分点"的目标。

健康服务业是第三产业的重要组成部分，它除了保护劳动力、间接促进经济发展外，还直接参与和贡献于经济发展。健康服务业具有吸纳就业人数多、拉动消费作用大、辐射带动产业广的特点，不仅是维护居民健康、提高人力资本的重要手段，也是转变经济发展方式的重要措施和有效途径。研究显示，发达国家人力资本对经济发展的贡献率高达 70% 以上，而中国只有33% 左右，中国人力资本对经济增长的贡献有很大的提升空间。从国际趋势来看，总体而言随着国家经济发展水平的提高，卫生总费用占国内生产总值的比重越来越高，卫生及相关行业在整个国民经济增长中的贡献率也越来越大。

（二）在全面建成小康社会目标下，群众健康需求持续快速增长

当前，中国人均国内生产总值已突破 6000 美元大关，社会由生存型向发展型转变，消费结构处于快速升级期，健康逐步成为中国人的优先选择。2005～2013 年，居民总诊疗人次从 40.97 亿人次增长到 73.14 亿人次，年均增长 7.51%；总入院人数由 7184 万人增长到 19215 万人，年均增长

13.09%（见表1）。到2020年，中国将实现全面建成小康社会的目标，达到中等收入国家平均水平，橄榄型分配格局将逐步形成，群众消费结构将进一步升级，健康服务需求将继续增加，对质量的要求将越来越高，由此带来的巨大健康需求将成为健康服务业发展的强劲推动力。

表1　医疗卫生机构诊疗人次及入院人数

项目	2005年	2009年	2010年	2011年	2012年	2013年	年均增速（％）
总诊疗人次（亿人次）	40.97	54.88	58.38	62.71	68.88	73.14	7.51
医院	13.87	19.22	20.40	22.59	25.42	27.42	8.89
基层医疗卫生机构	25.94	33.92	36.12	38.06	41.09	43.24	6.60
总入院人数（万人）	7184	13256	14174	15298	17857	19215	13.09
医院	5108	8488	9524	10755	12727	14007	13.44
基层医疗卫生机构	1675	4111	3950	3775	4254	4300	12.51

资料来源：国家卫生和计划生育委员会《2014中国卫生和计划生育统计提要》，中国协和医科大学出版社，2014。

（三）疾病模式转型推动的医学模式转变为健康服务业发展提供契机

中国当前正处于快速工业化、城市化、老龄化、全球化发展的时期，面临的健康问题更为复杂。一方面，在重大传染病流行形势依然严峻的同时，慢性非传染性疾病对人民群众的健康威胁日益加大。2008年第四次全国卫生服务调查结果显示，中国现有明确诊断的慢性病患者2.7亿人，慢性非传染性疾病死因构成已上升到80%，导致慢性病的危险因素（烟草使用、酗酒、高盐高脂饮食、静坐生活方式等）处于高流行水平或者呈逐渐上升的趋势。另一方面，社会转型期由于生态环境、生产方式和生活方式变化以及社会因素导致的食品药品安全、职业安全、饮用水安全和环境问题对人民群众健康的影响也更加突出。2013年第五次卫生服务调查结果显示，居民两周患病率由2008年的18.86%上升到25.71%，其中高血压两周患病率由3.14%上升到10.47%，糖尿病两周患病率由0.60%上升到2.79%（见表2）。

表2　2008年、2013年居民两周患病率变化

单位：%

两周患病率		2008年	2013年
总体		18.86	25.71
年龄组	0~4岁	17.42	10.74
	5~14岁	7.69	5.49
	15~24岁	4.97	3.97
	25~34岁	7.49	6.09
	35~44岁	13.60	13.51
	45~54岁	22.72	26.27
	55~64岁	32.27	44.77
	65岁及以上	46.59	65.59
疾病类别	高血压	3.14	10.47
	糖尿病	0.60	2.79
	脑血管病	0.58	0.64

资料来源：国家卫生和计划生育委员会《2014中国卫生和计划生育统计提要》，中国协和医科大学出版社，2014。

上述疾病模式的转变将推动医学模式逐步从"以治疗疾病为中心"转向"以维护健康为中心"，由单纯的病后治疗转向"预防、保健、治疗、康复"相结合。人们更加重视疾病的前端预防和早期控制、亚健康状态的调整恢复、疾病治愈后的功能康复和健康促进，多元化的健康需求日益增长。这将推动健康服务业特别是健康管理与促进等延伸和衍生服务业的发展。

（四）老年人口快速增长成为健康服务业的特殊和主体人群

中国老龄人口占世界首位。2010年第六次全国人口普查结果显示，中国60岁及以上人口为1.78亿人（占13.26%），65岁及以上人口为1.19亿人（占8.9%）。据国际机构预测，今后40年中国人口老龄化的进程将进一步加快，65岁及以上老龄人口比例2027年将突破15%，2050年将达到25.6%（数量突破3亿人）（见表3）。同时，根据《中国老龄事业发展报告（2013）》，中国80岁以上高龄老年人口继续增长，2013年达到2300万人，至2025年年均将增长100万人；2013年患慢性病的老年人已突破1亿

人，失能老年人口增长到3750万人。随着老年人口的快速增长，老年人将成为整个健康服务业的特殊群体和主体人群，慢性病以及帕金森病、阿尔茨海默病等老年性疾病将日益增多，老年人口对于健康养老、护理、康复等的服务需求也将持续增长。

表3　中国2010～2050年人口及年龄结构预测

指　标	2010年	2015年	2020年	2025年	2030年	2035年	2040年	2045年	2050年
总人口(亿人)	13.4	13.7	13.88	13.95	13.93	13.82	13.61	13.32	12.96
14岁及以下人口占比(%)	16.6	17.8	16.8	15.6	14.6	14.0	13.6	13.5	13.5
15～64岁人口占比(%)	74.5	72.7	71.2	70.4	68.9	65.8	63.1	62.2	60.9
65岁及以上人口占比(%)	8.9	9.5	12.0	14.0	16.5	20.2	23.3	24.3	25.6
老年抚养比	11.90	13.07	16.85	19.89	23.95	30.70	36.93	39.07	42.04

资料来源：联合国人口基金会。

（五）深化医药卫生体制改革为发展健康服务业提供了动力和保障

医改是释放群众健康需求的基础。2009年以来，医改取得的阶段性成效为发展健康服务业创造了良好条件。基本医疗保障水平的提高有助于满足群众基本医疗卫生服务需求，促进多元化、多层次健康服务需求的进一步释放；医疗卫生服务体系和药品供应保障体系的完善，有助于提高群众对基本医疗卫生服务的可及性，促进健康需求的释放；以预防保健为主体的基本公共卫生服务均等化水平的提高，也有助于减少群众医疗性消费支出，促进其他健康消费需求的释放。

下一步，深化医改还将通过调整卫生系统各项体制机制，以激发先进的生产力，为发展健康服务业提供有力的政策保障。"允许医师多点执业""建立适应行业特点的人才培养、人事薪酬制度"等关键性政策突破将为发展健康服务业提供合格的"劳动者"，将极大地促进健康生产力的解放，是逐步实现市场配置资源、推动健康服务业发展的基础；价格、医保、金融等各项经济政策具有调节生产、拉动消费、引导投资的重要作用，医改对各项经济政策的调整和完善将有效引导健康服务业健康发展。

二　健康服务业的概念与产业体系

健康服务业是以医学知识和技术为基础，以保护和促进居民健康为目标，贯穿预防、保健、治疗、康复等环节的产业集群。它以大健康观为前提，面向健康、亚健康、患病人群，覆盖全生命周期，包括所有与健康有直接或间接关系的产业链和产业体系。主要包括以下几类：以医疗卫生机构为主体的医疗卫生服务业，以社会健康保险和商业健康保险机构为主的健康保险（保障）业，提供健康体检、健康咨询、调理康复、健康护理等服务的健康管理和促进业，医疗旅游、健康养老、智慧健康服务等与其他产业融合而成的新兴健康服务业，以及健康相关产品批发、零售、租赁服务和研发、教育、商务服务等的相关支撑产业。

以国家统计局《健康服务业分类（试行）》为基础，结合泛美卫生组织、世界卫生组织和经济合作与发展组织等对卫生活动和服务提供机构的分类方法，可以将健康服务业划分为核心层、外围层和支撑层（见图1）。

医疗卫生服务业是健康服务业的关键环节和核心内容，处于健康服务产业链的高端，没有优质的医疗服务，其他衍生、外延服务也难以持续发展。

健康保险业是将健康服务需求有效转化成健康消费的重要保障机制，健康服务业的发展需要成熟的健康保险体系来保障。

健康管理与健康促进业和新兴健康服务业属于健康服务业的外围层，是在传统医疗卫生服务基础上对服务内容、服务对象、服务形式等进行扩展和衍生而形成的。其中，健康管理与健康促进业主要面向健康与亚健康人群，既包括健康体检、健康教育、健康管理等旨在预防疾病、维持健康的前端产业，又涵盖了体育健身、养生保健、医学美容等旨在促进人们实现更高层次健康的后端产业，其内涵丰富，市场需求量大。医疗旅游、健康养老、智慧

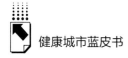

健康服务等新兴健康服务业融合了健康服务与其他产业，属于新兴服务业业态，其发展潜力巨大。

健康服务业相关支撑产业涵盖对医疗服务、健康管理与促进、健康保险（保障）服务形成基础性支撑的各类服务业，包括政府卫生保健和筹资行政管理（属于公共服务），卫生行政管理，医药及医疗器材零售、批发、租赁服务，医学科研与教育，商业服务业等。

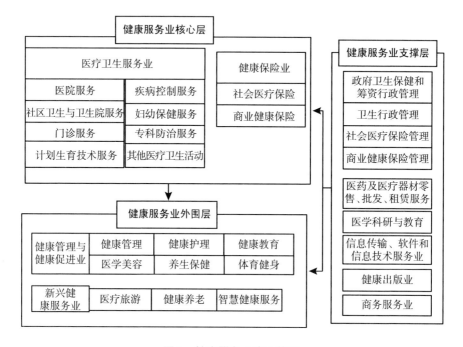

图1 健康服务业产业体系

从产业属性看，健康服务业的主体是医疗卫生服务、健康管理与促进等直接为居民提供健康服务的生活性服务业，同时包括医学教育、健康科学研究与技术服务、健康相关产品的批发租赁等生产性服务业；从产品属性看，既包括基本医疗、公共卫生等基本健康服务，也包括特需医疗、高端健康管理等非基本健康服务，因此兼具（准）公共产品和私人产品特征，具有事业和产业的双重属性，必须实现社会效益和经济效益的统一。

三　发展健康服务业对推动经济转型的作用

健康服务业既是社会事业的重要领域，也是国民经济的重要组成部分，是能够有效拉动宏观经济增长、加快经济转型升级和结构优化的关键领域，因此成为统筹稳增长、促改革、调结构、惠民生、防风险各项任务，培育经济发展的内生动力的重要突破口，成为很多地方政府的战略重点。这是当前健康服务业发展面临的最大历史机遇。

（一）发展健康服务业是发挥人力资源优势和促进就业的重要手段

发展健康服务业是提高人力资本的重要手段。健康投资不仅是一种改善生命质量的消费性投入，更是一种全面保护和提高劳动力素质的生产性投资，是国家最重要的战略性投资。哈佛大学研究指出，亚洲经济发展的奇迹30%～40%来源于本地区人群健康状况的改善。因此，健康投资是把中国十几亿人口压力转化为长期发展优势的前提。改革开放前人民健康水平的大幅度提高正是形成中国人口红利的重要基础，对中国取得"经济奇迹"做出了重要贡献。据测算，1950～1982年中国人口的平均期望寿命从35岁增加到69岁，由此而创造的经济价值为24730亿元，平均每年约为773亿元，相当于国民生产总值的22%。世界卫生组织宏观经济委员会研究表明，卫生投资将带来高达6倍的回报。在当前人口红利缩减的特殊时期，发展健康服务业有利于挖掘中国"健康红利"、推动经济增长。

发展健康服务业是促进就业的重要抓手。健康服务业是一个分工更细化、门类繁多的领域，不仅新开辟了许多就业渠道，提供了大量不同层次的就业岗位，更重要的是提供了大量的就业和创业机会。据测算，目前中国健康护理、基层卫生、公共卫生领域具有提供上千万个就业岗位的潜在能力。此外，在口腔保健、药剂、健康管理和营养指导等方面还具有提供数百万个就业岗位的潜力。

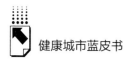

（二）发展健康服务业是扩大内需的重要途径

健康需求是国内消费需求的重要组成部分，健康需求的释放和满足是扩大居民其他消费需求的重要前提，能够有效拉动社会总需求的扩容。

现代健康服务业作为服务业的重要内容，对拉动内需的作用具体体现在两个方面：一是满足需求，引领消费。健康服务业涉及群众医疗保健需求的满足，包括基本需求和多层次的医疗保健需求。二是释放消费能力。根据2008年第三次国家卫生服务调查数据测算，现阶段通过增强卫生保健供给能力和需求能力，可以直接拉动居民健康需求超过6000亿元，其中基本医疗服务需求4000多亿元，保健需求2000多亿元。同时，中国高端医疗保健需求规模巨大，仅2011年中国游客到韩国医疗旅游就达10万人次。

此外，疾病的不确定性会对居民的消费和储蓄行为造成影响，特别是在缺乏医疗保障的情况下，居民为避免经济风险增加储蓄，或由于已经发生大额卫生支出，从而严重影响对其他产品或服务的消费。

（三）发展健康服务业是推动经济转型升级的重要切入点

首先，发展健康服务业有助于提高服务业在国民经济中的比重。发展健康服务业，满足人民群众基本需求和多层次医疗保健需求，将扩大医疗保健消费在居民消费中的占比，有力提高服务业在国民经济中的比重。在一些发达国家和地区，健康服务业已经成为现代服务业的重要组成部分。2012年，中国全社会用于医疗卫生服务所消耗的资金总额（用卫生总费用表示）占国内生产总值的比重是5.4%，而法国、德国、英国该比重分别为11.8%、11.3%和9.4%，"金砖国家"中的巴西和俄罗斯分别为9.0%和6.3%。中国医疗卫生服务消费增长空间较大。

其次，发展健康服务业有助于培育新的经济增长点。例如，2011年国际医疗旅游业全球产业规模超过7500亿美元，年增长速度超过20%，已被50个国家和地区确定为支柱性产业，成为许多国家促进高端服务贸易出口、增加外汇收入的重要途径。再如，2013年底中国移动互联网用户总数超过8

亿，移动通信用户总数为 12.47 亿，移动医疗发展前景广阔，同时将带动数倍的慢病管理、健康咨询服务及试剂等消费。

最后，发展健康服务业有助于有效应对宏观经济周期性回落。健康需求是刚性且不断增长的，基于健康需求的医药卫生产业始终保持稳定增长的大趋势，能够有效应对宏观经济周期性回落。20 世纪 30 年代经济大萧条期间，健康服务业是极少数仍能保持增长的产业之一。2008 年以来，健康服务业同样是欧美国家实施反危机措施的主要领域，美国、德国等国家的经济刺激计划中均将医疗保健领域作为投资重点，将之作为保持或创造新就业岗位的重点行业。

（四）发展健康服务业能够有效带动相关产业发展

健康服务业关联产业多、产业带动效应强。除上游产业（如药品、医疗器械和卫生材料等先进制造业）和相关支持产业（如建筑、医学科技等）外，健康服务业对教育培训、健康信息、健康保险、金融服务、信息服务、法律服务等辅助性产业也有直接拉动作用，能够有效推动宏观经济增长。健康服务业的发展有利于科技创新，探索不同的健康服务业支持形式，如卫生金融、卫生科技服务、法律和信息咨询，以及健康管理和市场营销等。

四　健康服务业状况与发展形势

（一）产业总体规模

根据现有统计数据，经核算 2011 年中国健康服务业总体规模约为 33117 亿元，占国内生产总值的比重为 7%，共吸纳就业人口 6400 万人，占全国就业人口数的 8.4%，已成为国民经济和社会事业的重要组成部分。其中，医疗卫生服务业规模为 25213.47 亿元，占健康服务业总产值的 76.13%；其次是健康管理与促进业，规模为 5868 亿元，占健康服务业总产值的 17.71%（见表 4）。

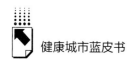

表4　2011年中国健康服务业总体规模

单位：亿元，万人

项　目	规模	就业人口
医疗卫生服务业（含社会医疗保险，商业健康保险理赔支出）	25213.47	861.6
保险业（收支差额）	2035.42	58.03
社会医疗保险（职工、居民、新农合）	1835.7	33.13
商业健康保险	199.7	24.9
药品流通	—	480
健康管理与促进业	5868	5000
体育健身	9.3	5
养生保健	2671.4	1039.6
医学美容	1659	54.49
其他	1528.6	3901
合　　计	33117	6400

资料来源：国家统计局、商务部、保监会。

（二）产业体系

在当前医疗服务市场中，公立医疗机构仍然占据着绝对的主体地位。它们不仅提供基本医疗服务，同时也提供价格昂贵的药品、检查、治疗等非基本医疗服务，并且几乎垄断了医疗服务的所有高端和低端市场；而非公立医疗机构发展空间有限。2013年民营医院虽然数量已占医院总数的45.78%，但床位数占比仅为15.57%，诊疗人次数和入院人数占比仅分别为10.47%和12.08%（见表5），仍仅起着"拾遗补阙"的作用。

表5　2005～2013年民营医院数量、床位、服务量变化

项　目	2005年	2009年	2010年	2011年	2012年	2013年
医院数（家）	3220	6240	7068	8440	9786	11313
占比（%）	17.22	30.75	33.79	38.40	42.24	45.78
床位数（万张）	14.4	32.8	37.4	46.1	58.2	71.3
占比（%）	5.89	10.51	11.04	12.44	13.99	15.57
诊疗人次数（亿人次）	0.67	1.53	1.66	2.06	2.53	2.87
占比（%）	4.83	7.96	8.14	9.12	9.95	10.47
入院人数（万人）	208	678	800	1047	1396	1692
占比（%）	4.07	7.99	8.40	9.74	10.97	12.08

资料来源：国家卫生和计划生育委员会《2014中国卫生和计划生育统计提要》，中国协和医科大学出版社，2014。

（三）健康消费

从卫生费用核算结果来看，中国居民健康服务消费主要发生在各级医院和药品零售行业。2003～2012年，医疗机构费用占医疗卫生总消费的比重呈下降趋势，由2003年（起始比较年份，下同）的68.88%下降至2012年的62.15%。其中，城市医院费用占卫生总费用比重呈逐年降低趋势，由52.02%降至39.09%；县级医院费用所占比重从8.33%上升到14.09%；城市社区卫生服务机构费用所占比重由0.48%上升至2.75%；2003年以后，乡镇卫生院费用所占比重有所下降，其后基本维持在6%左右。药品零售机构费用所占比重由7.64%升至12.28%（见表6）。

表6 2003～2012年卫生总费用构成（机构法）

单位：%

指 标	2003年	2005年	2007年	2008年	2009年	2010年	2011年	2012年
医院费用	68.88	66.30	63.15	62.48	62.61	62.13	61.98	62.15
城市医院	52.02	51.02	41.77	41.11	41.04	40.67	39.75	39.09
县级医院	8.33	7.50	12.74	12.77	13.03	12.57	13.19	14.09
城市社区卫生服务机构	0.48	0.79	2.04	1.95	2.10	2.35	3.21	2.75
卫生院	7.35	6.38	6.21	6.31	6.15	6.36	5.77	6.11
其他医院	0.71	0.61	0.38	0.33	0.29	0.18	0.07	0.11
门诊机构费用	12.12	12.04	10.53	10.52	9.94	8.72	9.76	8.00
药品零售机构费用	7.64	9.61	9.26	10.10	8.98	9.85	9.87	12.28
公共卫生机构费用	6.14	6.17	8.84	8.58	8.21	8.11	8.09	7.49
卫生行政与医疗保险管理机构费用	0.80	0.79	1.70	1.68	2.02	2.72	2.37	2.27
其他卫生费用	4.42	5.10	6.52	6.64	8.25	8.48	7.91	7.82

（四）健康服务业对经济发展的作用

一般来说，健康服务业具有逆周期特点，能够起到平滑经济波动的作用。我们在相关性和协同性上考虑中国医疗卫生产业与经济周期之间的联系，以比较医疗卫生产业波动对经济周期波动的影响。我们分别考察国民经济增加值增长率序列（G）和卫生总费用增长率序列（T），采用计量分析软件 Eviews5.0 进行 HP 处理，得到两个增长波动序列。图2、图3 分别是国民生产总值和卫生总费用波动趋势曲线（λ = 100），其中曲线 1 为长期性趋势曲线，曲线 2 为周期性波动曲线。研究结果显示，卫生总费用的波动性大于国内生产总值的波动性（0.0330 > 0.0230），卫生总费用的相对波动性是国内生产总值的1.4350 倍。这表明，医疗卫生产业在中国尚未发挥国民经济"稳定器"的作用。

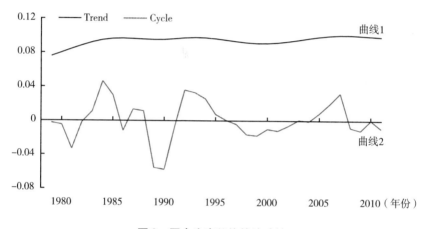

图 2 国内生产总值的波动性

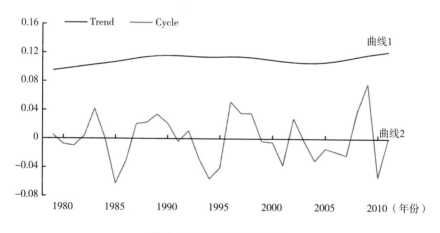

图 3 卫生总费用的波动性

（五）健康相关产业发展现状

（1）产业集群：中国制定对医疗服务业集群的规划至少已有 10 年的时间。除北京等地区目前已初具规模外，大部分地区仍处于草创阶段，很多地方建立国际医疗城、产业园等，但有的地区违背产业特点，期望过高，后期投入效果不彰；有些地方政府政绩考虑过重，急于求成，实际上产业的培育很难立竿见影。

（2）医疗旅游：由于语言和文化认同因素的作用，中国的医疗旅游目前主要立足于部分邻国，主要产品是中医药服务。中国的旅游需求非常旺盛，已经成为旅游第一大国，按照国家旅游局以往监测数据，这些人中有可观的比例是进行旅游医疗。如果国内旅游医疗产业能吸引这部分人群，就满足了产业化的初步条件，但目前部分地区所提出的医疗旅游仍存在重旅游、轻保健的问题。

（3）老年护理服务：目前中国老年健康服务业还处于起步阶段，老年健康服务体系不完善，主要是在养老机构中存在一定的医疗护理服务，或在部分医疗机构存在老年人长期住院的情况，形成类似于老年医疗护理服务的模式，还有部分以家庭病床的形式提供部分健康养老服务，但当前老年护理卫生资源与需求差距较大，并在服务定价、人力资源培养等方面存在政策制约。

（4）健康保险：近年来，健康保险得到了较快发展，但总体规模较小。目前中国商业健康保险发展仍存在一定障碍。一是政策和法律等外部环境不够完善；二是商业健康保险经营模式的风险控制存在缺陷，保险公司尚不具备法律赋予的可参与医疗服务定价及对医疗卫生资源的有效利用实施监控的权利。此外，中国现在采用的健康保险经营模式是"被保险人看病，医院治病收钱，保险公司买单"，保险公司作为第三方支付医疗服务费用。这种健康保险模式分离了医疗服务和保险服务，保险公司仅仅参加了保险服务，无法控制医疗服务，在风险控制方面不可避免地存在缺陷，影响商业健康保险的发展。

（5）健康管理与健康促进：2003 年后，以健康体检及相关服务为主要

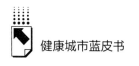

形式的健康管理开始在中国快速兴起。但是，完整的健康管理医学服务模式还没有形成，相关产业规模也比较小，主要以健康体检及相关服务为主，也缺乏系统的技术标准和行业规范。

五　健康服务业发展展望

（一）当前健康服务业发展亟待解决的主要问题

当前，健康服务业发展尚处于初步阶段，产业体系尚不完整，产业链偏短，产业之间缺乏深度融合。发展健康服务业的总体政策虽已出台，但重点领域的关键性政策仍有待明确。

1. 社会办医的核心政策问题仍未得到解决

目前社会办医的核心政策问题仍未得到解决，成为制约医疗卫生服务业乃至整个健康服务业发展的关键。

关于如何把握公立与非公立医疗机构（特别是公立医疗机构和其他非营利性医疗机构）的功能定位，合理引导医疗机构确定目标人群和服务内容，并据此设计不同的经济政策和监管制度，尚不明确。同时，由于医疗机构分类管理政策体系不完善，非公立医疗机构难以步入良性发展轨道。一是由于医院投资规模较大、回报周期较长，三年税收优惠期过后，营利性医疗机构往往尚未摆脱经营性亏损就要面对较高的税收，可能会面临生存危机。二是部分地区在具体执行医保准入政策时仍对营利性医疗机构不给予医保或新农合定点医院资格，或者在起付线与补偿比例方面存在一些差异，将直接影响到营利性医疗机构的运行。三是目前法律法规中对于非营利组织的产权关系，特别是举办人与组织法律关系并未做出清晰界定，社会办非营利性机构的实际行为与组织宗旨相矛盾的现象屡见不鲜，继而影响到社会和民众对非营利性医疗机构的认知。

2. 商业健康保险机构与医疗保健服务机构之间缺乏互动与深度合作机制

目前，中国尚未建立起保险公司与医疗服务和保健提供机构的谈判机制，在公立医疗机构占据垄断地位的市场上，保险公司与大医院谈判能力有限，很难建立起可以影响医疗行为和医药费用的深层次合作机制，商业健康保险公司风险控制能力较弱，难以形成第三方对医疗服务过程的监督和约束机制，影响商业健康保险的发展。2014 年 8 月国务院发布《关于加快发展现代保险服务业的若干意见》，提出"支持保险机构参与健康服务业产业链整合，探索运用股权投资、战略合作等方式，设立医疗机构和参与公立医院改制"等要求，但目前具体操作办法尚未明确。

3. 健康管理相关政策规范缺乏

中国健康管理服务业总体仍处于起步阶段，尚未形成一个以人的"个性化健康服务"为目标，能够针对全系统、全过程、终身解决健康问题的服务体系。突出问题是健康体检、健康咨询等与医疗卫生服务并未实现衔接和整合，健康信息数据等资源缺乏互联互通和共享，完整、连续的健康管理模式还没有形成，而是以健康体检服务为主。目前，这一领域的政策法规非常缺乏，政府、医疗机构、保险机构、社会组织和个人等在健康管理中的责任、义务、权利不明确，技术标准和行业规范十分缺乏，需要政策加以引导和规范。

（二）健康服务业发展的总体思路和重点领域

1. 需要处理好几个关系

（1）基本与非基本、事业与产业的关系。从国际上看，健康服务业本身没有基本与非基本、事业与产业之分，只是客观地描述健康服务提供行业。但中国由于历史原因，对于基本与非基本、事业与产业的划分是重要的理论和实践问题。对于这一问题，李克强总理曾指出："社会领域既包括义务教育、公共卫生、公共文化、群众体育等主要由政府提供的服务型事业，也包括培训服务、非基本医疗、文化产业、体育健身等主要由市场提供的服务型产业……协调推进经济发展和社会建设，既要维护社会事业的公益性，又要推进社会领域产业的市场化、产业化，积极培育新的增长点。"[①] 这一

---

① 2011 年 12 月 15 日中共中央政治局常委、国务院副总理李克强同志在全国发展和改革工作座谈会上的讲话。

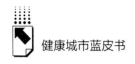

论述首先明确了事业、产业是从服务的"基本""非基本"角度来定义的，然后是把"基本""非基本"服务特征和政府提供责任结合起来。根据这一思路，在服务上，公共卫生和基本医疗服务等基本健康需求属于"服务型事业"，应由政府承担主要筹资和提供责任。居民多样化、高层次医疗卫生服务等非基本健康需求属于"服务型产业"，应以市场为主导提供。"基本"和"非基本"并非一成不变的，随着经济社会发展，"基本"的范围也将逐步扩大。

（2）政府与市场的关系。在深化医改的同时加快发展健康服务业，需要处理好政府和市场的关系。由于健康服务的特殊性，这一领域政府与市场的关系较为复杂，应该根据不同类型服务的属性来划分政府与市场的角色。对于群众基本健康服务需求（公共卫生和基本医疗服务、健康养老等基本健康服务），应当以政府为主导，通过直接组织生产或购买服务（政府直接购买或向需方提供补贴）的方式提供；对于非基本健康服务以及通过购买服务方式提供的基本健康服务，可实行市场化运作，由市场发挥资源配置的决定性作用。

全面正确履行政府职能是处理好政府与市场、政府与社会关系的核心环节。发展健康服务业，将扩大健康领域市场机制的作用范围，利益主体也将日趋多元化、复杂化，这对加快转变政府职能提出了迫切要求：一是应当进一步简政放权，创新管理方式。由以行政手段为主向综合运用法律、行政、经济、科技等多种管理手段转变。特别是在卫生资源配置上，要最大限度地避免用行政手段直接配置各类资源。二是应当健全健康服务业宏观调控体系。以卫生发展战略和规划体系为导向，以财政、税收等经济政策为主要手段，加强经济政策与产业政策的协调配合，增强宏观调控的科学性和有效性。三是应当继续加强公共服务和市场监管职能。政府继续在保障群众基本健康服务需求方面发挥主导作用，同时加强市场监管职能，创造良好的发展环境，引导健康服务业规范发展。四是应当逐步建立比较完善的政府购买服务制度。将适合由市场化方式提供的基本健康服务及其他相关公共管理事项，交由具备条件、信誉良好的社会组织、机构和企业等承担，创新公共服务提供方式。

（3）健康服务业与国民经济发展的协调性。发展健康服务业在满足群众多元化健康需求的同时，也会推高卫生费用的增长。因此，健康服务业规模并不是越大越好，如果费用过高，超过国民经济增长的适宜范围，则可能增加经济发展的成本，影响经济发展的竞争力和潜力。例如，美国2011年卫生总费用支出占国内生产总值的比例达到17.7%，医疗卫生成为美国联邦政府财政支出中仅次于国防的第二大项目，美国企业为医疗福利所支付的费用比其主要的贸易伙伴多了近3倍，1/3以上的中小企业因为医疗费用过高而出现亏损。因此，应当优先保障群众基本健康服务需求，使社会效益与经济效益相结合。预防保健服务是最具有成本效应的健康服务，应将健康体检、健康咨询、健康管理、养生保健等预防保健类服务作为健康服务业发展的重点。

2. 打破社会办医政策障碍，有效扩大医疗服务供给

应在清理和取消各项阻碍非公立医疗机构发展政策障碍的基础上，打破政策障碍，找准突破口，制定出台具体政策，加大对社会办医的支持力度。

一是推动公立医院与优质资本合资合作，鼓励发展以股份制为主要实现形式的混合所有制医疗卫生机构。完善政府投资补助政策，通过公办民营、民办公助等方式，支持社会资本举办非营利性健康服务机构。鼓励社会资本以多种形式参与公立医院改制重组。制订国有企业所办医院改制试点工作方案，推进公立医院资源丰富的城市国有企业医院改制试点。

二是尽快制定和完善鼓励社会办医的各项具体政策。研究制定将符合条件、提供基本医疗卫生服务的非公立医疗机构专科建设、设备购置、人才队伍建设纳入财政专项资金支持范围的具体办法。明确企业、个人通过公益性社会团体或者县级以上人民政府及其部门向非营利性医疗机构的捐赠列入税前扣除的具体政策。研究并取消不合理的前置审批事项。简化对康复医院、老年病医院、儿童医院、护理院等紧缺型医疗机构的立项、开办、执业资格等方面的审批手续。

3. 积极发展满足多样化需求的商业健康保险业

进一步推进委托商业保险机构经办新农合管理服务，支持商业保险公司

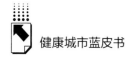

开发长期护理商业险以及健康管理、养老等相关的商业健康保险产品。支持商业保险公司与医疗、体检、护理等机构建立合作机制，为参保人提供健康风险评估与干预等服务，建立健康管理组织等新型组织形式。全面推行医疗责任保险、医疗意外保险等多种形式的医疗保险。

4. 发展国际医疗旅游，提升健康服务业的国际竞争力

中国发展国际医疗旅游具有多方面优势。一是质优且价廉的医疗服务。中国许多医疗机构硬件设备完善，医疗技术先进，可以提供世界水平的服务，而医疗服务价格比欧美以及周边的日本、韩国、新加坡等都要低，平均价格不及欧美国家的一半。二是丰富且优质的旅游资源。中国旅游资源丰富，其中温泉、森林、海岛等都具有发掘医疗保健旅游的潜力。三是悠久且独特的中医药传统。中医药在疾病治疗方面疗效独特，近年来中医药在海外的影响力不断增强，专程到中国接受中医药治疗的国外患者越来越多。四是广阔且增长迅速的客源市场。随着中国对外开放不断深化，来华外籍人士激增。据世界旅游组织预测，2015 年中国将成为世界第一大入境旅游接待国，成为世界第一大旅游市场，医疗旅游客源规模巨大。应在海南博鳌乐城国际医疗旅游先行区的基础上，选择若干具有区位和资源优势的地区，在开展国际医疗旅游方面先行先试，在医疗器械和药品进口注册审批、医疗技术准入、大型医用设备配置、境外医师执业、境外资本办医、进口关税优惠、国际组织交流及融资等方面加大支持力度。

参考文献

徐伟主编《加快服务业发展问题研究》，社会科学文献出版社，2001。

《中华人民共和国国民经济和社会发展第十二个五年规划纲要》，人民出版社，2011。

北京市应对人口老龄化战略
思考和政策建议

杨宝山　万婷婷　高小龙*

摘　要： 近年来，北京市人口老龄化趋势日趋严峻，呈现出基数大、增长快、高龄失能和空巢化严重等特点，应对人口老龄化已经成为事关首都长远发展的战略性问题。本文系统分析了人口老龄化对首都经济社会发展的挑战，提出应对人口老龄化要调整发展战略和工作思路，加快发展养老服务业，完善基本养老保障制度，构建社会养老服务体系，推动人口老龄化与经济协调发展。

关键词： 人口老龄化　养老保障　产业化　养老服务业

作为中国的首都，北京市的社会转型和人口转变均领先于全国，在1990年就已进入老年型社会，领先全国平均水平近10年。积极应对人口老龄化，大力发展老龄服务事业和产业，是党的十八提出的重大战略部署。本文在深入分析研究的基础上，对北京市老龄事业发展现状、问题以及对策建议进行了深入思考，并提出了应对人口老龄化的对策建议。

---

* 杨宝山，博士，北京市民政局研究室主任，主要研究方向是社会保障、社会政策和公共服务；万婷婷，北京市民政局研究室，主要研究方向是社会保障、社会政策和公共服务；高小龙，北京市民政局研究室，主要研究方向是社会保障、社会政策、社会组织管理。

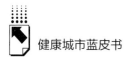

一　北京市人口老龄化及老龄事业发展现状

（一）人口老龄化现状

人口老龄化是社会进步过程中必须面对的现实。目前，北京市人口老龄化加速特征显著，与日本20世纪80年代中期水平大致接近。总体表现出以下特征。

1. 老年人口基数大

截至2013年底，全市60岁及以上户籍老年人口为279.3万人，比2012年增加16.4万人，占总人口的21.2%；80岁及以上户籍老年人口为47.6万人，比2012年增加4.8万人，占总人口的3.6%（见表1）。北京市人口老龄化程度仅次于上海（25.7%），居全国第二位（全国平均14.3%）。

表1　2013年北京市按不同年龄划分的户籍老年人口构成

单位：万人，%

年龄组	数量	占总人口的比例	占60岁及以上的比例	男		女	
				数量	占同年龄组人口比例	数量	占同年龄组人口比例
60岁及以上	279.3	21.2	100.0	134.3	48.1	145	51.9
65岁及以上	191.8	14.6	68.7	91.7	47.8	100.1	52.2
80岁及以上	47.4	3.6	17.0	23	48.6	24.4	51.4

资料来源：《北京市2013年老年人口信息和老龄事业发展状况报告》，首都之窗，http://zhengwu. beijing. gov. cn/tjxx/tjgb/t1369122. htm，最后访问日期：2015年2月1日。

2. 人口老龄化程度区域差异大

北京市户籍人口老龄化程度在区域分布上表现出明显的"内高外低"。在全市16个区县中，60岁及以上户籍老年人口排在前三位的是朝阳区、海淀区和西城区，分别为48.3万人、42.5万人和33.7万人。60岁及以上户籍老年人口占该区县总人口比例排在前四位的是丰台区、东城区、石景山区和朝阳区，分别为25%、24.2%、24.2%和24%（见表2）。

表2 2012～2013年北京市分区县户籍老年人口变动情况

单位：万人，%

区域	2012年				2013年			
	60岁及以上老年人口数量	60岁及以上占该区域总人口比例	80岁及以上老年人口数量	80岁及以上占该区域总人口比例	60岁及以上老年人口数量	60岁及以上占该区域总人口比例	80岁及以上老年人口数量	80岁及以上占该区域总人口比例
北京市	262.9	20.3	42.6	3.3	279.3	21.2	47.4	3.6
首都功能核心区	54.2	23.1	11.8	5.0	57.3	24.1	12.8	5.4
东城区	22.3	23.1	4.8	5.0	23.6	24.1	5.2	5.3
西城区	31.9	23.0	7.0	5.0	33.7	23.9	7.6	5.4
城市功能拓展区	120.0	20.9	19.8	3.5	127.7	21.8	22.7	3.9
朝阳区	45.4	23.0	7.2	3.7	48.3	24.0	8.3	4.1
丰台区	26.0	23.7	4.3	3.9	27.8	25.0	4.9	4.4
石景山区	8.4	22.7	1.4	3.8	9.1	24.2	1.6	4.3
海淀区	40.2	17.4	6.9	3.0	42.5	18.1	7.9	3.4
城市发展新区	58.7	18.1	6.8	2.1	62.7	19.1	7.5	2.3
房山区	14.0	17.9	1.4	1.8	14.9	19.0	1.5	1.9
通州区	13.4	19.6	1.6	2.3	14.3	20.6	1.7	2.5
顺义区	10.9	18.4	1.3	2.2	11.6	19.3	1.4	2.3
昌平区	9.6	17.2	1.2	2.2	10.4	18.0	1.4	2.4
大兴区	10.8	17.4	1.3	2.1	11.5	18.0	1.5	2.4
生态涵养发展区	30.0	18.3	4.2	2.5	31.6	19.3	4.4	2.7
门头沟区	5.2	21.1	0.7	3.0	5.6	22.3	0.8	3.2
怀柔区	4.8	17.4	0.7	2.4	5.1	18.3	0.7	2.5
平谷区	7.5	18.7	1.1	2.7	7.8	19.5	1.1	2.8
密云县	7.5	17.4	1.0	2.3	7.9	18.3	1.1	2.6
延庆县	5.0	17.8	0.7	2.4	5.2	18.5	0.7	2.5

资料来源：《北京市2013年老年人口信息和老龄事业发展状况报告》，首都之窗，http://zhengwu.beijing.gov.cn/tjxx/tjgb/t1369122.htm，最后访问日期：2015年2月1日。

3. 人口老龄化发展趋势严峻

当前，全市每年净增老年人口15万人。预计到2030年，全市老年人口将超过500万人，即每4个人中就有1名老年人。预计2050年老年人口规模将达到最高峰670万人，即每3个人中就有1名老年人（见图1）。外来人口对常住人口老龄化的影响呈现出"削峰填谷"效应，即低峰时期更低，高峰时期更高。

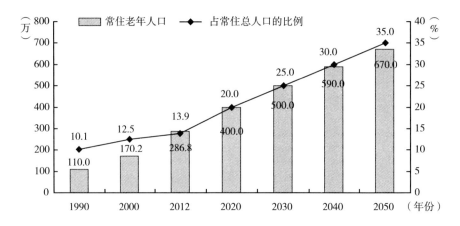

图 1 1990～2050 年北京市常住人口老龄化发展趋势

4. 养老压力逐步加大

社会抚养系数增加，独居老年人数量增多。按 15～59 岁劳动年龄户籍人口抚养 60 岁及以上户籍人口计算，北京市 2013 年总抚养系数为 46.5%，其中老年抚养系数为 31.5%，比 2012 年增加 2.1 个百分点（见表 3）。户籍人口中纯老年人家庭人口为 48.8 万人，占老年人口总数的 17.5%，比上年增加 0.4 万人。

表 3 2009～2013 年北京市户籍人口抚养系数比较

单位：%

不同年龄组	2009 年			2010 年			2011 年			2012 年			2013 年		
	少儿抚养系数	老年抚养系数	总抚养系数	少儿抚养系数	老年抚养系数	总抚养系数	少儿抚养系数	老年抚养系数	总抚养系数	少儿抚养系数	老年抚养系数	总抚养系数	少儿抚养系数	老年抚养系数	总抚养系数
0～14 岁，60 岁及以上	12.6	25.3	37.9	12.8	26.0	38.8	13.3	27.6	40.9	14.1	29.4	43.5	15.0	31.5	46.5
0～14 岁，65 岁及以上	11.9	17.5	29.4	12.0	17.6	29.6	12.4	18.4	30.8	13.0	19.1	32.1	13.8	19.8	33.6

注：少儿抚养系数为少年儿童人口数除以劳动年龄人口数；老年抚养系数为老年人口数除以劳动年龄人口数；总抚养系数为少儿抚养系数加老年抚养系数。

资料来源：《北京市 2013 年老年人口信息和老龄事业发展状况报告》，首都之窗，http：// zhengwu. beijing. cn/tjxx/tjgb/t1369122. htm，最后访问日期：2015 年 2 月 1 日。

（二）北京市老龄事业发展状况

北京市坚持以人为本、城乡一体、适度普惠，加大财政投入和政策创制力度，建立了城乡一体的养老保障制度，确立了"9064"的养老服务模式，形成了社会化养老服务格局。

1. 完善社会保障体系，实现制度全覆盖

（1）健全养老保险制度。北京市建立了企业职工基本养老保险制度、机关事业单位退休制度、城乡居民养老保险制度和福利养老金制度，形成了有机衔接、覆盖全民的养老保险制度。享受基本养老保险待遇的有1311.3万人，月人均养老金为2773元，居全国前列。享受城乡居民养老保险待遇的有180.05万人，月人均为460元。52.09万名老人享受标准为每人每月310元福利养老金。

（2）完善医疗保障政策。北京市建立了以城镇职工基本医疗保险、新型农村合作医疗和城镇居民医疗保险为内容的医疗保障体系。享受基本医疗保险的退休人员有249.76万人，在社区医疗机构门诊费用报销90%，定点医疗机构门诊费用报销85%以上，住院费用报销95%以上；参加新农合的老年人为59.1万人，住院补偿比例为50.86%%，门诊补偿比例为36.83%，人均筹资标准为680元；享受城镇居民医疗保障的老年人有18.8万人，门诊费用650元以上报销50%，报销额封顶线为2000元；住院费用1300元以上报销70%，报销额封顶线为17万元。

（3）实施老年人社会救助措施。北京市建立了城乡低保和农村"五保"供养制度，老年低保对象为41811人，占低保总数的25.3%，城市家庭低保标准为月人均580元，农村家庭最低标准为月人均460元。农村"五保"对象中的老年人为3000名，平均供养标准为每人每年11879万元。开展计划生育家庭奖励扶助和特别扶助，享受奖励扶助、子女伤残死亡特别扶助老年人数分别为34464人、22042人，扶助标准为每人每月100元（奖励）、160元（伤残）、200元（死亡）。

（4）推进老年社会福利适度普惠。向32476名90岁及以上老年人发放

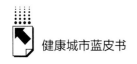

高龄津贴 3781.1 万元。办理老年人优待卡 26.1 万张（包含为符合条件的外埠老年人办理的 8.8 万张），将百岁老年人补助医疗制度享受人群扩展到 95 岁及以上老年人，全年为 2841 人次高龄老年人补助医疗费用 741.7 万元。北京市还建立了养老服务机构综合责任保险和老年人意外伤害保险制度。

2. 构建社会养老服务体系，满足多元化养老服务需求

北京市确立并完善"9064"养老服务模式，初步建立以居家为基础、社区为依托、机构为支撑的社会养老服务体系。

（1）大力发展居家养老服务。落实《北京市市民居家养老（助残）服务（"九养"）办法》，建立养老券服务制度，每年向 40 万名符合条件的高龄老年人和重度残疾人发放 4.5 亿元养老券，发展服务商 1.5 万家，为老年人提供生活照料、家政服务、康复护理、精神慰藉等 6 大类 110 项服务。建立了"养老餐桌"3669 个，托老所 3727 个，缓解了老年人吃饭难、社区托养难的问题。为全市所有街乡镇配备养老（助残）无障碍服务车。开展养老（助残）精神关怀服务，为 20 多万名老年人（残疾人）配备"小帮手"电子服务器。

（2）完善社区养老服务设施和功能。北京市发挥辖区养老机构辐射作用，利用空闲床位为社区老年人提供短期入托服务，派遣养老护理员上门照料护理老年人。鼓励社会力量兴办社区老年护理服务机构，培育了一批专业养老服务公司，向老年人提供康复锻炼、慢病护理等专业服务。改扩建市、区老年医院，鼓励综合医院建设老年康复单元，部分二级医院改建成康复医院或开设中期照护病房（即康复病房），社区医院开设老年家庭病床。

（3）加快建设养老服务机构。北京市建立了政府办养老机构财政分级投入，居住区配套建设养老机构资助，低保家庭生活不能完全自理老年人入住补助制度（每人每月 1100 元）等，完善社会办养老机构建设资金支持和运营补贴政策，出台养老机构服务质量星级评定奖励政策，激发了社会投资的积极性，有力地促进了养老机构快速发展。2007～2013 年，养老床位从 3.8 万张增加到 8 万张。

（4）开展社会敬老优待服务。北京市出台了《关于加强老年人优待工作的办法》，对全市 60 岁以上老年人实行多项优待政策：65 岁以上老年人可免费乘坐公交或游览公园；60 岁以上老年人可免费游览博物馆、文化馆；社区服务中心、公共体育场馆、社会法律服务机构、大中型医疗机构，为老年人提供优先或优惠服务。全市包括外埠老年人在内的 200 万名 65 岁及以上老年人办理了优待卡，500 多家公园、景区、博物馆等场所提供免费或优惠服务。

（三）健全老龄工作体系，夯实工作基础

（1）加强老龄工作机构建设。市级层面建立了市老龄工作委员会，作为议事协调机构，主管副市长任主任，由 44 个成员单位组成，其办事机构市老龄办设在市民政局。16 个区县、街乡镇均成立了老龄工作委员会。全市共有各级老年协会 6192 个，覆盖 90% 以上的社区（村），参加人数为 44 万人；各类老年社团组织有 5321 个，参加人数为 43 万人。

（2）建立资金保障机制。建立了市级养老服务工作专项资金，规模为 5.2 亿元，包括财政一般预算资金（1.2 亿元）、福利彩票公益金（3.655 亿元）、残疾人就业保障金（0.345 亿元），通过以奖代补、购买服务等方式，用于养老券结算、"养老餐桌" 和托老所奖励、社会办养老机构运营补助等项目。

二 北京市人口老龄化对经济社会影响的风险分析

人口老龄化带来的影响，不只涉及老年人自身，更涉及经济、政治、社会等诸多方面。本研究重点分析人口老龄化对经济发展、社会保障、社会服务三个方面产生的影响。

（一）人口老龄化对经济发展的影响分析

1. 劳动力资源供给减少

随着劳动力人口进入老年期，劳动适龄人口比重下降，影响劳动力的有

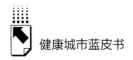

效供给。据统计，到2013年，中国劳动力总量、劳动力资源总量达到顶端，之后劳动力资源、适龄劳动人口逐步下降。另外，人口老龄化将造成劳动力年龄结构老化，表现为中青年劳动力比例下降和高年龄劳动力比例加大。这种变化将影响劳动力技术更新和产业结构调整，影响劳动生产率的提高，并可能造成社会的结构性失业，从而放缓经济发展速度。与全国一致，北京市将不可避免地面临劳动力适龄人口比重下降的问题。

2. 劳动力人口负担加重

北京市老年抚养比持续上升，特别是近两年增幅更大，必将加重劳动年龄人口的负担，使社会负担加重。老年人的赡养费，在城市主要是由社会负担。在农村虽然当前老年人主要靠子女负担，但随着养老保险制度的建立和发展，今后也主要由社会负担。这样就必然影响国民收入分配，增加社会消费基金，减少积累基金，对国民经济发展不利。

3. 储蓄和投资减少

老年人口比例提高会减少储蓄，而且随着年龄提高，储蓄率会不断降低，大大影响总的储蓄水平。同时，由于生理因素的作用，老年人疾病增加、自理能力下降，甚至需要将过去储蓄的资金用于消费，进一步降低全社会的储蓄率。老年人口的增加也会导致国家消费基金增加、积累基金和投资减小。国家拿出大量资金改善老年福利设施，支付养老金和医疗保障金，导致政府支出增加，但在生产劳动领域纳税人减少，为了增加税收，政府只能提高税收比例。这不仅会降低劳动者的积极性，还会增加企业负担，对经济长期发展不利。

4. 经济结构调整变化

人口老龄化改变了消费结构，而消费结构变化将影响产业结构、产品结构、就业结构、投资结构，从而引起整个经济结构的调整和变化。老年人具有特殊的物质和精神需求，老年人口数量不断增加，其消费、需求在社会市场总消费、总需求中所占的比重越来越大，将会形成满足老年人特殊需求的新型产业、新行业。预计到2020年，北京市老年消费市场规模将达到1000亿元，约占全市地区生产总值的3%，养老服务业的潜在就业需求将近

200万人。养老服务业具有培育成为首都服务业发展的新增长点的充分条件,是前景广阔的高成长性的新兴行业,对推进经济结构调整、加快转变经济增长方式具有重要意义。

(二)人口老龄化对社会保障体系的影响分析

1. 增加了养老保险支付压力

2006～2012年,北京市基本养老保险参保率由91%增长到97.4%,基金收入增长了2.4倍,累计结余增长了4.9倍(见表4)。

表4　北京市2006～2012年基本养老保险支出情况

年份	参保人数 (万人)	基金收入 (亿元)	领取人数 (万人)	基本养老金水平 (元/月)	基金支出 (亿元)	累计结余 (亿元)
2006	604.1	289.1	161.5	1245	228.7	60.4
2007	671.7	357.2	170.0	1411	274.5	82.7
2008	758.1	442.5	181.1	1633	356.6	85.9
2009	827.7	528.9	189.3	1844	417.0	111.9
2010	982.5	659.2	196.6	2065	482.7	176.5
2011	1089.4	812.8	203.7	2284	560.8	252.0
2012	1026.4	995.1	210.7	2510	640.2	354.9

资料来源:相关年份《北京统计年鉴》《北京市老年人口信息和老龄事业发展报告》。

伴随人口老龄化和老年人口高龄化进程,人均预期寿命延长,北京市领取养老金的老年人快速增加,养老保险基金支出成倍增长。2006～2012年,本市领取养老金人数、月人均基本养老金水平和年基本养老金支出分别增加了30%、102%和180%。尽管近几年养老保险基金结余呈现快速增长的趋势,但随着本市外来人口趋于稳定,参保率达到最大,缴费人数不再增长(2012年参保人数比2011年下降了63万人),基金收入增速放缓,人口红利逐渐消失,养老金压力将越来越大。假设退休时间不变、领取基本养老金人员为老年人口的80%、养老金水平年均增长10%,预计2020年全市老年人口为400万人、养老金支出为2000亿元,2030年老年人口为500万人、

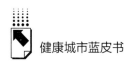

养老金支出为6700亿元，将带来巨大的财政压力。

2. 对医疗保障制度提出了挑战

老年人是易患病的特殊群体，60岁及以上老年人疾病频率指标、疾病严重程度指标以及门诊、住院医疗服务利用指标都明显高出其他人群，老年人口年患病率高达39.2%，是年轻人的6.5倍。2010年[①]本市常住老年人口年人均医疗费为10617元，总花费为261.3亿元，占当年全市总额的32%。同时，人口老龄化对医疗保险基金收入及开支也产生了影响。当前基本医疗保险制度实行"现收现付"制，通过代际转移来保障老年人。人口老龄化将使劳动适龄人口减少，从而减少缴费人数，使基金收入减少，也会增加支出。

3. 加大了社会救助需求

在社会保障制度尚不健全的情况下，老年人应对生活风险能力弱，特别是农村老年人养老金水平低，医疗保险报销比例低，更容易陷入"因病致贫""因病返贫"的状态。据调查，2010年北京市老年人月均收入为1899元，其中农村老年人为547元，城市老年人为2288元。有17%的老年人自认为家庭经济困难，其中农村老年人（34%）明显高于城市老年人（12%）。目前老年人除了按照1.05～1.15的救助系数享受低保和慈善医疗救助外，低保家庭救助项目如教育、住房、就业、采暖等，对老年人并没有特别针对性。另外，随着计划生育家庭父母逐步进入老年期，独生子女家庭扶助人数每年以11%的速度在增长。

4. 增大了福利资金筹集难度

北京市老年人社会福利，是指在养老保险、医疗保障、社会救助等制度保障之外的，为提高老年人生活质量而提供的资金和服务，包括高龄津贴、养老服务补贴、老年人社会优待等。据统计，全市每年用于老年人社会福利的资金支出约为20亿元。其中，老年人社会优待服务，年均支出10亿元；

---

① 李玲：《人口老龄化对医疗卫生体系的影响》，人民网，http://theory.people.com.cn/GB/40557/59413/59416/4165760.html，最后访问日期：2015年2月1日。

养老助残服务补贴，年均支出 4.5 亿元。随着本市老年人口数量增长，社会福利水平提高，建设适度普惠型社会福利制度要求覆盖面继续扩大，现有的公共财政对老年人社会福利的支出压力将进一步增大。

（三）人口老龄化对养老服务体系的影响分析

1. 传统家庭养老面临困境

按第六次人口普查数据，北京市平均每个家庭户的人口为 2.45 人，比第五次人口普查时的 2.91 人减少了 0.46 人，家庭规模日趋小型化，老年空巢家庭比例上升。随着第一批独生子女的父母逐步进入老年阶段，"四二一"家庭、"失独"家庭的养老风险逐步累积，养老问题将成为影响广泛的民生问题。同时，随着老年人对生活质量的要求不断提高，特别是病弱老人的康复照料、高龄老人的生活照顾、空巢老人的精神慰藉等问题变得日益严重，传统家庭养老必须转向社会化支持下的居家养老，以避免大量老年人在家庭养老中陷入孤立无援的境地。

2. 社区居家养老发展缓慢

依托社会化服务，在社区实现居家养老，是目前老年人最愿选择的养老模式（95% 以上）。本市社区居家养老起步较晚、发展程度还不高。具体表现在：服务内容单一，老年人急需的康复护理、日间照料、医疗保健等服务缺乏；服务设施不足，功能不完善，规模小、条件差，社区共享资源没有得到充分利用。例如，社区托老所只有 3727 个，每个社区不到 1 个，部分托老所由于硬件不全、服务不专业，成为空壳；服务组织不健全，规模化、规范化的服务企业、社会组织较少；城乡发展不平衡，农村居家社区养老服务设施、资源和队伍更加缺乏，面临的问题更为突出，如养老（助残）券在偏远农村地区买不到服务。

3. 机构养老要更加符合社会需求

目前，全市养老床位总量严重不足。2013 年底运营床位仅为 8 万多张，1000 名老人平均拥有床位数仅 30 张，远低于发达国家 50 ~ 70 张的平均水平，养老床位使用率整体不高。在政府办养老机构中，除市属 4 家机构的床

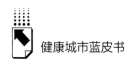

位使用率较高外，区县、街道（乡镇）均较低，特别是乡镇办养老机构的使用率仅为45%；在社会办养老机构中，个人是主体，但使用率最低，仅为41%。在区域分布上，城区（东城、西城）养老服务需求巨大，但空间有限、建设成本高，机构数量和床位严重匮乏，1000名老人拥有养老床位数仅为7张；而偏远区县，如昌平、房山、平谷、怀柔、密云、延庆等则相对过剩，造成全市养老床位结构性短缺和资源闲置并存。在床位功能上，护养型养老床位比重过低，数量不足，不能满足高龄、失能等老年人需求。

（四）人口老龄化对养老服务业发展的影响分析

1. 养老服务业发展中的政府定位不清，政策取向不明

政府既是政策制定者，又是服务提供者和监管者，存在政策"缺位"和职能"越位"问题。养老服务业没有明确的行业、职业界定和规划目标，缺乏整体推进的顶层制度设计，多样化养老服务需求与市场供给单一、滞后的矛盾日益加大。政府直管直办公办养老机构，运营管理机制模式单一，财政资金投入大，占用公共资源多，但运营效率不高。

2. 养老服务业社会化程度较低，社会主体作用未能有效发挥

社会资本占养老服务投资的比例较低，社会力量进入养老服务业的积极性没有被充分调动。社会养老服务供给主要集中在养老机构，社区和居家养老服务供给较少。养老服务市场开发程度低，养老服务产品内容匮乏，品类不丰富，服务内容与老年人需求存在着一定程度的错位。养老服务业经营管理人员缺乏，尤其是精通市场规则、资本运作和企业管理的特殊人才匮乏。养老服务专业人才比较少，专业护理员、社工数量极度缺乏，流失率大。目前全市专业养老护理员仅有5000名，平均每1000名老人中不足2名。

3. 养老服务业产业化发展缓慢，市场化程度不高

养老服务业尚未纳入本市国民经济和社会发展总体规划，行业发展的导向性不够明确，市场定位不清。在工商登记中还没有社区托养、家庭护养等服务类目，无法获批经营许可，造成部分养老服务实体资质不明，存在服务安全隐患，影响了更多的养老服务组织进入该行业。市场化程度不高，市场

运营机制尚未建立，社会办养老机构面临较高的用地成本、不完全的市场定价和竞争机制，使其在市场竞争中不能与政府办养老机构享受平等的机会和同等的待遇，导致社会资本缺乏后续投资的积极性。受传统消费观念和养老方式的影响，老年群体潜在消费能力尚未得到释放，存在不愿消费、不知消费和不敢消费的心理，使得养老服务产业发展迟缓。

三　应对人口老龄化的战略思考和政策建议

未来 20 年将是老龄化顶峰到来的前期。如何适应老龄化社会的发展，让老年人生活得更加幸福，更加有尊严，将是政府、社会、家庭需要携手共同解决的重大社会问题。

（一）创新养老工作理念

面对挑战，必须创新观念，把握定位，调整发展战略和工作思路。

1. 老年人由包袱转向财富

一般认为，老年人纯属消费人群，是社会资源的占用者、影响社会发展的"包袱"。当前全市人均预期寿命已接近 82 岁，大多数老年人处于低龄阶段，依然身体健康、精力充沛，有的经验丰富、有技术专长，热心参与社会事业。老年人越来越被视为有待开发的人力资源，可以通过照顾孙辈、再就业、参加志愿服务等，充分发挥老年人的潜能，让老年人成为可持续发展的资源。

2. 养老服务由事业为主转向事业与产业并重

受传统观念的影响，政府存在认识上的误区，认为养老服务属于福利事业，习惯于直管直办，致使养老服务发展较慢。养老服务具有事业和产业的双重属性。将养老服务作为一个新兴社会服务业，纳入全市服务业发展大局，可以进一步拉动内需、扩大就业、有效缓解养老服务市场供需矛盾。

3. 养老服务提供主体由政府一元转向社会多元

长期以来，政府是养老服务唯一的提供主体，养老市场相对封闭，造成

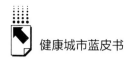

养老服务覆盖面窄、内容单一、供给不足、效率不高等问题。调动社会力量共同参与，是突破养老服务发展瓶颈的必然选择。今后，政府不能再包办养老服务，行业服务主体从先政府后社会，到优先考虑运用市场机制，逐步形成政府主导、以社会为主体的养老服务发展格局。

4. 养老工作体系由分散转向体系化

养老服务体系建设是一项系统工程。必须探索新的养老服务管理和运行机制，明确政府、市场、社会、家庭等各个主体的职责定位和功能作用（见图2）。其中的首要前提是明确政府的职责和定位，合理划分基本与非基本养老服务。政府的主要责任是保障基本服务，但供给方式应该由直办转向社会力量间接提供；对非基本养老服务，政府主要通过放开和培育市场、加强行业指导和管理等手段，引导老年人直接通过市场方式获得。

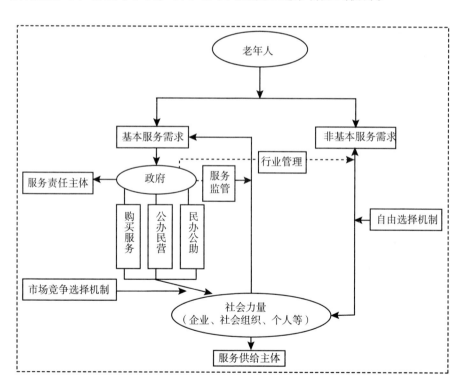

图2　养老服务管理体制和运行模式

（二）推动人口老龄化与经济协调发展

解决老龄化问题的根本出路在于发展经济，增强抵御风险的能力。

1. 制定更合理的人口政策

适度的人口数量和合理的人口结构是经济社会协调发展的前提。北京作为特大型城市，既要控制人口数量、提高人口质量，又要防止老龄化速度过快和老年人口比重提高过快。在合适的时间，逐步放宽人口生育政策，这样既可以降低人口出生率下降速度，又可以缓解人口老龄化所带来的劳动力供给不足、出生婴儿男女性别严重失衡等问题。

2. 积极开发老年人力资源

积极营造开发老年人力资源的良好社会氛围，通过老年人自我能力再开发，以延缓劳动力老化，实现"老有所为"。北京是高技术、高科技集中地区，人员素质相对较高。要采取税收优惠等政策，鼓励在企业管理、生产技术和专业知识方面有特长的老年人，组织起来发展老年经济实体，这样既可为社会发挥余热，也能增强老年群体自身的经济保障能力。

3. 适时推迟退休年龄

退休年龄应该随着人口平均寿命的延长而延长，实行低龄老年人就业。事实上，本市存在有岗无人或有人无岗、就业岗位短缺与就业岗位空缺、招工难与失业并存等现象。老年人就业可弥补劳动力市场结构性矛盾，解决"有事没人干"的问题，校正劳动力供求的错位。通过推迟退休年龄，使更多的纯低龄老年消费者变为物质财富的生产者，减缓退休金支出的压力。

4. 刺激老年消费

引导老龄群体树立正确的消费观念，研究并分析老年消费特点和层次，区分生存、发展、享受等不同层次的养老需求，开发适合不同身体特征、不同收入水平、不同生活地域的老年人消费的产品，扩大老年人消费。

（三）完善基本养老保障制度

构建多元化、多层次的混合型老年保障体系，把人口老龄化带来的经济

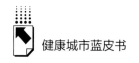
保障压力化解在一个责任共担、纵横交错的安全网络之中。

1. 完善养老保障制度

巩固"职工＋居民"的养老保险新格局，努力实现人群全覆盖。开展本市机关、事业单位养老保险制度改革，推进机关、事业单位退休金制度与职工基本养老保险制度的并轨，实施社会统筹与个人账户相结合的基本制度。倡导个人储蓄养老，大力推进企业年金，研究建立机关事业单位职业年金。健全城乡社会保障待遇标准正常增长机制，提高养老保险待遇标准。

2. 创新医疗保险制度

探索建立一个以社会医疗保险为主体，以商业医疗保险相补充，包括医疗福利和医疗救助在内的多层次医疗保障体系。研究职工基本医疗保险、居民医疗保险和新型农村合作医疗保险关系的转移接续及异地结算。建立老年人健康档案，降低老年人慢性病患病率和生活活动的失能率，提高老年人的生活和生命质量。借鉴先进经验，研究建立老年长期护理保险制度。

3. 加大老年人救助力度

建立低保标准与经济发展、财政承受能力相适应的调整机制，对老年人适当提高调整系数。建立贫困老年人应急救助制度，对因病致贫或因突发事件陷入特殊困难的老年人给予应急救助。适当提高农村"五保"老人供养标准和医疗报销比例。扩大享受农村计划生育家庭奖励扶助待遇的范围，提高奖励扶助金和特别扶助金的水平。

4. 推进适度普惠的社会福利体系建设

根据老年人需求，不断拓展服务范围，增加服务项目，提高服务保障标准，完善各项福利政策和制度安排，构建起与首都经济发展水平相协调的老年福利体系框架。采取政府财政拨款、集体投入、发行福利彩票、社会捐献、服务收费等多元化的筹集方式，形成多种所有制形式共同发展的格局。

（四）着力构建社会养老服务体系

完善养老服务网络和相关服务标准、运行机制和监管制度，努力构建以居家为基础、以社区为依托、以机构为支撑的"9064"养老服务格局。

1. 调整"9064"养老服务战略

前些年，我们重点发展机构养老，有效缓解了集中养老服务的供需矛盾。社区居家养老发展滞后，是整个养老服务体系的短板。要将工作重心转向社区居家养老服务，在每个社区或街道单元建立起比较完备的服务网络，让老年人在家或就近享受专业服务。同时，强调体系建设和资源整合，促进社区、居家、机构养老服务三者融合发展。

2. 加快发展社区居家养老服务

街乡镇在整个养老服务体系中处于承上启下的关键环节。要按照"抓中间、带两头"的思路，通过新建、改扩建和完善功能等形式，在街乡镇建设养老照料中心，辐射居家养老，补充机构养老。鼓励社会力量建立一批小型社区养老机构，扶持有专业规模的养老服务商开展连锁经营，就近提供全托和居家养老服务。

3. 加强养老机构建设管理

增加床位总量，按照全市4%的老年人入住机构养老的规模，实现到2015年养老床位总量达到12万张，1000名老年人拥有床位达38张；到2020年，床位总量达16万张，1000名老年人拥有床位达40张。优化空间布局，中心城区以发展中小型养老机构为主；郊区适度发展大型养老机构。调整结构类型，重点发展护养型养老机构，在新审批建设的养老机构和政府投资建设的养老机构中，80%以上应具有护养功能。

4. 推广医养结合模式

加大政策统筹力度，消除部门之间、政策之间的壁垒，及时出台促进发展医养结合。推动养老机构中设立医疗机构，并使其具有定点资质，满足入住老年人就近拿药、报销费用等方面的需要。将社区卫生服务中心等部分医疗机构，转型为老年康复院、老年护理院等服务机构。通过签订协议的方式，将医疗服务向社区、养老机构辐射。

（五）大力发展养老服务业

创新体制机制、激发社会活力、增加服务供给、提升服务质量，构建政

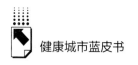

府主导、政策扶持，社会主体、多元发展，市场运营、产业方向的养老服务业发展格局，满足老年人多层次、多样化的养老服务需求。

1. 明确政府职能定位

政府应该由直接提供养老服务向统筹规划、政策扶持、资金引导、典型示范和监督管理转变。政府的主要责任是保基本和创造公平的市场环境，确保政府既不越位，也不缺位。深化公建（办）民营改革，将具备条件的公办养老机构逐步交由社会力量运营管理，创造公开、公平、公正的市场环境。建立基本养老服务制度，政府要重点保障特殊困难老年人的基本养老服务需求。

2. 鼓励社会广泛参与

通过公建民营、民办公助、项目委托、购买服务和以奖代补等形式，鼓励社会资本、社会组织投资养老服务领域。适当放宽贷款条件，降低担保条件，提供优惠利率，拓展社会融资渠道，完善税费优惠政策，降低非营利性社会办养老机构的建设运营成本。利用划拨、协议出让、招拍挂等供地方式，保障养老设施的土地供应。提高社会力量兴办养老机构建设和运营补贴标准，最大限度地激发社会的参与热情。

3. 加快发展养老服务产业

将养老服务业纳入首都服务业发展大局和整体规划，全面开放养老服务市场，努力使其发展成为首都服务业的支柱产业。设立支持养老服务业发展的投资引导基金，发挥杠杆放大效应，撬动更多社会资本，培育和扶持养老服务企业发展。编制养老服务业发展指导目录，扶持老年生活照料、健康服务、文化教育、休闲旅游、金融服务等重点领域的发展。

4. 强化养老服务支撑体系

通过人才引进和专业培训等途径，推动本市高等院校开设养老服务护理专业，加快培养老年医疗保健、护理康复等专业人才，重点打造专业的管理队伍和护理员队伍。建设统一的首都养老服务信息平台。推进养老服务信息化。完善养老服务的标准，建立养老服务具体行业规范。

5. 推进养老服务创新

在城区，探索开展"以房租赁养老"试点，扶持一家房屋中介组织建立养老服务平台，解决老人的养老资金来源和信息不对称问题。在农村，按照"区域统筹、整体规划、集中管理"的原则，采取集中与分散相结合的方式，盘活农村闲置房产，增加农民的财产性收入，完善养老服务体系，推进城乡融合发展。

参考文献

屠年松、王浩：《人口老龄化背景下中国住房反向抵押贷款发展研究》，《昆明理工大学学报》（社会科学版）2014 年第 3 期。

姚从容、李建民：《人口老龄化与社会福利状况：国际比较及其启示》，《人口学刊》2007 年第 6 期。

茅锐、徐建炜：《人口转型、消费结构差异和产业发展》，《人口研究》2014 年第 3 期。

彭希哲、胡湛：《公共政策视角下的中国人口老龄化》，《中国社会科学》2011 年第 3 期。

北京市社区卫生服务人力资源的
问题和原因分析

孙力光 *

摘　要： 本文对2006年以来北京市社区卫生综合改革有关人力资源政策进行了回顾，分析了北京市社区卫生服务机构建设的基本情况、人力资源配置现状、卫生人员继续教育情况和考核现状。在此基础上，本文对相关社区卫生从业人员对薪酬、继续教育、考核等人力资源政策的满意度进行了调查，并对北京市社区卫生人力资源的规划与配置、招聘与录用、培训与开发、薪资与福利、绩效考核、员工激励等人力资源管理的主要环节进行了研究，探讨了当前北京市社区卫生人力资源存在的问题与原因，提出了相关政策建议。

关键词： 社区卫生服务　人力资源管理　员工满意度

社区卫生服务最早起源于20世纪40年代的英国，20世纪80年代初，社区卫生服务概念被正式引入中国。1996年，中国卫生部以转变基层卫生服务机构的功能为核心，在北京、天津、上海等城市率先开展了城市社区卫生试点工作，继而北京市社区卫生服务体系才逐步得到建立。北京市社区卫

---

* 孙力光，北京市卫生和计划生育委员会发展规划处处长，副主任医师，长期从事卫生管理工作，主要研究方向是社区卫生管理与改革、卫生政策研究、医药卫生体制改革、健康服务业发展研究。

生工作经历了基础阶段、全面推行阶段、逐步完善阶段、全面发展阶段四个阶段。到 2006 年后，进入快速发展期，出台了一系列促进人才队伍建设的措施。

一是人员编制配置进一步得到明确。2006 年，北京市政府将统筹城乡卫生发展作为重点战略规划，按照市卫生局、发改委、财政局等联合印发的《北京市社区卫生服务中心（站）设置与建设规划》中的要求，根据辖区人口数量及健康服务的供需状况设置社区卫生服务中心的人员岗位，并且依据岗位种类和数量确定人员编制。

二是社区卫生服务机构人员聘用制度得到完善。对社区卫生人才进行岗位管理，严格遵守上级机关人事部门下达的关于岗位总量和结构比例的要求，科学合理地进行岗位设置。2012 年北京市编办、市卫生局、市财政局联合印发《关于修订北京市社区卫生服务机构编制标准的指导意见》[①]，对编制设定进行调整，与家庭医生式服务量等挂钩，明确了调整机制。

三是逐步完善社区卫生人力教育培养政策。2005 年，北京市政府要求市级财政配备专门用于高层次全科医生培训、临床培训基地建设和学科与师资队伍建设的专项经费。2006 年，北京市卫生局提出到 2010 年构建相对完善的全科医学教育体系；培养以全科医师为骨干的社区卫生服务团队，实行社区卫生服务人员持证上岗制度和继续教育制度。2006 年，北京市政府提出社区卫生服务人员以岗位培训为重点，对与岗位关联度高的技能及时更新知识储备。2006 年，北京市人事部门细化了社区卫生人才的继续教育制度，提出在现有继续教育体系中补充和完善全科医学的相关内容，将继续教育完成程度作为职称评定、岗位聘用、绩效考核的重要指标。2013 年，助理全科医师规范化培训开始全面试点，即到社区卫生服务机构工作的新毕业医学生要到作为培训基地的医疗机构接受两年的规范化培训。

四是完善社区卫生人力使用考核政策。北京市在 2006 年提出建立符合社区卫生服务机构特点的考核制度，将业务能力、工作绩效和患者满意度作

---

① 京编办发〔2012〕4 号文件。

为岗位考核的重要维度，并将考核结果作为聘用或者调岗的重要参考。2007年，北京市卫生局将绩效考核管理制度写入《北京市社区卫生服务管理制度》，提出制定切实可行的绩效考核办法和具体的实施措施，完善各岗位的绩效考核指标。

一 北京市社区卫生服务机构人力资源现状调查分析

本研究的主要数据来源于《2013 年北京市社区卫生常规数据监测统计分析报告》《北京市社区卫生人员薪酬增长和激励机制研究》以及委托第三方开展的对社区卫生人员工作满意度的问卷调查（共发放问卷 4920 份，回收 4550 份）。

（一）北京市社区卫生服务机构建设基本情况

社区卫生服务机构主要由社区卫生服务中心和社区卫生服务站组成。在正常运行的社区卫生服务机构中，卫生行政部门举办的占 82%，其他为企业、事业单位及个人举办的机构，实行政府购买服务。

如表 1 所示，自 2009 年起，社区卫生服务中心和站的规划几经调整，2013 年规划数比 2009 年规划数，中心和站的数字大多有所缩小。正常运营机构数基本保持稳定，社区卫生服务中心数还略有增加。

表 1　2009~2013 年北京市社区卫生服务机构建设情况

单位：家

机构	2009 年	2010 年	2011 年	2012 年	2013 年
规划中心	353	349	344	331	332
社区卫生服务中心	319	323	324	324	325
规划站	2106	2071	2107	1975	2006
运营中心	1599	1574	1580	1582	1596

资料来源：《2013 年北京市社区卫生常规数据监测统计分析报告》。

（二）北京市社区卫生人力配置现状

1. 北京市社区卫生服务机构人员编制与实有数量构成情况

（1）北京市社区卫生服务机构各类人员数量。如表 2 所示，2009 ~ 2013 年，全市社区卫生服务机构编制、在岗人员和正式人员的数量均呈小幅增长，聘用人员自 2011 年出现小幅度下降。

表 2　2009 ~ 2013 年北京市社区卫生服务机构各类人员数量

单位：人

人员	2009 年	2010 年	2011 年	2012 年	2013 年
机构核编	23034	24471	24942	25176	25140
在岗人员	27374	29738	31042	32036	31916
正式人员	19955	20600	21211	24061	24070
聘用人员	7419	9138	9831	7975	7846

资料来源：《2013 年北京市社区卫生常规数据监测统计分析报告》。

按照《关于修订北京市社区卫生服务机构编制标准的指导意见》提出的社区卫生服务人员配置标准，以 2012 年数据为例，北京市尚缺编 1.9 万人，特别是农村地区社区卫生服务人员缺少现象更为突出。2012 年度，房山区、大兴区、通州区、顺义区和平谷区等区县因人员不足，211 个社区卫生服务站关停。

2012 年，北京市执业（助理）医师为 7.4 万人，而在社区卫生服务机构工作的医生总数仅有 8722 名（在编），占比仅为 11.79%；而 2012 年澳大利亚、英国、美国、德国的家庭医生占临床医生总数的比例分别为 45%、50%、60%、42%。尽管政府采取了"四个一批"的做法，但是，均无法弥补社区医务人员急速流失的缺口。如表 3 所示，2010 ~ 2012 年，社区卫生服务机构离职人员逐年增加。2012 年，社区卫生服务机构离职人员达1793 人。目前，大部分社区卫生机构采用一人多岗、身兼数职来落实年度任务。

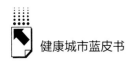
表 3 2010~2012 年北京市社区卫生人员离职情况统计

单位：人

年度	离职人数	离职原因			
		退休	辞职/辞退	调往其他卫生机构	其他原因
2012	1793	525	674	313	281
2011	1617	499	655	214	249
2010	874	425	227	150	72

资料来源：《2012 年北京市社区卫生常规数据监测统计分析报告》。

（2）北京市社区医生、护士、防保人员数量。《城市社区卫生服务机构设置和编制标准指导意见》建议的医护比例是 1∶1，而目前北京市社区医护比例是 1.6∶1。这说明社区护士的配备数量与理想要求还有一定的差距。如表 4 所示，各区县社区医生、社区护士、社区防保人员千人口占比存在不同程度的差异。

表 4 北京市各区县社区医生、社区护士、社区防保人员的千人口占比

单位：人

序	区县	社区医生		社区护士		社区防保人员	
		数量	千人口占比	数量	千人口占比	数量	千人口占比
1	东城区	347	0.382	292	0.322	232	0.256
2	西城区	629	0.489	495	0.385	308	0.239
3	朝阳区	1669	0.446	1195	0.319	451	0.120
4	丰台区	1029	0.465	714	0.322	212	0.096
5	石景山区	350	0.548	241	0.377	74	0.116
6	海淀区	1856	0.533	1299	0.373	407	0.117
7	门头沟区	269	0.903	182	0.611	62	0.208
8	房山区	724	0.734	367	0.372	107	0.109
9	通州区	876	0.679	582	0.451	175	0.136
10	顺义区	794	0.833	315	0.331	46	0.048
11	昌平区	528	0.289	386	0.211	230	0.126
12	大兴区	968	0.659	603	0.410	199	0.135
13	怀柔区	358	0.950	156	0.414	118	0.313
14	平谷区	618	1.471	165	0.393	51	0.121
15	密云县	417	0.880	247	0.521	124	0.262
16	延庆县	338	1.066	148	0.467	61	0.192
	全市	11770	0.569	7387	0.357	2857	0.138

资料来源：北京市统计局网站。

（3）北京市社区卫生服务人员工作量。根据 2013 年北京市卫生工作统计资料（见表 5），北京市社区卫生服务中心医师的工作量呈逐年增加的趋势，并且诊疗人次均高于北京市医疗机构的平均值，甚至高于三级医疗机构医师的诊疗人次。

表 5　2009～2013 年北京市医疗机构医师人均工作量情况

单位：人次

项目	医师人均每日担负诊疗量				
	2009 年	2010 年	2011 年	2012 年	2013 年
医疗机构	8.80	9.00	9.50	10.27	10.84
社区卫生服务中心	14.55	16.20	14.40	15.38	17.11
三级医疗机构	8.84	9.40	10.10	11.55	12.40

资料来源：北京市卫生和计划生育委员会《2003 年北京市卫生工作统计资料》（简编）。

2. 北京市社区卫生服务机构人员年龄、职称、学历构成情况

（1）年龄。由于毕业生的引进和适龄人员的退休，社区卫生人员队伍整体呈年轻化，2013 年（36.80 岁）较 2009 年（37.99 岁）相差近 1 岁。人员队伍中坚力量的 35～40 岁人员和 46～55 岁人员出现大量流失，占比逐年减少的现象，值得进一步关注。

（2）职称。如表 6 所示，2009～2013 年，社区卫生人员以初级职称人员数量最多，且逐年占比明显增加，无职称人员数量居次，且逐年占比下降。2013 年北京市社区卫生技术人员高、中、初级职称的构成比是 1∶4.9∶10.37，偏离了正常的标准。

表 6　2009～2013 年北京市社区卫生人员职称分布

单位：%

职称	2009 年	2010 年	2011 年	2012 年	2013 年
正　高	0.54	0.56	0.63	0.72	0.46
副　高	3.70	4.03	4.43	4.70	4.07
中　级	23.66	23.74	23.14	22.73	22.34
初　级	39.35	43.13	44.58	44.98	47.02
无职称	32.75	28.54	27.22	26.87	26.11

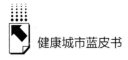

（3）学历。2009～2013年，研究生和大学本科学历占比逐年增加，后者增幅更加明显；大学专科学历占比基本呈持平状态；中专（技）、技校、高中、初中及以下学历占比逐年下降，前者降幅最为明显（见图1）。

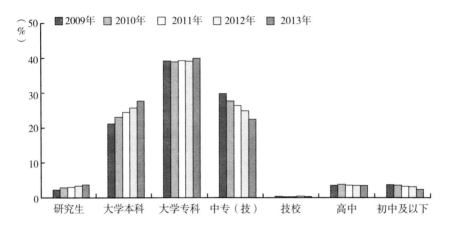

图1 2009～2013年北京市社区卫生服务机构医务人员不同学历构成变化情况

（三）北京市社区卫生人力薪酬情况

1. 期望工资

如表7所示，34.8%的北京市社区卫生服务人员的期望年工资水平是6万元，14.8%的社区卫生服务人员期望年工资是7万元，28.3%的社区卫生服务人员期望年工资水平是8万元。

表7 北京市社区卫生服务人员期望工资

期望年工资水平	频数（人）	构成比（%）
4万元	16	3.2
5万元	96	19.0
6万元	176	34.8
7万元	75	14.8
8万元	143	28.3
合　计	506	100.0

资料来源：《北京市社区卫生人员薪酬增长和激励机制研究报告》。

2. 薪酬水平

如表 8 所示，全市社区卫生人员收入水平（工资性收入），明显低于当年市统计局公布的本市卫生系统在岗职工平均收入。2010 年实施绩效工资后，社区卫生服务人员收入水平有所提高，2011 年度全市社区卫生服务人员绩效工资平均达到每人每年 6.83 万元，2012 年度达到每人每年 7.63 万元，比 2008 年增长了 124.4%，但仍低于本市卫生系统在岗职工年平均收入水平。

表8　2008～2012 年北京市社区卫生服务人员与卫生系统在岗职工收入水平

年度	社区卫生服务人员 收入水平（万元）	增长率 （%）	卫生系统在岗职工 收入水平
2008	3.40	—	6.3
2009	5.10	50.0	6.7
2010	4.60	-9.8	7.4
2011	6.83	48.5	8.6
2012	7.63	11.7	10.2

资料来源：2010 年度人员收入数据来自社区卫生报表系统，另外 4 个年度数据来自年度绩效考核统计结果；"卫生系统在岗职工收入水平"来自北京市统计局城镇在岗职工平均工资统计结果。

2. 区县之间的差距

如表 9 所示，北京市 18 个区县社区卫生人员工资水平存在较大差距，部分区县社区卫生服务人员工资相比总体水平有待提高。

表9　2010～2013 年各区县社区卫生服务机构在岗人员人均工资水平

单位：元

区县	2010 年	2011 年	2012 年	2013 年
东 城 区	51244.34	49744.17	65421.87	78393.36
西 城 区	52432.41	57008.53	76890.54	82921.62
朝 阳 区	45147.89	49691.60	70211.16	74691.79
丰 台 区	32478.12	36117.99	46697.59	54598.73
石景山区	44030.49	58865.06	66587.98	75909.86

区县	2010 年	2011 年	2012 年	2013 年
海 淀 区	46968.62	61240.03	70147.17	74915.74
门头沟区	42947.30	54291.27	59676.57	65732.49
房 山 区	45380.71	55888.44	56700.52	69591.02
通 州 区	41176.49	55838.66	57167.30	71967.42
顺 义 区	40761.69	55115.43	65862.73	68209.01
昌 平 区	40944.67	68339.73	64148.83	64950.75
大 兴 区	29695.48	37798.07	42855.27	52432.07
怀 柔 区	42849.38	64577.17	66248.53	65472.92
平 谷 区	44486.53	52462.39	48467.77	58975.13
密 云 县	38004.38	59844.08	76934.17	82948.97
延 庆 县	36074.36	41541.64	63241.49	54587.53
平　　均	42029.14	52812.75	61196.98	67538.55

资料来源:《2013 年北京市卫生统计年鉴》。

3. 与经济社会发展比较

如表 10 所示，2012～2013 年，北京市主要经济社会发展指标均稳步增长。根据全国卫生财务年报资料，北京市社区卫生人员工资收入分别为61196 元和 67538 元。北京市社区卫生人员的工资收入略有增长，但年增长率低于城镇居民人均可支配收入与在岗职工平均工资的增长率。

表 10　北京市主要经济社会发展指标

经济社会发展指标	2012 年	2013 年	增长率(%)
北京市人均 GDP(元)	87091	93213	7.0
北京市居民消费价格指数(CPI)	106.6	106.6	—
年城镇居民人均可支配收入(元)	36469	40321	10.6
年在岗职工平均工资(元)	62677	69521	10.9
社区卫生服务人员人均工资(元)	61196.98	67538.55	10.4

资料来源:北京市统计局 2012 年和 2013 年《国民经济和社会发展统计公报》;国家统计局2012 年和 2013 年《全国工资统计年报》(内部资料);卫生部规划财务司 2006 年和 2007 年《全国卫生财务年报》(内部资料)。

4. 北京市社区卫生人员劳动关系

如表 11 所示，2013 年北京市社区卫生人员中正式人员总数为 24070 人，离职 1376 人，离职率为 5.7%；聘用人员总数为 7846 人，离职 1267 人，离职率为 16.1%。离职的主要原因是调往其他卫生机构和辞职，分别占离职人数的 42.6% 和 29.6%。

表 11　2013 年北京市社区卫生服务人员离职原因

单位：人

类别	调往其他卫生机构	退休	辞职	自然减员	其他原因离职	总　计
正式人员	659	399	220	14	84	1376
聘用人员	468	113	562	19	105	1267
总　计	1127	512	782	33	189	2643

如表 12 所示，社区卫生服务机构的聘用人员与正式人员基本实现了同工同酬。

表 12　2013 年社区卫生服务机构人员平均工资情况

单位：元

区县	在岗在编职工工人均工资	聘用人员人均工资
东 城 区	79867.97	79861.20
西 城 区	87024.23	82959.40
朝 阳 区	74904.08	70011.76
丰 台 区	51153.94	54006.11
石景山区	72389.57	65155.65
海 淀 区	86851.81	71864.14
门头沟区	61772.48	77358.81
房 山 区	72998.90	67962.63
通 州 区	68119.08	67339.93
顺 义 区	63949.22	74654.62
昌 平 区	67065.34	61122.47
大 兴 区	49281.42	53636.93
怀 柔 区	69710.50	72145.74
平 谷 区	64796.55	69461.21

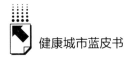

续表

区县	在岗在编职工工人均工资	聘用人员人均工资
密 云 县	83884.64	82302.71
延 庆 县	60046.51	74777.42
总 体	69060.32	68414.63

资料来源:《2013年北京市社区卫生常规数据监测统计分析报告》。

（三）北京市社区卫生绩效考核情况

1. 岗位绩效考核标准

社区卫生服务实行收支两条线管理以来，人员的待遇得到了一定的改善。为了进一步激发社区卫生服务人员的工作积极性，2010年北京市重新设定了社区卫生岗位的考核维度，主要包括服务数量（50%）、服务质量（30%）、综合满意度（20%）。

2. 绩效工资实施情况

2013年，卫生行政部门举办的社区卫生服务机构实施绩效工资后，通过政策采集渠道获得的全市平均工资水平为每人每年8.08万元，人均绩效工资约占绩效性工资总额的74.73%，奖励性绩效工资约占25.27%。医生、护士、预防保健人员和医技人员不同岗位的绩效工资总额基本相同。

二 北京市社区卫生服务人员对人力资源
相关政策满意度调查

（一）对人力资源配置与薪酬政策的满意度情况

1. 对人力资源配置的满意度

如表13所示，有48.6%的社区卫生人员对人力资源配置比较满意或很满意。

表13　北京市社区卫生人员对人力资源配置的满意度

选项	频数(人)	占比(%)	有效占比(%)	累计占比(%)
很 满 意	505	20.3	20.3	20.3
比较满意	702	28.2	28.2	48.6
一 般	895	36.0	36.0	84.6
不太满意	284	11.4	11.4	96.0
很不满意	99	4.0	4.0	100.0
合 计	2485	100.0	100.0	—

2. 对奖金分配制度的满意度

如表14所示，在对本单位的奖金分配制度能否体现多劳多得的原则方面，有45.8%的社区卫生人员表示比较满意或很满意，有33.7%的社区卫生人员表示一般，有20.5%的社区卫生人员表示不太满意或很不满意。

表14　北京市社区卫生人员对奖金分配制度的满意度

选项	频数(人)	占比(%)	有效占比(%)	累计占比(%)
很 满 意	458	18.4	18.4	18.4
比较满意	679	27.3	27.3	45.8
一 般	838	33.7	33.7	79.5
不太满意	333	13.4	13.4	92.9
很不满意	177	7.1	7.1	100.0
合 计	2485	100.0	100.	—

3. 对福利待遇的满意度

如表15所示，有44.4%的社区卫生人员对本单位的福利待遇感到比较满意或很满意，有35.6%的社区卫生人员表示一般，有20.0%的社区卫生人员表示不太满意或很不满意。

（二）对绩效考核政策的满意度

1. 对考核公平性的满意度

如表16所示，有53.6%的社区卫生人员对考核评比制度的公平性感到

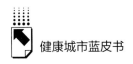

表15　北京市社区卫生人员对福利待遇的满意度

选项	频数（人）	占比（%）	有效占比（%）	累计占比（%）
很满意	453	18.2	18.2	18.2
比较满意	651	26.2	26.2	44.4
一　般	885	35.6	35.6	80.0
不太满意	348	14.0	14.0	94.0
很不满意	148	6.0	6.0	100.0
合　计	2485	100.0	100.0	—

比较满意或很满意，有34.7%的社区卫生人员表示一般，有11.7%的社区卫生人员表示不太满意或很不满意。

表16　北京市社区卫生人员对绩效考核公平性的满意度

选项	频数（人）	占比（%）	有效占比（%）	累计占比（%）
很满意	528	21.2	21.2	21.2
比较满意	804	32.4	32.4	53.6
一　般	862	34.7	34.7	88.3
不太满意	219	8.8	8.8	97.1
很不满意	72	2.9	2.9	100.0
合　计	2485	100.0	100.0	—

2. 对考核激励性的满意度

如表17所示，有48.9%的社区卫生人员对社区卫生服务机构的激励制度感到比较满意或很满意，有39.1%的社区卫生人员表示一般，有11.9%的社区卫生人员表示不太满意或很不满意。

表17　北京市社区卫生人员对绩效考核激励性的满意度

选项	频数（人）	占比（%）	有效占比（%）	累计占比（%）
很满意	520	20.9	20.9	20.9
比较满意	696	28.0	28.0	48.9
一　般	972	39.1	39.1	88.0
不太满意	217	8.7	8.7	96.8
很不满意	80	3.2	3.2	100.0
合　计	2485	100.0	100.0	—

三 北京市社区卫生人力资源管理问题及原因分析

根据调查结果，我们从暴露出问题的侧重点进行展开，在人力资源规划、配置、薪酬、绩效等方面对北京市社区卫生人力资源管理提出改进建议。

（一）人力资源规划与配置

北京市出台了很多鼓励医务人员到社区卫生服务机构，帮扶社区卫生人员提升服务水平的政策，但由于政策力度、政策适应性和协同性问题，在基层落实时很难发挥应有的效力，存在一些需要解决的难题。

第一，对社区群众的卫生服务需求预测存在误差。

社区居民的健康需求与社区人口的规模是社区卫生人力资源配置的主要参考依据。北京市社区卫生服务机构设置及人员配置的原则是辖区内的目标服务人群数量。其中，目标服务人群数量主要是以社区常住人口，甚至是户籍人口作为基数。这种配置方法，没有考虑到北京作为国际化大都市，常住人口远远多于户籍人口、流动人口数量庞大的实际情况，因此产生了社区卫生人力配置与实际需求不符的现象，导致服务供不应求，服务人员工作量大大增加。

近年来，受城市功能区域规划调整、新小区建设、服务人口增加等因素的影响，很多地方应规划设置的社区卫生机构数量大幅度提高，需新建的、尚未正常运行的社区卫生服务机构急需社区卫生人力资源。

第二，社区卫生人力资源配置政策的指引方向有待进一步调整。

调查发现，受政策因素影响，社区卫生服务机构人力资源的主要指标与北京市的综合医院相比，仍然存在较大差距。例如人员待遇、职称、薪酬、人员增长、编制到位率、人员薪酬增长、费用流向等方面，与政策导向相反，实际上却在鼓励综合医院发展，拉大了社区卫生服务机构与综合医院之间人才储备上的差距。

第三，社区卫生劳动力储备不足。

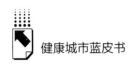

据北京市卫生局统计数字显示，2013年北京市社区卫生人员正式人员离职率为5.7%，聘用人员离职率为16.1%。在访谈中我们了解到，很多社区卫生服务机构医务人员普遍反映工作强度大，与享受到的薪酬不符，部分职工有离职的意向。特别是参加大型医院培训后的社区卫生服务人员流失率很大。社区卫生服务人员结构也存在失衡和水平参差不齐的情况，特别是社区卫生技术人员中高级人才短缺，服务水平高低不一，专业素质过硬的全科医生严重不足，医学院校在全科医生培养方面稍显落后，无法及时为社区卫生服务机构输送具备相当服务能力的全科医生后备力量。

（二）薪酬水平

近年来，居民对社区卫生服务的需求量急速增长，而社区卫生人员平均收入增长相对较缓，平均工资只有三级医院的一半。根据人力资源管理理论，可感知到的不公平带来的心理落差，会对员工的工作满意度产生极大的负面影响。80%以上的社区卫生服务人员认为，收入与工作量不成正比；36.9%的人有离职意愿，其中78.3%的人是因为收入问题。从公平性的角度分析，社区卫生人员感到收入低于应得报酬，进而产生不公平感，工作热情受挫，满意度降低。

（三）绩效考核与激励

北京市社区卫生服务人员绩效管理改革推广以来，在取得一定成绩的同时也存在一些难题：主要是整体收入水平偏低，绩效工资总量封顶，奖励性绩效工资规模偏小、灵活性差、激励性不强等。另外，绩效考核结果对绩效奖金的影响不大，同一机构内不同岗位人员的绩效工资档次也拉不开差距。

社区卫生服务机构工资包括基本工资、基础性绩效工资、奖励性绩效工资、节日和年终奖励。其中基本工资和基础性绩效工资都与职称挂钩，职称高的人员工资水平较高。节日和年终奖励采取平均分配，仅有奖励性绩效奖金根据考核结果进行分配，其本身比例约占30%。在考核中，不同岗位虽然考核方式不同，但基本上每月的绩效奖金相差很少，特别是相同岗位上的工作人员之间更是如此。

　　绩效考核指标设计和操作也存在难度。例如，基本公共卫生服务、行政后勤人员量化考核难等问题、社区卫生服务机构人力绩效考核方案形式化、操作烦琐等问题突出。考核指标难以区分不同岗位的工作侧重点，而是泛泛地制定所有日常工作通用的指标框架；对于难以用标准化数据考量的指标掺杂进过多的主观因素；某些指标的代表性差，不符合社区卫生服务机构的特点，而是照搬大医院的标准。调查发现，北京市社区卫生服务机构的绩效工资在薪酬总额中的比例较小，起不到应有的激励作用。

（四）继续教育情况

　　目前北京市出台了很多推进继续教育工作的政策，对鼓励社区卫生服务医务人员提升服务能力、增加服务供给有所帮助。但是，在实践中，由于优秀医务人员难以招聘、难以留住，机构的管理者对于医务人员外出长期培训、提升能力的态度十分尴尬，既希望医务人员提升业务能力又担心人员流失；社区卫生服务机构薪酬待遇和事业发展相对大型医院都有差距，很多医务人员都有提升能力后到工作前景和待遇更好的医疗机构的想法。这些原因致使北京市社区卫生服务体系在继续教育方面存在几个问题：一是全科医生人才存量少。尤其是北京市在增加了家庭医生服务、功能社区服务等新的工作量后，加剧了社区卫生服务人员的供需矛盾。二是从业人员对于继续教育重视不够。三是全科医师规范化培训周期较长，用人机构的积极性不高。四是工学矛盾突出。

四　对策建议

（一）结合北京市实际情况，整合社区卫生人力资源配置

1. 科学合理地确定社区卫生人员编制

在预测人力资源配置时，可参考多元化的人力需求预测方法。在对社区

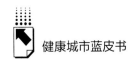

卫生人力资源的需求进行分析时，应该充分考虑社区卫生人员的工作负荷与效率。可采用以下公式："所需社区卫生人力资源 = 可预期业务量/人均工作效率"，来预测社区卫生所需人才。预测时需要注意两个方面：一是可预期的服务量须考虑到北京市的大量常住人口和流动人口。二是在人均工作效率上必须对实际的基本医疗工作和公共卫生工作开展条件加以考虑。在远郊区尤其是深山区与人口密集的中心城区开展入户随访的效率有很大不同。

2. 加大基层卫生人才引进力度

北京社区卫生人力资源的配置标准应该充分考虑到各个社区的实际情况，包括常住人口数量、流动人口的就医需求、社区居民的年龄结构等。对于现在服务需求已经超机构设置标准的社区，应拓宽人才引进渠道，解决社区卫生人员进入门槛高的问题，分层次放宽目前社区卫生服务机构接收外地进京毕业生的条件。除了在"985""211"高校以及15所允许进京医学院校的基础上，允许将其他普通高等医学院校合适的人选纳入。在远郊区县可以接收本科毕业生到社区基础上，放宽城六区必须是硕士研究生的条件，允许接收上述医学院校的本科毕业生；允许社区卫生服务机构接收检验、放射、药剂等专业的专科毕业生。面向社会招聘适宜人才，对在本市社区卫生服务机构聘用满5年的外地户籍卫生技术人员，凡符合相关要求者根据工作需求，经招聘流程可以办理进京手续。

3. 以需求为导向，加强基层卫生人才培养

推进农村定向医学生免费培养工作，以农村基层卫生人才需求为导向，采取定向招生、定向就业、免费培养的方式，加强对山区、半山区卫生人才的培养。同时，对高层次卫生人才的遴选，尤其是学科带头人和学术骨干，重点应向基层卫生人员倾斜。

4. 加强外部帮扶

通过行政、经济、社会等手段，以对口支援、返聘、志愿服务等方式，使大医院的一部分优秀人才或者退休人才能够尽快下到社区卫生服务机构。也可以探索建立卫生人才柔性流动机制，在基层医疗卫生机构设立面向全市的"特聘岗位"，选聘急需的卫生人才到基层"特聘岗位"，通过带教、出

诊、会诊等方式开展临床医疗、技术交流等，以此解决社区卫生服务机构人员不足的问题，并逐步提高原有社区卫生人员的服务能力。在实行对口支援时，要注意专业对口和支援的有效性，避免诸如"显微外科下基层"等无效的支援行为发生。

5. 统筹规划和利用基层卫生资源

在政府办社区卫生服务机构为居民提供社区卫生服务发挥主导作用的同时，要积极引导和鼓励包括诊所、门诊部等在内的其他各级各类医疗机构和人员参与提供社区卫生服务，补充当前社区卫生服务机构、人员和能力不足。将目前社区卫生服务机构承担起来压力较大而又不得不开展的服务内容，委托给有意愿又有能力的机构和人员，由多元化的主体提供社区卫生服务。涉及的费用可以采取购买服务的方式由财政资金支付。

（二）完善薪酬激励机制，改善社区卫生人员待遇

1. 薪酬待遇

医疗服务的关键因素是人。就医疗服务来看，由于信息不对称等因素的影响，完全采用市场机制并不现实。从医疗服务的组成要素来看，其中的人力资源要素是可以也必然要以市场机制来调节的。社区卫生机构的人员必须有一定的待遇才能实现"人员留得住、好人留得住"，这是实现社区人员"看得好病"的关键因素。尽管政府办社区卫生服务机构实行了"收支两条线"的政策，职工的收入由政府财政全额保障，但是社区卫生服务机构在开放、流动的医疗专业技术人才市场中，面临来自大型医院、大型公共卫生机构人才吸引和竞争的挑战。受工资待遇的差距，以及医师工作量逐年增加，甚至高于三级医疗机构医师的诊疗人次等因素的综合影响，大部分社区卫生服务人员认为目前的收入水平与工作量不成比例。

首先，北京市社区卫生服务人员的收入水平要具有比较吸引力和竞争力。按照市场机制来看，社区卫生人员收入必须与同一市场内的综合医院人员收入水平相当，才更为符合市场实际，才会具有吸引力。为鼓励社区卫生人员工作的积极性，应该参照卫生系统平均收入水平，从长远发展角度看，

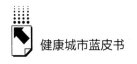

社区卫生人员收入应该与大医院医生收入按比例挂钩，这样才有利于吸引和留住人才。

其次，考虑到工资总额固定和绩效考核要求的工作量增大之间的矛盾，造成了薪酬"贬值"问题，社区医务人员工资总额要建立合理的定期增长机制。

最后，在工资总额浮动增长的前提下，提高绩效工资的比例，使社区卫生人员的收入能够反映其提供服务的数量和质量，也使绩效考核机制发挥其应有的激励和约束作用。绩效工资总量作为社区卫生人员基本价值的一个体现，为强化其激励作用，应鼓励社区卫生人员多劳多得，对超负荷完成工作量的，应在科学测算的基础上对社区卫生人员给予相应的劳务补偿。在制定考核评价体系和实施考核的过程中应当体现出水平梯度差，不能搞"一刀切"，要区分日常工作和重点工作，同时加强信息化手段在绩效考核中的应用，从而降低考核成本，使考核结果能真实反映社区卫生工作的数量和质量。

2. 福利待遇

在合理确定社区全科医生劳动报酬的前提下，还需要考虑社区卫生的具体工作条件，进一步完善鼓励全科医生到艰苦边远地区工作的津贴、补贴政策，拓宽全科医生的职业发展路径。一是面向全体社区卫生人员，按照在本市社区卫生服务机构的累计服务年限，建立社区卫生服务津贴制度。随着工作年限的增加逐步增加服务津贴，以增加社区工作者的预期收入，对长期稳定在社区一线工作的人员予以奖励。二是面向山区、半山区社区卫生人员建立特岗特贴。将山区、半山区的医疗卫生服务岗位设定为特殊岗位，给予特殊补贴。三是改善社区卫生工作的住房条件。在政府投入基层医疗机构硬件建设的同时，适当建设一定数量的公寓，提供给年轻、新毕业的社区卫生服务人员作为周转用房，并给予免租金或低租金优惠，以此吸引更多医学毕业生加入社区卫生队伍。四是将设立社区卫生科研基金作为一项福利待遇。支持入选的社区卫生业务骨干以及具有创新精神和自身发展特色的社区卫生服务机构开展科研活动，提高基层医疗机构的科研水平，促进各项适宜技术的推广和应用。

（三）调整继续教育政策，调动全员积极性

应将继续教育与个人利益挂钩，使其成为社区卫生人员准入的基本条件。为避免培训周期过长、社区卫生服务机构给大医院"作嫁衣"的状况出现以及培训期间社区卫生服务机构经济负担过重，应探索继续医学教育的社会化途径，由市主管部门统一计划安排，通过双方签订协议，先对医学毕业生完成规范化培训。医学毕业生在培训期间的待遇标准及薪酬来源由政府统一确定和提供，培训结束后再统一分配到各个社区卫生机构。为鼓励社区在职卫生人员积极参与继续教育，政府主管部门应按照收支两条线的政策要求，制订培训计划，全额安排和保障相应的继续教育费用，并给予培训人员不变的工资保障。关于继续教育项目学习的形式，对于不同级别、不同岗位、不同专业的社区卫生人员的要求应考虑实际情况有所不同，各社区卫生服务机构设立专职岗位，管理本单位人员的继续医学教育。

（四）完善绩效考核制度，设计合理的晋升机制

社区卫生服务机构应该根据卫生行政部门的绩效考核办法，完善内部考核制度，根据全科医生、社区护士、医技人员的不同岗位特点，实行分类考核。其中，规范后的津贴补贴平均水平，要按照社区卫生人员平均工资水平不低于当地公立医院医务人员（或者公务员）平均工资水平的原则确定。绩效工资总量随基本工资和社区卫生机构所在县级行政区域公立医院医务人员（或者公务员）规范后津贴补贴的调整相应调整。建立社区卫生人员职称晋升单独考评体系，包括准入条件、评审标准、评审专家等。提高目前社区卫生服务机构高、中级人员比例，力求与二级医院基本一致。

要注意调动社区卫生服务机构负责人的工作积极性。社区卫生服务机构负责人的绩效工资，应该由行政主管部门根据对社区卫生机构负责人的考核结果统筹考虑确定，体现对机构负责人的行政激励和经济激励，调动机构负责人的工作积极性。

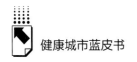

（五）改善社区卫生发展外部环境

人力资源管理是在一定的组织环境中实现的，这些组织环境包括组织文化、立法和社会变化趋势等。外部环境的变化对组织人力资源管理中为组织吸引有效率的劳动力、开发现有劳动力的潜能、长期维持人才的目标的达成也具有很大影响。

1. 改变社会传统观念

（1）加强外部宣传引导。通过全科医学科普宣传、优秀基层卫生服务典型宣传报道、家庭医生式服务宣传等方式，使社会对社区卫生服务的职能定位、服务范围、服务方式有基本的了解，促进对社区卫生服务的知晓率、利用率、满意率不断提高，在社会层面营造出促进社区卫生服务的良好氛围。

（2）加大高层次奖项激励。社区卫生服务的健康发展除了需要社会层面的支持、关注外，还需要医学界同行的支持和认可。为提高在医学行业内的口碑和美誉度，应该为全科医学人才设立高层次奖项，不断提高社区卫生从业人员的认同感和自豪感。

（3）从医学教育抓起，在高等医学教育机构设立全科医学课程，增加社区卫生服务实践内容，让医学生从学校开始就形成全科医学理念和对全科医学的认同。

2. 法律环境

全科医师的身份与执业范围不清楚。目前，国内（包括北京）还尚未从法律角度明确全科医师为社区卫生服务的"从业人员"，也未对全科医师开展的基本医疗服务进行法律认可。全科医师的从业资格和在社区、家庭环境中开展的基本医疗服务缺乏相关法律保障，这也是造成全科医师信心不足及社区居民对他们缺乏信任的重要原因之一。建议加快社区卫生服务工作的立法，将社区卫生服务的投入机制、功能定位、人才保障以及各级政府和各政府部门在社区卫生改革发展中的职责等以法律的形式固定下来，从而为社区卫生工作提供法律依据。另外，还要注意配套的社区卫生监督法律法规和技术规范等的进一步完善，保证政府、专业机构等对社区卫生服务的监管做到有法可依。

五 总结

目前社区卫生服务中心正处于转型的关键时期，北京市立足实际，构建了着重体现社区卫生服务公益性和可及性的社区卫生服务体系，在全国率先开展省级范围社区卫生"收支两条线"的综合改革，保障了社区卫生人员的基本待遇，提供了"六位一体"的社区卫生服务，惠及了广大人民群众，保障和促进了居民健康。

但是，随着北京市经济社会的发展，以及社区卫生工作内涵不断丰富、社区卫生工作负荷不断增加，很多社区卫生服务机构都面临服务需求超过机构设置标准的情况。目前的社区卫生人力资源配置标准，主要以社区户籍人口或常住人口为依据，没有充分考虑北京市庞大的流动人口数量，导致社区卫生服务供求关系不平衡，社区卫生人员在单位时间内的工作强度大大增加。因此，为促进首都基层卫生事业的发展，应该适当调整社区卫生人力资源配置，多渠道引进人才，加强大医院对社区卫生服务机构的帮扶，以便更好地促进社区卫生服务机构发挥功能，满足社区居民日益增长的医疗卫生需求。

尽管社区卫生人员工作量增加、工作压力加大，但工资收入水平没有明显改善，影响到社区卫生人员的工作积极性，以及社区卫生人员队伍的稳定性。现有薪酬机制缺乏灵活性，没有体现多劳多得的分配原则，激励作用有限。为保证首都社区卫生事业的可持续发展，必须建立完善的薪酬增长机制，充分发挥绩效考核的激励作用。要从整体上改善社区卫生人员的工资待遇和生活水平，在制定社区卫生人员的薪酬标准时合理参照大医院的工资水平，并且在总额浮动增长的前提下，逐步提高绩效工资的比例，以此鼓励社区卫生人员的工作热情。

继续医学教育对于培训社区临床高层次医师、提高社区卫生服务质量极为重要，但是在实际推行中遇到了一定的阻碍，出现了规范化培训后人员流失、因参加继续教育项目导致人手紧张等问题。因此，应该将继续教育与个人利益合理挂钩，使其成为社区卫生人员准入与考核的必要条件。探索全科医学规范化教育的社会化途径，即先完成规范化培训，再分配到各个社区卫生机构。为鼓励社区卫生人员积极参与继续教育，政府部门应承担相应费用，给予规范化培训人员一定的工资保障。设计灵活多样的继续教育项目学习形式，使社区卫生人员能够切实从继续教育项目中培养技能、提高水平。

目前的社区卫生服务人力绩效考核方案中存在一定的形式化、操作烦琐等问题。社区卫生服务机构应该根据卫生行政部门的绩效考核办法，完善内部考核制度，根据全科医生、社区护士、医技人员的不同岗位特点，实行分类考核，使绩效考核成为社区卫生人力资源有效的管理工具，调动社区卫生人员的积极性，为社区居民提供优质的医疗保健服务。

为保障社区卫生人力资源的功能发挥，北京市还应该在社区卫生的外部环境塑造上下更多功夫。一方面要通过宣传、奖励、基础医学教育等方式提高社区医务人员对工作的满意度水平；另一方面，要完善全科医学的法律环境，将北京市的一些好做法、好经验加以巩固和提升，将期待解决的问题通过法律形式加以破解。

参考文献

刘昕：《薪酬管理》，中国人民大学出版社，2007。

唐忠新：《中国城市社区建设概论》，天津人民出版社，2000。

斯蒂夫·P.罗宾斯：《管理学》（第七版），孙健敏译，中国人民大学出版社，2004。

张平、赵德余：《社区卫生服务综合配套改革》，《中国卫生经济》2007年第8期。

修金来：《社区攻略北京医改模式解析规划篇》，《中国医院院长》2007年第11期。

曹宇环、时晓辉：《城市社区卫生服务发展形势》，《包头医学》2009年第1期。

高艳：《人力资源管理理论研究综述》，《西北大学学报》（哲学社会科学版）2005年第2期。

张弘、赵曙明：《人力资源管理理论辨析》，《中国人力资源开发》2003 年第 1 期。

昆仑：《人才队伍建设是社区卫生服务发展的关键——"第一资源"开发迫在眉睫》，《中国社区医师》2000 年第 11 期。

郎晓东、李曼春：《社区卫生人力资源的现状与需求探讨》，《中国初级卫生保健》2002 年第 10 期。

王家骥、李芳健：《社区卫生服务人力资源的开发途径》，《中国全科医学》2005 年第 6 期。

李翔、谢峰：《卫生人力资源配置的经济学探讨》，《中国卫生事业管理》2007 年第 1 期。

梁万年等：《全国社区卫生服务现状调查——全国社区卫生服务中心人力资源现状及地区间比较》，《中国全科医学》2005 年第 13 期。

李航等：《全国社区卫生服务现状调查——全国社区卫生服务站人力资源现状及地区间比较》，《中国全科医学》2005 年第 13 期。

王丽敏：《我国城市社区卫生服务人力资源的现状分析》，《齐齐哈尔医学院学报》2005 年第 7 期。

马亚娜等：《不同城市社区卫生服务的人力资源的比较研究》，《中国卫生事业管理》2004 年第 5 期。

曹亦农、朱秀萍、谢征：《关于社区卫生服务人力资源开发的思考与探讨》，《中国全科医学》2000 年第 1 期。

褚詹玄等：《上海市社区卫生服务中心人力资源调查与分析》，《上海第二医科大学学报》2002 年第 5 期。

蓝绍颖等：《江苏省社区卫生服务中心（站）的人力资源调查分析》，《江苏卫生保健》2003 年第 4 期。

肖远鸿等：《四川省城市社区卫生服务人力资源现况调查》，《现代预防医学》2004 年第 6 期。

荆春霞等：《广东省不同规模的城市社区卫生服务人力资源现状调查分析》，《中国全科医学》2002 年第 4 期。

王慧颖等：《黑龙江省社区卫生人力资源现状的调查》，《中国公共卫生管理》2002 年第 1 期。

卞淑芬等：《天津市社区卫生服务人力资源调查研究》，《中国全科医学》2004 年第 5 期。

贾利高等：《湖北省城市社区卫生服务机构人力资源现况调查》，《中国社会医学》2007 年第 1 期。

朱富言、李东：《北京市流动人口数量变动趋势分析》，《西北人口》2008 年第 4 期。

《国务院关于发展城市社区卫生服务的指导意见》（国发〔2006〕10 号）。

《中共北京市委北京市人民政府关于加快发展社区卫生服务的意见》（京发〔2006〕

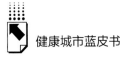
19 号)。

《关于发展城市社区卫生服务的若干意见》（卫基妇发〔1999〕第 326 号）。

《国务院关于发展城市社区卫生服务的指导意见》（国发〔2006〕10 号）

《中共中央、国务院关于卫生改革与发展的决定》（中发〔1997〕3 号）。

《关于开展城市社区卫生服务工作的若干意见》（卫基妇发〔1999〕第 326 号）。

《关于发展城市社区卫生服务的指导意见》（国发〔2006〕10 号）。

《关于加强北京市社区卫生人才队伍建设的实施意见》（京人发〔2006〕74 号）。

《北京市事业单位聘用合同制试行办法》（京政办发〔2002〕50 号）。

《关于修订北京市社区卫生服务机构编制标准的指导意见的通知》（京编办发〔2012〕4 号）。

《关于进一步加强全科医学人才培养的实施意见》（京卫科教字〔2006〕13 号）。

《关于在社区卫生服务中充分发挥中医药作用的实施意见》（国中医药发〔2006〕36 号）。

Peter F. Drucker, *The Practice of Management*, New York：Harper & Brothers, 1954.

P. M . Wright, W. R. Boswell, "Desegregating HRM：A Review and Synthesis of Micro and Macro Human Resource Management Research," *Journal o f Management*, 2002, 28 (3).

R. S. Schuler and V. L. Huber, *Personnel and Human Resource Management*, West Publishing Co. , 1993.

健康人群篇

Segment Reports: Healthy People

B.11
2009～2013年北京市居民健康状况及危险因素变化分析

常 春 徐晓莉*

摘 要： 本文的目的是分析北京市居民健康状况及危险因素变化情况，为制定全民健康促进策略、开展健康危险因素重点干预提供决策依据。采取二手资料回顾、学生问卷调查方法进行资料收集。结果显示，北京市居民总体健康状况处于全国前列，18岁组人群健康期望寿命为40.17剩余年，高血压、糖尿病、肥胖患病率高；居民食用盐、食用油摄入量仍高于推荐的每日摄入量，吸烟率高于全国城市平均水

* 常春，博士，北京大学医学部公共卫生学院社会医学与健康教育系教授、博士生导师、系副主任，主要研究方向为健康教育与健康促进；徐晓莉，北京市疾病预防控制中心健康教育所副所长、副主任医师，主要研究方向为健康教育与健康促进。

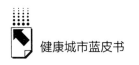

平，规律运动有所改善。建议突出重点与难点，加强行为干预。

关键词： 健康状况　危险因素　健康促进　干预

一　背景

健康是人的基本权利，是个人享受生活、学习、工作和关爱他人的基础，是社会经济发展重要的资源与保障，也是衡量一个国家进步与发展的重要指标之一。在世界范围内，婴儿死亡率、孕产妇死亡率、期望寿命等通常被用于综合反映一个国家或地区健康与社会发展水平。随着社会经济和医疗卫生事业的发展，慢性非传染性疾病（以下简称慢病）正在逐步成为威胁人们健康的全球性问题。世界卫生组织 2012 年 5 月份出版的《2012 年世界卫生统计》报告显示，全世界几乎 2/3 的死亡是由非传染性疾病导致的，非传染性疾病死亡的前 3 位主要原因依次是心血管疾病、恶性肿瘤和慢性呼吸系统疾病。世界卫生组织预测，2008～2030 年，心血管病死亡人数将从 1700 万人增加到 2500 万人，癌症死亡人数将从 760 万人增加到 1300 万人，因此，2030 年非传染性疾病的死亡总人数将上升为 5500 万人。

北京市居民的健康状况得到不断提升，主要健康指标已达到或接近发达国家水平，但也面临慢病患病率高、人口老龄化，以及广大居民对健康和卫生服务需求不断增加的巨大挑战。2012 年列中国城市居民死因前 5 位的疾病分别为恶性肿瘤、心脏病、脑血管病、呼吸系统疾病和损伤中毒，其中恶性肿瘤、心脏病、脑血管病占全部死因的 67.87%[1]；同期，北京市上述三

---

[1]　国家卫生和计划生育委员会编《2013 年中国卫生统计年鉴》，中国协和医科大学出版社，2013。

种疾病占全部死因的74.00%[①]，恶性肿瘤、心脑血管疾病等对北京市造成的疾病负担超过全国城市的平均水平。北京市政府长期以来高度关注民众健康，近年来先后发布了《健康北京人——全民健康促进十年行动规划（2009~2018）》和《健康北京"十二五"发展建设规划》，以改善北京市居民健康状况，全面提升市民的健康素质，致力于将北京建设成为拥有一流"健康环境、健康人群、健康服务"的国际化大都市。本文旨在分析比较近5年来北京市居民健康状况及相关因素的变化情况，确定当前北京市居民主要健康问题和主要影响因素，为进一步开展全民健康促进、有针对性地干预重点健康危险因素提供决策依据。

二 研究方法

（一）定量二手资料收集

资料来源于2009~2013年度北京市卫生与人群健康状况报告，北京市卫生和计划生育委员会官方网站、国家卫生与计划生育委员会官方网站，以及中国知网公开发表的相关研究论文。

（二）学生问卷调查

采取分层随机抽样方法，抽取6个区（县），每个区（县）随机抽取高中、初中、小学各2所；对上述抽中学校的每个年级（小学选取4~6年级，初中选取7~9年级，高中选取高一、高二、高三）各随机选取1个班，对抽中班的全部学生进行问卷调查。实际收回有效问卷3973份，其中小学生调查问卷为1385份，中学生调查问卷为2588份。

[①] 《全市居民前十位死因顺位、死亡率及百分比构成》，北京市公共卫生信息中心，http://www.phic.org.cn/tonjixinxi/weishengtongjijianbian/2013nianjianbian/qsjmcsjbsswyyqk/201405/t20140515_75407.htm，最后访问日期：2014年2月1日。

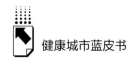

（三）资料分析

直接引用二手资料，比较北京市不同年份同一指标的变化状况，有全国相同指标者，比较同年份北京市相关指标与全国城市地区相应指标情况，确定北京市健康状况及相关因素变化。

对于学生问卷调查资料，采用 EpiData 建立数据库录入问卷，采用 SPSS15.0 软件进行分析。

三 研究结果

（一）北京市居民总体健康状况

北京市卫生统计数据显示，2009 年户籍人口孕产妇死亡率为 14.55/10 万[①]，2010 年下降至 12.14/10 万[②]；到 2013 年，孕产妇死亡率进一步下降至 9.45/10 万[③]，远低于全国城市地区孕产妇死亡率平均水平（见图 1）；2009 年户籍人口婴儿死亡率为 3.49‰，2013 年已下降至 2.33‰，明显低于全国城市地区婴儿死亡率平均水平（见图 2）。

2010 年北京市居民人均期望寿命为 80.18 岁，高于全国同期 74.83 岁的水平，仅次于上海（80.26 岁），列全国人均期望寿命第二位[④]；《北京市 2013 年度卫生与人群健康状况报告》显示，北京市人均期望寿命达到 81.51 岁。

2012 年北京市居民人均期望寿命为 81.35 岁，其中，男性为 79.35 岁，女性为 83.42 岁，女性高于男性 4.07 岁。户籍人口居民 18 岁组健康期望寿

---

① 北京市卫生局：《北京市 2009 年度卫生与人群健康状况报告》，人民卫生出版社，2010。
② 北京市人民政府：《北京市 2010 年度卫生与人群健康状况报告》，人民卫生出版社，2011。
③ 北京市人民政府：《北京市 2013 年度卫生与人群健康状况报告》，人民卫生出版社，2014。
④ 国家卫生和计划生育委员会编《2013 年中国卫生统计年鉴》，中国协和医科大学出版社，2013。

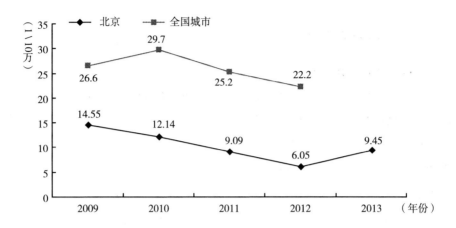

图1 北京市、全国城市地区孕产妇死亡率变化情况

资料来源：国家统计局编《中国统计年鉴（2013）》，中国统计出版社，2013。

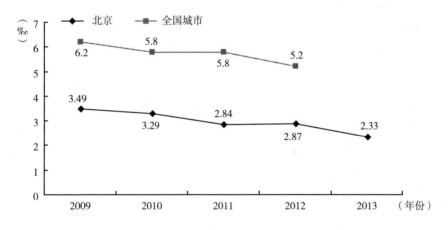

图2 北京市、全国城市地区婴儿死亡率变化情况

资料来源：北京市卫生局：《北京市2009年度卫生与人群健康状况报告》，人民卫生出版社，2010；北京市人民政府：《北京市2013年度卫生与人群健康状况报告》，人民卫生出版社，2014。

命为40.17剩余年，其中男性为43.40剩余年，而女性为38.06剩余年，18岁组男性健康期望寿命长于女性[①]。

———————

① 北京市人民政府：《北京市2013年度卫生与人群健康状况报告》，人民卫生出版社，2014。

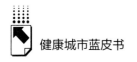
（二）慢病患病情况

1. 成人慢病患病情况

根据《中国心血管病报告（2012）》公布的数据[①]，中国 2012 年 15 岁以上成人高血压患病率为 24%，2007～2008 年城市居民糖尿病患病率为 11.4%，2009 年全国成人肥胖率为 8.7%。《北京市 2011 年度卫生与人群健康状况报告》表明[②]，北京市 18～79 岁常住居民高血压患病率为 33.8%，高于全国平均水平；糖尿病患病率为 8.9%，低于全国城市平均水平；2009 年北京市 18～79 岁常住居民肥胖率为 19.1%，明显高于全国同期平均水平；且北京市居民 2011 年高血压、糖尿病患病率分别高于 2008 年 30.0% 和 8.6% 的水平[③]，呈上升趋势。

2. 学生肥胖情况

北京市卫生与人群健康状况报告显示，依照"1985 年身高标准体重"标准进行判定，2012～2013 学年度北京市中小学生肥胖检出率为 21.46%[④]，比 2008～2009 学年度肥胖检出率（19.51%）[⑤] 略有上升。自中国肥胖问题工作组（WGOC）于 2003 年颁布"中国学生超重肥胖 BMI 筛查标准"以来，越来越多的研究者采用身体质量指数（BMI）衡量学生超重肥胖。北京市中小学健康信息管理系统也采用新标准对中小学生的肥胖情况予以评价，结果显示 2009～2010 学年度中小学生的总体肥胖检出率为 14.84%，2012～2013 学年度为 15.23%，增长了 0.39 个百分点（见图 3）。

进一步分析发现，北京市小学生、初中学生肥胖检出率高于高中生；城区中小学生的肥胖检出率有所下降，而郊区中小学生的肥胖检出率有所升高，总体增幅放缓，但 2010 年数据高于全国城市男生、女生肥胖检出率（见图 4）。

① 卫生部心血管病防治研究中心：《中国心血管病报告（2012）》，中国大百科全书出版社，2013。
② 北京市人民政府：《北京市 2011 年度卫生与人群健康状况报告》，人民卫生出版社，2012。
③ 北京市卫生局：《北京市 2009 年度卫生与人群健康状况报告》，人民卫生出版社，2010。
④ 北京市人民政府：《北京市 2013 年度卫生与人群健康状况报告》，人民卫生出版社，2014。
⑤ 北京市卫生局：《北京市 2009 年度卫生与人群健康状况报告》，人民卫生出版社，2010。

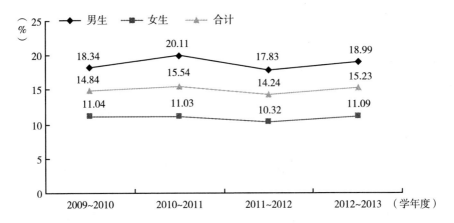

图3　2000～2013学年度北京市中小学校男女生肥胖检出率

注：按照"中国学生超重肥胖BMI筛查标准"计算肥胖检出率。

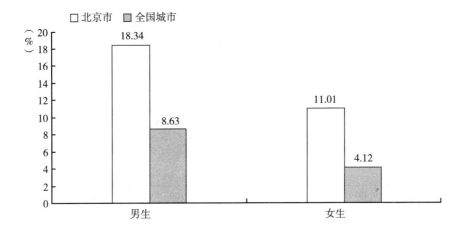

图4　2010北京市中小学男女生肥胖检出率与全国比较

资料来源：马军等：《1985～2010年中国学生超重与肥胖流行趋势》，《中华预防医学杂志》2012年第9期。

（三）健康相关行为

针对当前北京市慢性非传染性疾病是主要疾病的特点，本文主要选择与慢病密切相关的吸烟、运动，以及食盐、油脂摄入量等因素进行分析。

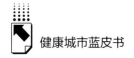
1. 吸烟

（1）成人吸烟率。第四次全国卫生服务调查数据显示，2008 年全国男性吸烟率为 48.0%，女性吸烟率 2.6%[①]。《中国慢性病及其危险因素监测报告》显示[②]，2010 年全国 18 岁及以上成年男性吸烟率为 53.3%，女性为 2.5%；城市男性吸烟率为 52.5%，显示在全国范围内男性吸烟率呈上升趋势，女性吸烟率趋于平稳。2011 年北京市男性吸烟率为 54.9%，女性吸烟率为 3.0%[③]，略高于全国城市平均水平，值得关注。

（2）青少年尝试吸烟与吸烟情况。依据北京市卫生与人群健康状况报告数据，青少年尝试吸烟率从 2008 ~ 2009 学年度的 30.0%，下降到 2012 ~ 2013 学年度的 20.4%（见图 5）；青少年吸烟率变化不大，2010 ~ 2011 学年度为 9.1%，2012 ~ 2013 学年度为 9.3%，男性吸烟率高于女性（2012 ~ 2013 学年

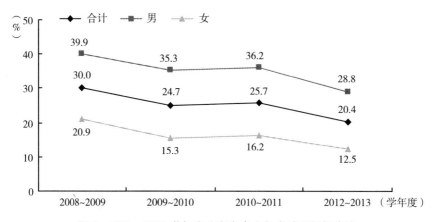

图 5　2008 ~ 2013 学年度北京市青少年尝试吸烟报告率

资料来源：北京市卫生局：《北京市 2009 年度卫生与人群健康状况报告》，人民卫生出版社，2010；北京市人民政府：《北京市 2010 年度卫生与人群健康状况报告》，人民卫生出版社，2011；北京市人民政府：《北京市 2011 年度卫生与人群健康状况报告》，人民卫生出版社，2012；北京市人民政府：《北京市 2013 年度卫生与人群健康状况报告》，人民卫生出版社，2014。

---

① 卫生部信息统计中心编《2008 年中国卫生服务调查研究：第四次家庭健康询问调查分析报告》，中国协和医科大学出版社，2009。

② 中国疾病预防控制中心慢性非传染性疾病预防控制中心：《中国慢性病及其危险因素监测报告（2010）》，军事医学科学出版社，2012。

③ 北京市人民政府：《北京市 2011 年度卫生与人群健康状况报告》，人民卫生出版社，2012。

男性 15.2%，女性 3.9%）。此外，2013 年在全国开展的青少年烟草调查结果显示，北京市初中生吸烟报告率为 2.9%，其中男生为 4.3%，女生为 1.4%，明显低于全国平均水平，也低于天津市水平，但高于上海市（见图6）。

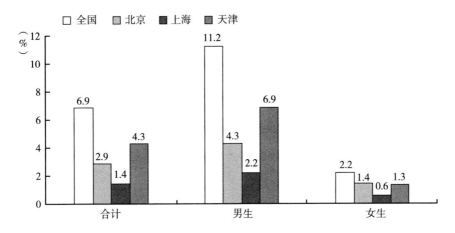

图6　2013 年初中生吸烟报告率

（3）青少年获得香烟的途径及难易程度。对中小学生的问卷调查结果显示，"商店购买""自动售货机购买""偷拿家中香烟""向别人要""在小店购买"是吸烟的中、小学生在过去 30 天里获得香烟的最主要途径；且分别有 34.21% 的小学生和 82.59% 的中学生认为很容易或较容易获得香烟（见图7、图8）。

（4）青少年被动吸烟情况。问卷调查显示，大约有 1/3 的小学生和中学生处于被动吸烟的状态。在调查时所问及的过去 7 天里，中、小学生被动吸烟的天数超过 3 天者，分别占 30.7% 和 31.3%。

2. 规律运动

（1）成人规律运动情况。《北京市 2011 年度卫生与人群健康状况报告》显示①，人群体力活动比例为 68.3%，因与北京市体育局 2008 年调查②获得

---

① 北京市人民政府：《北京市 2011 年度卫生与人群健康状况报告》，人民卫生出版社，2012。

② 北京市体育局：《北京市第二次群众体育现状调查报告》，http：//www. bjsports. gov. cn/ publish/main/116307/116338/2012/12/19/20121219165257453535481/1373957199754. pdf，最后访问日期：2015 年 2 月 1 日。

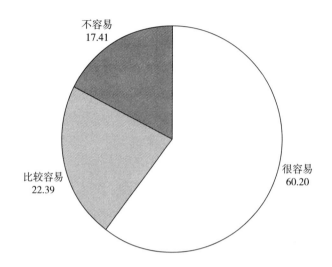

图7 吸烟中学生获得香烟难易程度分布

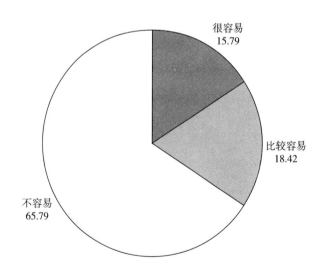

图8 吸烟小学生获得香烟难易程度分布

的"居民经常参加体育锻炼"的比例（43.2%）定义不同，所以仅表明人群参加体力活动的比例可能有所提升。

《北京市2011年度卫生与人群健康状况报告》显示，全市经常参加广播体操锻炼的职工占总数的51.95%①；2013年北京市企事业单位开展工间（工前）操活动，每日1次、每次不少于20分钟的单位达64.2%；职工参与率为33.8%；从不同行业来看，工业部门、金融部门、教育部门、交通部门、机关事业单位等，均有超过90%的单位开展了工间（工前）操活动②（见图9）。

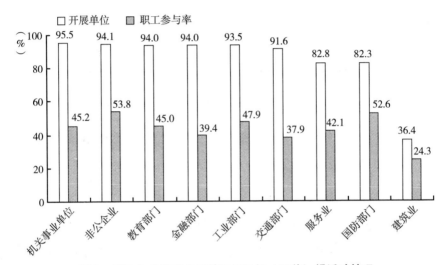

图9　2013年北京市各系统开展工间（工前）操活动情况

资料来源：北京市人民政府：《北京市2011年度卫生与人群健康状况报告》，人民卫生出版社，2012。

（2）学生每天运动情况。2012年北京市初中阶段学生每天锻炼时间达到1小时的男生有47.6%，女生有34.8%；高中阶段学生每天锻炼时间达到1小时的男生有34.7%，女生有19.1%；大学阶段学生每天锻炼时间达到1小时的男生有11.2%，女生有6.4%③；各学习阶段学生每天运动1小时的比例均比2010年有所上升（见图10）。

2010年对全国8个城市（北京、上海、重庆、天津、沈阳、武汉、西

---

① 北京市人民政府：《北京市2011年度卫生与人群健康状况报告》，人民卫生出版社，2012。
② 北京市人民政府：《北京市2013年度卫生与人群健康状况报告》，人民卫生出版社，2014。
③ 北京市人民政府：《北京市2012年度卫生与人群健康状况报告》，人民卫生出版社，2013。

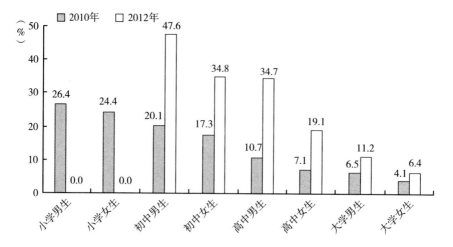

图10 2010年、2012年北京市学生每天锻炼达到1小时报告率

注：小学阶段2012年监测数据缺失。

安、芜湖）的调查显示，学生每天课外体育锻炼时间达到1小时的占21.8%；北京市学生每天课外体育锻炼达到1小时的比例为31.2%，在8个城市中位列第一，高于8个城市平均水平，比第二名沈阳市高出7.1个百分点（见图11）。

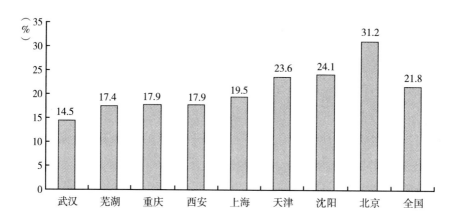

图11 中国8个城市学生每天课外体育锻炼达到1小时的比例

资料来源：章建成等：《中国青少年课外体育锻炼现状及影响因素研究报告》，《体育科学》2012年第11期。

3. 食盐、油脂摄入量

根据《健康北京人——全民健康促进十年行动规划（2009～2018）》基线数据，2002 年北京市居民每日食盐摄入量为 13.40 克，高于全国 12.00 克的平均水平[①]；2010 年全市人均每日食盐摄入量下降至 8.98 克[②]，已达到"十年行动"中要求的人均每日食盐摄入量下降到 10 克以下的目标，也低于同期全国城市家庭人均食盐摄入量（9.10 克），下降幅度高于全国城市平均水平（见图 12）。

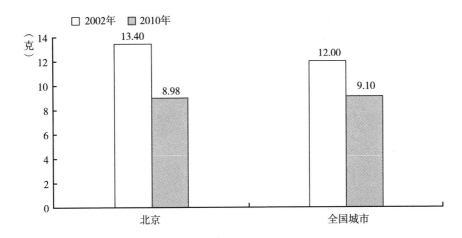

图 12　北京市居民食盐摄入量变化及与全国城市的比较

资料来源：颜流霞等：《2010 年我国家庭人均自报食盐消费情况分析》，《中国健康教育》2014 年第 5 期。

《健康北京人——全民健康促进十年行动规划（2009～2018）》基线数据显示，2002 年北京市居民每日人均油脂摄入量为 54.60 克，2010 年每日人均油脂摄入量下降至 35.16 克[③]，减少了近 20 克，十分接近"十年行动"中要求的每日人均油脂摄入量下降至 35 克的目标，但仍高于《中国居民膳食指南（2011）》中要求的每人每日烹调油摄入量不超过 30 克的推荐量（见图 13）。

---

① 王陇德：《2002 年全国居民营养与健康状况调查报告之一》，人民卫生出版社，2005。
② 北京市人民政府：《北京市 2010 年度卫生与人群健康状况报告》，人民卫生出版社，2011。
③ 北京市人民政府：《北京市 2010 年度卫生与人群健康状况报告》，人民卫生出版社，2011。

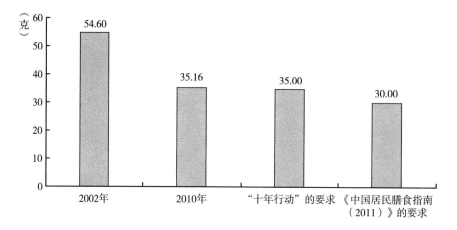

图 13　北京市居民膳食油脂摄入量变化

资料来源：中国营养学会编著《中国居民膳食指南（2011）》，西藏人民出版社，2010。

（四）健康素养与慢病管理

1. 健康素养

健康素养指的是个体获得、理解和处理基本的健康信息或服务并做出正确的健康相关决策的能力。近年来，随着对健康素养研究的增加，该指标被认为能够更为全面地反映居民自我保健意识和能力，得到国际国内学者的广泛认同。根据北京市居民健康素养监测结果，北京市居民 2008 年具备健康素养的比例为 10.70%，2012 年具备健康素养的比例上升至 24.70%[1]。2008 年北京市居民具备健康素养的比例已高于全国城市的平均水平[2]；2012 年，北京市居民具备健康素养的比例更是以较大幅度高于全国城市居民的比例（见图 14）。

2. 慢病管理

北京市卫生与人群健康状况报告显示，2011 年北京市 18~79 岁常住居

---

① 北京市人民政府：《北京市 2012 年度卫生与人群健康状况报告》，人民卫生出版社，2013。
② 王萍等：《2008 年中国居民健康素养现状调查》，《中国健康教育》2010 年第 4 期。

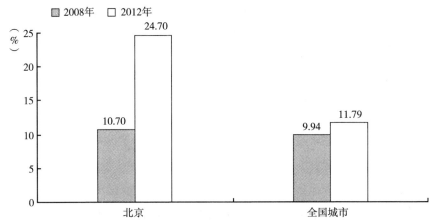

图14 北京市居民健康素养水平与全国城市的比较

民高血压知晓率为49.5%，治疗率为42.7%，控制率为13.3%；糖尿病知晓率为62.6%，治疗率为59.4%，控制率为23.9%①。

2011年北京市常住居民高血压知晓率、治疗率和控制率比2005年北京市18岁以上人群高血压知晓率、治疗率、控制率（分别为49.3%、42.3%、10.6%）提高不明显；糖尿病知晓率、治疗率和控制率比2005年北京市慢性病危险因素监测数据（糖尿病知晓率为56.7%，治疗率为50.0%，控制率为15.0%）均有明显提高②。

与2010年全国监测数据相比，2011年北京市居民高血压知晓率高于全国城市平均水平（41.0%），而治疗率和控制率低于全国城市平均水平（高血压治疗率、控制率分别为80.79%和22.9%）；糖尿病知晓率高于全国城市平均水平（45.2%），治疗率和控制率低于全国城市平均水平（糖尿病治疗率、控制率分别为92.4%和33.8%）③。

① 北京市人民政府：《北京市2012年度卫生与人群健康状况报告》，人民卫生出版社，2013。
② 张普洪等：《北京市2005年成年人慢性病相关危险因素监测报告》，《第六届全国流行病学大会暨第四届中青年流行病学工作者学术会议论文汇编》，2007。
③ 中国疾病预防控制中心慢性非传染性疾病预防控制中心：《中国慢性病及其危险因素监测报告（2010）》，军事医学科学出版社，2012。

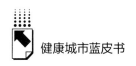

四 结论与讨论

（一）北京市居民总体健康状况好于全国城市平均水平，健康期望寿命有待进一步提高

通过对近5年北京市与全国城市孕产妇死亡率、婴儿死亡率以及期望寿命的比较，可以发现，北京市居民的整体健康状况好于全国城市平均水平，并且在国内处于领先地位。然而，比较2012年北京市居民人均期望寿命及18岁组健康期望寿命，不难发现，按照人群期望寿命计算，18岁组未来的生存年数平均为63.35年，但健康期望寿命为40.17剩余年，其余20余年处于不健康状态。其中，男性健康状况好于女性，18岁组男性预计未来处于不健康状态近18年，而女性虽然寿命长于男性，但18岁组女性处于不健康状态超过25年。世界卫生组织指出，2012年中国人出生时的健康期望寿命为68岁，其中男性为67岁，女性为69岁，比发达国家少10年左右。北京市居民期望寿命和健康期望寿命之间差距明显，尽管人均期望寿命接近发达国家，但健康期望寿命却明显少于发达国家。这一方面与快速人口老龄化有关，但同时也揭示患病致残有年轻化倾向，这必然会导致劳动力人口素质降低，加重疾病负担，也会影响社会经济的发展。关注健康期望寿命、提高生命质量需要成为北京市努力的方向。

（二）高血压、糖尿病、肥胖患病率居高不下，慢病防控面临巨大挑战

北京市与全国均呈现高血压、糖尿病等慢病患病率上升的趋势，且北京市高血压患病率高于全国城市水平。众所周知，年龄是影响慢病发生的重要因素之一。北京市人均期望寿命居全国前列，2012年65岁以及上人口达到9.3%，给慢病防控造成了巨大压力。此外，回顾近5年的数据可以看出，北京市学生肥胖检出率也高于全国城市水平。超重肥胖作为众多慢病的独立危险因素已经得到广泛认可。青少年超重肥胖如果不能得到有效遏制，不仅

带来青少年人群的身心健康问题，也导致慢病年轻化的潜在风险。可见，慢病防控将是北京市未来长期面临的巨大挑战，而慢病控制取得进展，也必将对提高北京市居民健康期望寿命做出贡献。

北京市教育、卫生部门高度关注学生超重肥胖问题，分别于2011年、2014年下发《关于加强我市中小学生肥胖及视力低下防控工作的意见》和《北京市中小学生健康膳食指引》。如何有效落实现有的政策并使之产生成效，是值得深思的问题。

（三）生活方式有所改善，仍需加大干预力度

近年来，随着人们对健康的日益关注，以及北京市大力实施《健康北京人——全民健康十年行动规划（2009～2018）》，北京市居民的生活方式已经发生了有益于健康的积极转变。2008年，北京市居民经常参加运动锻炼（每周运动3次或以上，每次运动30分钟或以上）的比例已达到42.3%，明显高于2007～2008年进行第三次全国群众体育锻炼现状调查时28.2%[①]的比例；学生每天运动1小时的比例也高于上海、重庆、天津等兄弟城市。此外，北京市居民食盐和油脂的摄入均呈现明显的下降趋势，相比《健康北京人——全民健康十年行动规划（2009～2018）》基线数据有了明显改善，但仍高于《中国居民膳食指南（2011）》推荐的每日食盐、油脂摄入量。所以，相对于慢病的巨大压力而言，北京市仍需进一步加大力度推进运动、控盐、控油干预。

烟草的健康危害毋庸置疑。北京市卫生与计划生育委员会官网公布的数据显示，2013年北京市恶性肿瘤、心脏病、脑血管病等与烟草相关疾病导致的死亡已占全部死因的3/4[②]。当前，北京市男性居民吸烟率仍较高且下

---

① 卫生部心血管病防治研究中心：《中国心血管病报告（2012）》，中国大百科全书出版社，2013。

② 北京市公共卫生信息中心：《2013年全市居民前十位死因顺位、死亡率及百分比构成》，http://www.phic.org.cn/tonjixinxi/weishengshujutiyao/jiankangzhibiao/201304/t20130425_60099.htm，最后访问日期：2015年2月1日。

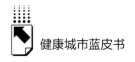
降速度缓慢。国际经验表明，控烟立法对于降低居民吸烟率有重要影响。北京市委市政府自 2008 年以来，积极推动北京市控烟立法工作。在《北京市公共场所禁止吸烟范围若干规定》的基础上，2011 年市委、市政府、市人大将制定《北京市控制吸烟条例》列为地方性法规预调研项目，并于 2014 年 11 月颁布了《北京市控制吸烟条例》[1]，将于 2015 年 6 月 1 日正式实施。北京市在控烟立法方面取得的突破性进展，必将对降低北京市居民吸烟率产生积极的影响。

（四）居民健康素养高于全国水平，需结合慢病防控，提升科学就医、合理用药的素养

第六届世界健康促进大会通过的《曼谷宪章》把提高人们的健康素养作为健康促进的重要行动和目标[2]。世界卫生组织认为，通过健康教育有效提高公民的健康素养，是实现降低产妇、儿童死亡率，防治艾滋病，改善营养状况，加强烟草控制和改变不健康的饮食习惯等"千年发展目标"的重要策略[3]。国外研究表明，低健康素养的糖尿病患者其血糖控制较差[4]，老年高健康素养者更倾向于进行大肠癌、乳腺癌、宫颈癌等的定期筛查[5]。国内关于健康素养与慢病管理的研究较少。北京大学在北京、宁波、厦门社区高血压患者中的研究发现，具备基本健康素养者接受健康教育、定期体检、接受生活方式指导、定期测量血压、减少盐摄入量、遵守医嘱服药，以及自

① 《北京市控制吸烟条例》，首都之窗，http：//zhengwu. beijing. gov. cn/fggz/bjdffg/t1374530. htm，最后访问日期：2015 年 2 月 1 日。

② WHO. *The Bangkok Charter for Health Promotion in a Globalized World*，http：//www. who. int/ healthpromotion/，2007 – 12 – 31.

③ WHO. *Action Plan for the Global Strategy for the Prevention and Control of Noncommunicable Disease*，http：//www. who. int/nmh/publications/ 9789241597418/en/index. html，2007 – 08 – 15.

④ Schillinger D，Grumbach K，Piette J.，et al.，"Association of Health Literacy with Diabetes Outcomes，"*JAMA*，2002，288（4）：475 – 482.

⑤ Y. I. Cho，S-Y Lee，A. M. Arozullah，et al.，"Effects of Health Literacy on Health Status and Health Service Utilization Amongst the Elderly，"*Social Science Medicine*，2008，6（8）：1809 – 1816.

我报告血压控制良好的比例高于低健康素养者①。可见，提高健康素养对于人们采纳预防保健行为、加强自身健康管理具有重要意义。

《北京市2012年度卫生与人群健康状况报告》显示，尽管2012年北京市居民具备健康素养的比例明显高于全国城市平均水平，但比较健康素养三个维度发现，其生活方式素养水平相对较低；比较健康素养不同方面的情况，显示基本医疗素养、慢病预防素养水平较低。与此同时，北京2012年18～79岁常住居民高血压知晓率为49.5%，治疗率为42.7%，控制率为13.3%；糖尿病知晓率为62.6%，治疗率为59.4%，控制率为23.9%②。这说明，北京市居民在采纳健康生活方式方面，特别是与慢病预防控制相关的慢病预防素养、基本医疗素养等有待进一步提升，以应对慢病高发的挑战。

（五）健康相关行为指标定义与收集

健康相关指标的定义与采集，是科学获取数据、反映健康问题、描述健康状况及影响因素变化的基础。本研究使用的二手资料全部来源于官方发布数据，其中个别指标存在不同年份指标定义不一致，以及北京市对于指标的定义与全国数据定义不一致的现象。例如，《北京市2011年度卫生与人群健康状况报告》将"人群体力活动"界定为"在1周中至少有3天每天的中等体力活动，累计在20分钟以上，每次持续时间至少在10分钟以上"，而北京市体育局进行的第二次群众体育现况调查与全国慢病及其危险因素监测中，则将"居民经常参加体育锻炼"定义为"每周参加3次及以上，每次锻炼持续时间30分钟及以上，每次锻炼的运动强度达到中等及以上"。此外，《北京市2012年度卫生与人群健康状况报告》中的"高血压治疗率"指"已采用药物治疗者所占比例"，"血压控制率"指"在所有高血压患者

---

① 曾庆奇、常春、蒋莹：《健康素养与高血压健康管理的关系研究》，《北京大学学报》（医学版）2014年第3期。

② 北京市人民政府：《北京市2012年度卫生与人群健康状况报告》，人民卫生出版社，2013，第19～21页。

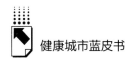
中，血压得到有效控制的比例"，而全国监测"治疗率"则采用"知晓患有高血压者采用药物治疗的比例"，"控制率"则界定为"采用药物治疗患者中，血压有效控制的比例"。显然，北京市关于治疗率和控制率的定义更为严格。但是，上述现象的存在，给将北京市历年数据进行纵向比较，以及与全国数据进行横向比较都带来了一定困扰。

五　建议

（一）进一步完善健康促进顶层设计，以慢病防控为重点，提高市民生存质量

北京市早在2009年就制定了《健康北京人——全民健康促进十年行动规划（2009~2018）》，2011年出台了《健康北京"十二五"发展建设规划》。上述政策文件提出了全民健康促进和卫生服务发展的目标，对北京市人群健康发展起到了重要的指导作用，特别是《健康北京人——全民健康促进十年行动规划（2009~2018）》，以及于2010年成立的北京市健康促进工作委员会，已经初步构建了多部门合作开展全民健康促进的机制。在北京市居民整体健康状况较好，但高血压、糖尿病、超重、肥胖患病率居高不下，且有年轻化倾向，成为影响居民生存质量的主要问题的大背景下，需要进一步强化"健康融入所有政策"的理念，在充分发挥现有多部门合作机制作用的前提下，以慢病防控为重点，完善顶层设计，从政策制定、城市环境与基础设施建设、社会服务与保障、卫生服务的提供等多个方面进行更有益于慢病防控的改善，使北京市居民不仅长寿，而且能增加健康期望寿命，提高生存质量。

（二）大力开展健康政策倡导，制定有益于健康的公共政策

国际经验表明，政策、立法不仅可以从资源保障、环境支持等方面支持健康改善，而且能够从支持人群或制约人们的健康相关行为方面促进人群健康生活方式的形成，最终在预防疾病、增进健康的过程中发挥作用。部分国

家已经通过制定政策，提高烟草、酒精、食糖的税收，一方面提高赋税后，民众吸烟、过量饮酒和大量摄入食糖的行为有所控制，另一方面，还将从上述产品的消费税中提取一定比例，补充健康教育与健康促进投资。北京市在控烟立法方面走在全国前列，需要以控烟立法为契机，总结经验，进一步制定促进健康的公共政策，推动控烟、运动、控油、控盐的行为改善以及学校健康教育工作。

（三）进一步深化健康促进工作，改善人群的生活方式

（1）重新强化学校健康教育工作，修订和完善北京市健康促进学校相关标准，通过创建健康促进学校，从政策保障、环境支持和学校健康教育等方面，帮助儿童和青少年从小树立健康意识，养成有益于健康的行为习惯，形成北京市居民健康全面发展的坚实基础。

（2）在北京市既往开展"工间（工前）操""无烟单位""健康示范单位""健康食堂"的基础上，总结经验，制定健康促进工作场所相关标准，全面推进机关、企事业单位的健康促进工作。这不仅可以覆盖占半数的广大劳动力人口，也可以将防控慢病的关口前移，从长远来看有助于控制慢病的发生和发展。

（3）基于基本公共卫生服务项目进一步加强社区健康促进工作，在总结"高血压患者自我管理""知己健康项目""糖尿病患者快乐生活俱乐部"等项目经验的基础上，加强个性化健康行为干预与指导，探索适合本市社区慢病患者、老年人的健康管理模式，并加以推广应用。

（4）科学技术的发展，特别是新媒体、穿戴式设备的发展，为开展健康信息传播和进行健康行为干预提供了新的机遇与可能，值得高度关注。建议适当开展专项研究、支持试点项目，进一步发挥新媒体、新技术设备在个性化健康行为指导与干预过程中的作用。

（四）进一步完善数据积累，建设北京市健康促进信息系统

逐步整合北京市居民健康状况及影响因素的数据，尽可能统一指标定

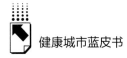

义，使各项指标收集年份保持一致或相近，增加资料的可比性。此外，结合现有的全国性或北京市开展的健康相关监测，建立北京市健康促进信息系统，形成包含健康素养、行为生活方式、健康状况、卫生服务利用、基本公共卫生服务利用相关信息在内的健康促进大数据平台，全面监控健康促进工作组织实施、服务提供情况，评价健康促进效果，为政府部门制定健康促进政策和规划提供依据。

B.12

以文化人，促进健康

——中医文化抑制慢性病过快增长的理论研究

王春勇[*]

摘　要：　本文旨在研究中医经典的文化特征和当代慢性病的不同特点，借鉴国内外经验，挖掘中医经典内涵，总结临床经验，探讨中医文化遏制慢性病过快增长的理论和现实基础。研究发现，中医的道德观和文化理念可以有效干预慢性病的社会、心理因素，从而达到遏制城市慢性病过快增长的效果。中医文化可以增进社会和谐与个体健康，遏制慢性病的快速增长。

关键词：　中医文化　慢性病

一　中医文化

中医文化是中国传统文化的重要组成部分，是维系健康的中医知识在文化层面的体现，包含着中国传统文化的最基本的核心要素。中医文化的具体内容体现在中医对生命现象的认识和对健康及疾病规律认识的基本观点之中。中医古籍浩如烟海，其中关于养生文化的内容见于多部著作中，如《黄帝内经》《抱朴子·养生论》《养生八笺》《养生说》《苏沈良方》等。

＊　王春勇，博士，主治医师，第五批国家级名老中医继承人，主要研究方向是中医文化及中医内科疾病。

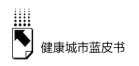
其中最核心的思想认为，"道德"的完美是维持身体健康和长寿的基石。正如《素问·上古天真论》开篇所述，上古时代的人们"所以能年皆度百岁而动作不衰者，以其德全不危也。"其核心就是人应该顺应环境（自然与社会）、调摄心身、保养正气。

2014年3月，国务院总理李克强在第十二届全国人民代表大会上所作的政府工作报告中指出："我国是历史悠久的文明古国，也一定能建成现代文化强国。"我们的城市建设也要走在"以人为核心的，传承文化的新型城镇化道路"。在城市建设中，"文化是民族的血脉。要培育和践行社会主义核心价值观，加强公民道德和精神文明建设"。一个国家、一个民族的强盛，总是以文化兴盛为支撑的。党和政府站在国家战略层面如此重视民族文化，重视以人为本的文化城市建设，中医文化作为中华民族优秀的传统文化的重要组成部分也必将为城市建设中维护人群的健康、遏制慢性病起到积极的作用，使沉寂在古籍里的中医文化再次复活在每个城市中的每个家庭，为整个民族的健康提供有效支撑。

二 慢性病

"慢性病"，即慢性非传染性疾病，定义为长期难以治愈的疾病。慢性病常常是由于人口年龄的老化和不良的生活方式，人类不能适应客观的"社会生活"，发生种种生活方式和精神压力失调所导致，常常被称为"生活方式病"。在国内各大城市，慢性病正在日益严重着威胁着居民的健康，北京也不例外。伴随老龄化社会到来、社会经济快速发展、慢性病不断上升的趋势，导致健康损失、伤残增加、健康不公和社会负担日益严重。

生活在城市中的人，日益被快速增长的慢性病所困扰，政府和民众为摆脱其困扰，投入亦日益增加。2014年7月北京市政府正式发布的《北京市2013年卫生与人群健康状况报告》指出，2013年，北京市户籍人口死因前三位是恶性肿瘤、心脏病和脑血管病，占总死亡的74.0%。其中，恶性肿瘤已连续7年成为北京市的首位死因。2012年，北京市恶性肿瘤新发病例为 40307 例，突破了 4 万例的大关，比上年增长了 3.22%。10 年以来，恶性肿瘤发病每年平均增长 2.2%。这意味着 2012 年北京市每天都有 110 人被确诊为癌症。而 10 年前，这一数字约为平均每天 63 人，相当于 10 年增长了将近 1 倍。慢性病日益成为影响我们健康的重要危险因素。2013 年北京市继续加大卫生财政投入，对公立医院的拨款比 2012 年增长了 7.01%，对基层医疗卫生机构的拨款增长了 22.67%。2013 年北京市医疗机构诊疗达 21882.5 万人次，出院达 291.5 万人次。与 2012 年相比，诊疗人次数增长了 10.9%，出院人次数增长了 8.2%。因此，遏制慢病造成的严重危害已经成为政府高度关注的问题。

三　文化与慢性病之间的关系

（一）慢性病产生的原因

当代社会发展迅猛，医疗技术日新月异，医疗投入日益增加，但是困扰人们健康的问题却没有得到应有的改善，特别是面对越来越多的慢性病，治疗面对诸多困难，所以我们需要重新认识医学。这一点西方医学家也同时发现。以 1977 年美国精神病学和内科学教授恩格尔（Engel G. L. ）在《科学》杂志上著文批评生物医学模式的局限性为代表，西方医学界提出了全新的生物—心理—社会医学模式。这引起了医学界的广泛认同，认为医学的核心还应该是解决患者的社会和心理伤害。1974 年世界卫生组织提出了新的健康理念：健康是身体上、心理上、社会上的完美状态，不仅仅是没有疾病和虚弱状况。所以，针对慢性病的治疗不仅要关注由生物学原因引起的功能障碍，而且要关注和干预由社会和心理因素对个人产生的影响，这种影响甚至还会牵涉到患者疾病症状的形式、持续时间和强度。我们认为，伴随人们的寿命延长，面对的社会关系更为复杂，社会、心理、生理因素同时发挥作用是导致人们产生慢性病的综合原因。因此，在治疗的时候不能仅仅考虑单一的生物学因素变量，而是更多地对患者的心理或社会的因素变量给予全面的干预。

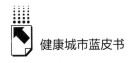

（二）慢性病病因链的发现

在美国社会医学家威廉·科克汉姆创立医学社会学学科之后，人们对慢性病病因链的认识逐步深入，明确了慢性病的发生与靠近病因链近端危险因素（如高血压、高血糖、肥胖超重）和中间危险因素（如不健康饮食、缺乏体力活动、过度饮酒）有联系，更重要的是明确其与病因链远端的社会因素、经济因素、文化因素、环境因素等社会因素有密切关联。因此，慢性病控制有必要从其产生的根源着手，同时作用于中间危险因素和远端社会决定因素，才能达到有效控制慢性病的目的。当代临床医学也正在努力通过对患者的社会、心理因素的干预，控制和改善慢性病患者的形成过程和治疗结果。

1. 冠心病社会心理研究现状概述

冠心病患者普遍存在焦虑、抑郁等负面情绪，这些负面情绪极大地影响了患者的病情及预后。国外大量临床流行病学研究证实，抑郁与心血管疾病的关系密切，有报道指出，抑郁可以使心血管疾病的发生率增加1.5倍。冠心病合并抑郁的患者与冠心病未合并抑郁的患者相比，心脏不良事件的发生率会增加2～3倍。陈小平的研究证实，对冠心病患者进行常规治疗并结合心理治疗，能够有效改善患者的临床症状，缩短住院时间，提高患者的机体功能以及生活质量。石慧等认为，抑郁情绪和内皮功能障碍关系密切，可能是导致动脉硬化早期改变和内皮功能障碍的重要因素之一。

2. 糖尿病社会心理研究现状概述

多项研究认为，多种社会、心理因素与糖尿病的发生、发展及转归有密切关系。糖尿病伴随心理障碍是影响糖尿病患者生活质量、血糖控制的重要原因，情绪障碍（如抑郁、焦虑）、人格特质（如神经质人格）和各种不良行为模式等，均不同程度地影响糖尿病患者血糖的变化。有研究表明，抑郁症个体患糖尿病的概率比对照组高37%。抑郁症患者较正常人群进入糖尿病前期的风险高20%，罹患糖尿病的风险高34%。还有研究表明，针对糖尿病的心理治疗与药物治疗疗效相当。

3. 高血压社会心理研究现状概述

高血压患者的心理健康状况对高血压的发生、发展及预后都有着重要的影响，高血压患者的社会心理状况影响着血压的起伏波动。石慧等通过研究发现，在高血压疾病的治疗上，不仅要注重患者药物治疗及生活方式相关的危险因素的干预，也要充分重视高血压患者社会、心理健康状况的改善，只有这样才可以更好地提高患者的身心健康水平，改善患者的生活质量。

4. 恶性肿瘤社会心理研究现状概述

国内外诸多报道指出，恶性肿瘤与心理社会因素有关。患者受刺激的经历、不良情绪、人格特性、应对方式等与肿瘤的发生有非常紧密的关系。1885 年，派克（Parker）就指出，无法解决的悲哀与乳腺癌关系甚大。1893 年，赫尔博斯（Herbers）在伦敦肿瘤医院报道了 250 例乳腺癌和子宫癌患者，其中 156 位具有"经历了失去亲人的巨大悲痛"病史。1980 年，格罗斯 - 萨斯（Gros-sarth）指出，不愿意表达个人情感和情绪压抑是肿瘤发病的心理因素。因此，我们应对肿瘤，首先要明白不良的心理反应持久作用于人体，会导致肿瘤的发生、发展并影响肿瘤的治疗，所以在对恶性肿瘤施行手术、放疗、化疗、中医中药治疗的过程中，配合必要的心理和社会支持是非常重要的。陈春媚和石济顺等在肿瘤的治疗中配合社会、心理的支持，取得了显著的疗效。

5. 生活常识中的社会心理因素与慢性病的关系

众多的生活常识同样告诉我们，社会心理因素对人的健康状态有着不可低估的影响。我们在门诊中经常会遇到这样的患者：50 岁上下的中年女性，以眩晕就诊，患者可能需要就诊于神经科除外脑部神经血管疾病，就诊于骨科除外颈椎及血管问题，就诊于妇科除外内分泌问题，可能还需要就诊于耳鼻喉科除外内耳神经问题，最终就诊于心内科，并确诊为原发性高血压病。医生可能最终给患者仅仅处方"降压药"就结束本次治疗。但是，患者此时此刻的社会和心理背景，我们却一无所知。患者可能正在面临一场婚姻危机，丈夫要离婚，他们正在为孩子的监护权或者房产而斗争，也可能患者正在为抢救其父母或者儿女奔波于医院病房之中，也可能患者正在完成一项重

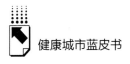

要的工作，经历一场艰难的商业谈判，其心理长期处于一种极度愤怒、恐惧或者紧张、不安之中，其身体正在经历连续数日的辗转难眠和废寝忘食之中。如果了解了这些，我们就会发现，我们给予患者的小小的一片降压药物，怎能完全担负起如此艰巨之重任？

（三）文化的作用

文化将会给予健康全方位的支持。德国社会学家卡尔·马克思认为，人的本质是一切是社会关系的总和。英国社会人类学家玛丽·道格拉斯在《纯净与危险》中指出，身体原则上可理解成一个文化象征系统，身体是整体社会的隐喻，身体中的疾病也仅仅是社会失范的一个象征。她区分身体的物理性质和社会属性，并且强调身体的社会塑造特征。英国社会学学者布莱恩·特纳在《身体与社会》一书中，强调我们的身体必须被理解为是由社会所建构的，但作为躯干肉体的生物性在他的思想中亦占据重要地位。我们认为，文化给予患者必要的心理支持，其作用在心理上，体现在躯体上，可以增强患者对社会环境、自然环境的适应能力，改善患者的社会关系，营造和谐的氛围，提高患者的健康素养，经济而有效地遏制慢性病。

1. 国外研究

西方发达国家早在20世纪60年代就开始意识到医学文化教育的重要性，1974年出现了"健康文化素养"（Health Literacy）的概念，随后引起广泛关注。世界卫生组织对健康文化素养的定义为：健康文化素养代表着认知和社会技能，这些技能决定了个体具有动机和能力去获得、理解和利用信息，并通过这些途径能够促进和维持健康。健康文化素养是一种自我维护健康的文化能力，可以直接作用于慢性病整个病因链的中间危险因素和远端社会决定因素。80年代，美国开始提出第二次公共卫生革命的口号："国家将来的公民卫生保健道路，不能再依靠昂贵的医药和医疗技术的金砖来铺路，而应当在预防和健康促进方面来一次战略性突破。"第二次公共卫生革命主要集中在初级预防目标上，而健康文化教育占据了初级卫生保健的中心舞台。美国1992年国家成人文化调查表明，约有50%的美国人处于健康文化水平为低或较低的层次。加拿大也从全国人口文化水平的调查开始，并进行了系统的研究，如1989年安大略公共卫生协会进行了"文化与健康"项目研究，1993年又启动了第二个项目；1994年加拿大公共卫生协会开始了"文化与健康"国家项目"NHP"研究，2000年5月、2004年10月先后两次召开包括北美地区文化与健康的专题学术会议，指出了健康文化对疾病有不可忽视的影响。美国研究机构还发现，健康文化素养程度与卫生支出有着显著的相关性。低健康文化素养对个人健康、家庭和社会都会造成经济支出的增大和卫生资源的浪费。美国1998年的一项研究表明，阅读水平在0～2级的低素养人群每年的医疗卫生支出为12974美元，而全国平均支出只有2969美元。调查发现，低健康素养导致身体健康状况差、频繁住院等情况，增加了美国每年500亿～730亿美元的支出。吉姆（Kim）构建的压力—缓冲效应模型提出，社区居民间和谐相处、相互信任可以为患者提供情感支持，有效应对社会危险因素对个体心理状态的负面影响，从而舒缓压力，改善健康状况，遏制慢性病。

2. 中国的现状

中国对健康文化素养的研究起步较晚。近年来，中国在提高公民健康文化素养方面做了很多努力，公民健康文化素养有了一定的提高，一些公民改变了不健康的生活方式，但是整体来讲，公民健康文化素养的形成率还比较低。2008年1月，中国卫生部以公告形式发布《中国公民健康素养——基本知识与技能（试行）》，这是中国出台的全球首个公民健康基本素养的第一份官方文件，也是中国健康教育领域发布的第一份公告，表明中国健康素养的研究向前跨越了一大步。中医文化的宣传，也集中出现在最近5年间。伴随城市经济进步，健康文化需求日益提高，以当代中医文化的传播尤为突出。无论是通过报纸、杂志、专业书籍，还是通过广播、电视、网络途径，中医文化知识的传播深入了城市的每个角落。在早期，洪绍光教授的"养生讲座"悄然流行，随后，曲黎敏出版了以介绍中医保健思想为主要内容的《从头到脚说健康》，同时还有诸多作者、编者广泛介绍了中医传统疗法（从穴位按摩、经络保健到节气养生、食疗保健），还有期刊和报纸都开辟了中医养生保健专栏，各大广播电视台播出了养生健康类节目，北京电视台的"养生堂"更是深受群众喜爱。但是，当我们仔细梳理整体的传播内容时发现，这些内容更多地关注于饮食和营养，具体内容以医疗保健知识和治疗技术为主，忽略了居民健康与"社会、心理"的关系，忽略了居民健康与"文化修养"之间的关系，导致部分患者过度依赖养生"技术"来应对疾病和促进健康，患者每天花费大量的时间和精力进行"药膳"的配制、"经络"的按摩、饮食的调养搭配、手掌掌纹与健康的关联研究等，远离了改善健康的关键内容——社会、心理因素，导致这部分患者客观上获得较少的健康收益。分析其原因，关键在于传播的中医养生文化不完整，对社会、心理因素能够有效干预发挥作用的中医文化元素缺失。

综上所述，我们认为，要在政府主导下大力宣传中医文化的，倡导传统文化理念，以文化人，提高全民的健康文化素养，营造和睦的家庭关系、和谐的工作环境，从而促进健康，抑制慢性病过快增长。除了要在医疗技术层面提供帮助，还需要我们社会家庭构建良好的道德文化氛围，促进我们的健康。

参考文献

王旭东主编《中医文化导读》，高等教育出版社，2007。

阎丽：《春秋繁露译注》，黑龙江人民出版社，2003。

卫生部统计信息中心：《2008 中国卫生服务调查研究》，中国协和医科大学出版社，2009。

〔美〕威廉·科克汉姆：《医学社会学》（第七版），杨辉、张拓红译，华夏出版社，2001。

陈仁友等：《农村居民疾病经济风险与灾难性卫生支出关联性研究》，《卫生经济研究》2012 年第 3 期。

陈小平：《心理干预在防治冠心病发作中的作用分析》，《中外医学研究》2014 年第 9 期。

石慧等：《伴抑郁情绪内科门诊患者的血管内皮功能》，《中国心理卫生杂志》2014

年第 7 期。

裴大军等：《心血管疾病患者社会支持与生活质量关系的研究》，《医学研究杂志》2011 年第 10 期。

任慧等：《社区高血压患者社会资本与心理健康的关系》，《中国慢性病预防与控制》2014 年第 3 期。

陈春媚、郭利香：《妇科肿瘤患者手术前后心理护理和健康教育》，《医药前沿》2013 年第 21 期。

石济顺等：《全科模式下心理干预对社区肿瘤患者生命质量影响的研究》，《上海预防医学》2012 年第 5 期。

Meijer A. , Zuidersma M. , de Jonge P. , "Depression as a Non-causal Variable Risk Marker in Coronary Heart Disease," *BMC Medicine*, 2013, 15 (11).

Anne Mayer, Matthew Goldenberg, Matthew, A. , et al. "Mediators of Change in Psycho-social Interventions for Cancer Patients: A Systematic View," *Behavior Medicine*, 2012, 38 (3).

国外借鉴篇

Segment Reports：Experience from Foreign Countries

B.13

国外健康城市建设的新进展与启示

雷海潮　杨玉洁*

摘　要：　适应居民的健康愿望是现代城市建设和发展的基本要求。世界卫生组织在20世纪80年代中期就发起了健康城市活动。本文综述了国外健康城市的最新进展，并介绍了英国利物浦、加拿大多伦多、澳大利亚伊拉瓦拉、韩国首尔四个地方开展健康城市创建的主要做法和成效，并总结了其对中国的启示与借鉴：坚持"把健康融入所有政策"的综合发展观；积极改善影响健康的各类经济社会环境因素；重视解决弱势群体的健康公平问题；坚持政府发动，倡导多部门协作与社区参与；制定符合实际情况的健康城市干

* 雷海潮，博士，教授，北京市卫生和计划生育委员会副主任，主要研究方向是卫生经济学与公共政策；杨玉洁，中国医学科学院卫生政策与管理研究中心。

预项目，并做好评估工作。

关键词： 健康城市　进展

健康城市计划始于 20 世纪 80 年代。世界卫生组织于 1986 年开始介入健康城市项目，并将其纳入制度化轨道，成立了欧洲区健康城市办事处。随后，健康城市在欧洲、美洲、亚洲等迅速发展起来，成为一项全球性的运动。世界卫生组织将健康城市计划分为启动、组织和实施三个阶段；不同国家由于开始的时间不同，健康城市的进展也不相同。截至目前，全球已有4000 多个城市加入健康城市创建活动。以下从健康城市的基本概念出发，着重阐述国外健康城市的新进展，并分析其主要做法，总结一些可供中国借鉴的经验。

一　健康城市的内涵与应对的主要问题

健康城市，是由健康人群、健康环境和健康社会有机结合的一个整体，通过不断地改善环境、扩大社区资源，使城市居民能够互相支持，以发挥最大的潜能。健康城市是作为一个过程而非结果来界定的，它并不是指一个已达到某种特定的健康水平的城市，而是对健康有清醒认识，并努力对其进行改善的城市。任何城市，无论其当前的健康水平如何，只要能够致力于改善和发展自然环境与社会环境，服务于居民的健康，就可以开展健康城市活动。健康城市的提出是对未来城市运行状态的美好设想和展望，其目的在于通过人们的共识，动员市民、政府和社会团体合作，以此提供有效的环境支持和健康服务，从而改善城市的人居环境和居民的健康状况。2009 年通过的《萨格勒布宣言》提出，建设健康城市要遵循平等原则、充分参与和赋权原则、跨部门协作原则、团结友好原则以及可持续发展原则。

发展健康城市有助于应对快速城市化给人类健康带来的挑战。城市化不

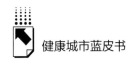
仅是城市数量的增长和规模的扩大，它的最终目标是人的发展和健康，但城市化进程的加快，带来了人口密度过高、交通拥挤、环境污染、社会分化等问题，使居民健康面临严峻挑战。因此，城市化发展必须要以促进健康为导向和宗旨。健康的社会决定因素繁多复杂，健康问题的有效解决仅仅依赖卫生服务是远远不够的，还有赖于支持性的物质条件和社会环境，如良好的居住和就业状况、稳定的收入状态、健全的社会保障机制、公平的财富和资源分配等。改善健康社会决定因素的关键策略即世界卫生组织提出的"把健康融入所有政策"，强调当政府所有部门将健康作为制定政策的重要内容时，才能更好地实现政府确定的各项发展目标；而健康城市的发展涉及医药卫生、城市建筑、交通环境、社会经济等多个方面，体现了全民参与的特点，建设内容也完全契合"把健康融入所有政策"的理念。

二 健康城市的标准及评估

健康城市的目标是不断提高居民的生活质量和城市的整体形象，其建设效果需要科学的评价方法予以评估。为推动健康城市的建设，汉考克（Trevor Hancock）从社区、环境、经济三个方面提出了构建公平、宜居、可持续发展的健康城市模型（见图1）。随后，世界卫生组织公布了健康城市的10项具体标准：为市民提供清洁安全的环境；为市民提供可靠持久的食品、饮水、能源供应；保证市民在营养、饮水、住房、收入、安全和工作方面的基本要求；拥有一个强有力的相互帮助的市民群体；能使其居民一道参与制定涉及日常生活，特别是健康和福利的各种政策；提供各种娱乐和休闲活动场所；保护文化遗产，并尊重所有居民的各种文化和生活特征；赋予市民选择有益于健康的行为的权利；能够使更多市民享受到健康服务；能够使人们更健康长久地生活和少患疾病。这10条标准的提出，为健康城市的深入发展指明了方向。

健康城市评估可分为初期、中期和远期。初期阶段主要评估健康城市计划的实施和完成情况，中期阶段的重点在于评价健康相关的环境卫生和行为

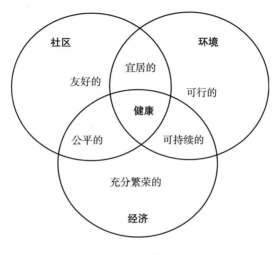

图1　健康城市模型

方式的变化，远期阶段则关注针对特定人群或公共卫生项目实施的社会经济和健康效果。随着健康城市的发展，形成了多种健康城市建设效果评估方法。国际健康城市联盟（Alliance for Healthy Cities，AFHC）2006年提出采用"SPIRIT"框架作为评价工具，用以评估一个城市是否符合健康城市的标准以及进展是否成功。"SPIRIT"框架包括：场所手段、可持续性、政治承诺、政策、社区参与、信息、创新意识、资源、研究、跨部门合作以及培训。此外，还有"健康城市评估过程图"，荷兰鹿特丹市提出的"健康温度计法"，以及罗恩·德雷伯提出的"十年预测模型"等。

　　为协助各国对健康城市的建设效果进行评估，世界卫生组织起草了可量化的健康城市指标体系，包括健康水平指标、健康服务指标、健康环境指标和健康社会指标等。但是，该指标体系过于庞大，随着健康城市的发展也一直处于不断修订与完善中。健康城市是城市发展的理想目标，在评估健康城市时，不一定要达到某一特定的标准，世界卫生组织也没有设定全球统一的指标体系，而是由各国根据本国建设内容的实际情况，制定符合国情和期望的评价指标。此外，健康城市是作为一个过程而并非作为结果来界定的。因此，在进行评估时，实施过程和结果同样重要。这一过程指标可能包括跨部

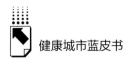
门合作关系的形成、各阶段完成任务的日期、实际所做的工作以及策略效果等。在健康城市建设框架中，尤其要注重健康决策过程的普遍参与和健康政策的公平覆盖。

三 国外健康城市的新进展

（一）英国利物浦

英国作为欧洲区"健康城市项目"的代表国家之一，至今已经完成五个阶段的工作。自1987年起，每五年作为一个分期，从开始建设相关机构致力于城市健康规划，到具体执行各项健康计划，英国各个城市在这一过程中结合不同的健康社会决定因素影响及城市发展特点，形成了一些特色实践项目。例如，布莱顿－霍伍市发展健康城市的重点在于消除阶层之间的不平等现象，减少卫生服务的不公平；莱姆登市为解决老年人健康问题，推出了"老年人论坛""谁来关心你的健康"等一系列活动。

利物浦是英国最早加入世界卫生组织健康城市计划的城市之一，1987年即启动了健康城市建设。其主要做法和经验有：①建立以政府为主导的多部门合作机构。主要包括：联合咨询委员会，由地区健康管理机构与市政机构组成；联合公共卫生团队，主要指导与健康相关的行动，并对联合咨询委员会负责；健康城市小组，执行与支持相关机构与社区团体联合的工作；四个策略支持团体，负责四个健康关键领域（心脏病、癌症、性健康与意外事故、居住健康）的策略规划。随着跨部门合作机构日臻成熟，新的健康团队移至利物浦议会的中央决策单位，并由副市长亲自领导，政策层次的推动工作比之前更为容易。②循序渐进地完成阶段性建设任务。利物浦首先通过三个示范计划，即YUK反毒运动、健康与体能测试、健康行动区，使健康成为市民最关心的议题；然后，围绕"利物浦一号"（Liverpool First）计划合并了健康城市工作，重点进行健康影响评估和健康公平审查等，同时提供了一个可持续的社区发展策略，融入当地环境保护单位所提出的八大准则，即可持续性、平等、社会融合、社区凝聚、连接计划、连接行动、社区参与和作业透明化。③构建相关支持策略，体现"把健康融入所有政策"的理念。健康城市的发展受到了"城市区域发展计划"（City Region Development Plan，CRDP）和"利物浦邻里更新策略"（Liverpool Neighborhood Renewal Strategy，LNRS）的支持，在议会承诺与健康团队的努力下，建立起有益于该城市经济、环境和社会发展的健康公共政策与创新策略；通过每个阶段的计划，明确定义城市面临的问题，同时将推行的策略进行归档，无论是策略的规划、实施还是监测都有较为完整的体制，确保了资源的有效利用。

利物浦健康城市的发展随着欧洲区健康城市运动进入了第六个阶段（2014~2018年）。基于前面各个阶段的努力，利物浦健康人群、健康环境、健康社会的建设得到了较好回报。为减少市民健康伤害，利物浦推出无烟立法，致力于将该市打造成"无烟城市"，并带动整个英国推出了全国性的无烟立法。为全面促进市民健康，利物浦以社区为基础，在全市范围内开展"体能锻炼"项目，得到市民积极响应；参与健康骑行的市民每年都会新增250人，参与健走活动的市民每年新增超过1000人；在3~6岁的儿童中，91%的孩子每周至少会参加120分钟的体育课程，锻炼身体；到2010年，全市使用健康生活方式中心的市民比2005年增长了43%；"体能锻炼"项目不仅降低了市民的超重和肥胖率，减少了糖尿病、心脏病等慢性疾病的发生，而且帮助市民培养了运动健身的好习惯，改善了市民的健康状况。

（二）加拿大多伦多

加拿大是最早开展健康城市建设的国家之一，1987年正式启动健康城市项目，还率先开展"健康社区"行动，逐渐在省级水平建立了健康社区和城市网络。在健康城市发展过程中，分权制框架下的城市政府与非营利性组织发挥了重要的推动作用。由于行政机构更替、城市合并等，近些年加拿大多个健康城市的建设受到了不同程度的影响，但在城市规划、健康住宅建设等方面还是提供了有益的经验。

多伦多是加拿大健康城市的发源地，1988年开始的第一份报告《健康

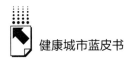
多伦多2000》（*Healthy Toronto 2000*），即指出健康影响因素的复杂性及健康领域面临的挑战，同时提出了解决健康公平性、跨部门合作、创造健康环境等理念；多伦多的建设活动主要由健康城市办公室和健康城市小组推动，并在渥太华健康促进五大原则的框架指导下实施。近些年的建设内容主要有：①创造健康的自然环境。为应对气候变化，促进可持续性的社会变革，市政府提出"清洁空气，气候变化和可持续的能源行动计划"；同时，开展"城市森林"项目，植树造林，生态效益显著。②构建步行城市。为方便居民参与健康促进，多伦多步行委员会提出了"多伦多行人宪章"，倡议绿色出行，并制定"步行策略"，该策略于2009年被加拿大城市联合会采用。③帮扶弱势群体，推行原住民住房计划。为解决居民住房问题，大多伦多地区（Greater Toronto Area）推出了"原住民住房计划"，为低收入原住民提供可负担的房屋出租单元、住房贷款和房屋修缮，同时放弃征收住房开发费用，并承诺25年内免除物业费。④振兴社区。多伦多尤为重视建设以社区为基础的健康服务系统，为打造健康社区，开展社区公园和海滨公园项目，将原本贫瘠荒废的地区改造成宜人的健康运动场所。⑤推行健康食品策略。该策略旨在使居民掌握识别及食用健康食品的技能；将食品打造成多伦多绿色经济的核心，构建健康、可持续的食品供应系统。

多伦多健康城市建设取得了明显成效，"构建步行城市""振兴社区"等项目得到市民大力支持，进展顺利，多伦多连续多年被评为全球最宜居的城市之一。绿色出行计划使多伦多环境污染得到有效控制。据调查，在多伦多上班族中，约45%的市民选择步行或骑单车，40%的市民选择乘坐公共交通工具，只有4%的市民单独驾车上下班。与未推行步行策略的城市相比，步行环境的营造增加了市民开展体能锻炼的频次，使人口的肥胖率明显下降，中风、糖尿病、心血管疾病等慢性病的患病率也显著降低。通过合理开发土地资源，低收入人群的住房问题基本得到解决；健康、多元、美丽的海滨公园成为市民开展健康活动的主要场所；社区环境的改造也使部分市民可以在适当的步行范围内，享受到生活、娱乐以及公共卫生服务等。基于健康城市的发展，以"健康"为导向的"活力都市"

（Active City）（不断创造和改善建筑与社会环境，扩大社区资源，确保所有市民都能在日常生活中进行体能锻炼）计划已经在开展中，其建设效果更加值得期待。

（三）澳大利亚伊拉华拉

澳大利亚的健康城市建设于 1987 年启动，由澳大利亚社区健康组织推动，主要通过社区网络开展，各项活动都是在社区团体、学校、政府资助的卫生机构和其他社会部门共同合作下进行的。自启动以来，澳大利亚健康城市计划推出了多项能够直接促进市民健康的行动，如"早餐计划""环境保护""改善交通方式"等，旨在通过跨部门的紧密合作与社区参与策略，使每位市民都过上健康积极的生活。

属于新南威尔士州的伊拉华拉于 1987 年开始创建健康城市，是澳大利亚最早获得资金支持的城市之一。该城市建设由健康委员会推动，委员会包括多位理事，负责决定健康策略方向、开发治理体系、审查机构的财务管理状况等；另有其他协助职员，通过与相关组织和社区成员合作共同规划健康项目，并在具体执行过程中提供必要的指导。与健康直接相关的措施有：其一，社区营养计划。包括对社区居民进行健康饮食教育和培训工作，降低超重和肥胖率，减少可避免的住院治疗次数等。其二，体能锻炼项目。该项目侧重为残疾人、弱势群体和处于危险因素的社区成员提供促进健康的活动方案和设施，同时改善小学生不健康的生活方式，如久坐不动、沉迷于电脑等。其三，儿童伤害控制项目。该项目侧重对社区儿童和家庭进行健康宣讲，帮助儿童养成健康的生活习惯；提供安全的社区游戏设施，控制儿童生活中的不安全因素，以减少儿童伤害事件的发生。其四，艾滋病预防项目。该项目侧重对社区居民进行艾滋病相关议题的教育，减少大众对艾滋病患者的歧视；发展及改善相关机构间的服务与合作，增加支持性的工作环境及社区意识，改善服务的可及性。其他促进健康的公共政策还包括：①控烟。制定控烟指导方针和实施策略，举办一系列关于控烟与戒烟的活动（如提倡无烟户外用餐计划），以减少青少年吸烟率，促进健康人群壮大。②改善公

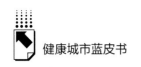
共运输系统。规划和开发自行车道与步行道，设立便利的公共设施，鼓励市民搭乘大众交通工具或步行、骑单车以改善空气品质，降低噪声水平。③安全社区计划。安全社区与健康城市在本质上是互补的，社区网络与健康城市计划的结合有助于促进工作落实。

该市经过25年以上的建设发展改变了城市面貌，在促进市民健康方面取得了良好效果：清晰分明的道路网规划，加之市民安全教育，使交通意外的发生率逐年降低；基于社区的体能锻炼等健康促进活动，使市民的健康水平显著提高，肥胖率及烟草使用率明显下降，尤其是针对孕妇开展的社区健康教育和关注性健康的艾滋病预防项目取得了重大进展；儿童健康及伤害控制项目帮助多数儿童和青少年建立了积极的生活方式，形成了健康的饮食习惯；在过去的30年中，儿童住院率及可预防的非故意伤害死亡率稳步下降。但是，穷人和富人之间的差距仍在扩大，最贫穷的市民逐渐被边缘化，贫困人群的生活质量难以有效保障，该市今后进行健康城市建设的目标将向促进健康公平方面转变和强化。

（四）韩国首尔

韩国健康城市建设启动于1998年，由各市政府组织推动，并加入西太平洋健康城市联盟（Alliance for Healthy Cities in the West Pacific Region）。为进一步促进健康城市发展，韩国规划师协会于2008年成立健康城市研究小组，国家层面的合作小组使每个城市都可通过全国性的研讨会议，相互交流经验。韩国遵循自下而上的方式，发展健康城市，通过实施相关政策和规划，开展了有成效的健康城市行动。

首尔健康城市计划开始于1999年，最初的计划着眼于制定健康政策，在具体执行过程中仅限于政府政策层级，未落实到地方层面，实施效果不佳。2003年，市政府重新调整相关政策和措施，开始执行新的健康城市计划，并由市政府领导的健康促进团队负责推动；后来出现的健康城市整合机制，成为推动健康城市的重要行政组织。与健康相关的部门包括"健康城市""健康生活形态""失智症管理"三个团队。到2013年，首尔健康城市建设共完成了四个阶段的任务。其主要做法和经验有：①改革都市公共健康系统，营造良好的生活形态。发展健康指标部门，构建健康网络与安全网页，使城市可以通过大众，传播推动健康促进计划，出版健康促进资讯；让市民参加都市健康政策下的相关行动，例如健康博览会、健康学校与健康职场计划等。②调整健康服务，平衡分布健康资源。为穷人扩展医疗服务，提供失智症、心理健康与酒瘾机构照护，动员公立与私立医院的资源以构建医疗网络，减少重大疾病患者的经济负担等。③强化社区行动力，发展健康策略公共关系。健康促进工作者通过社区来推动健康工作，充分展现了自下而上的行动力。此外，首尔每年都会资助非政府组织开展健康相关计划，如"市民反堕胎联盟""生活分享协会""不吸烟市民团体"等。④将健康融于其他公共政策，创建支持性环境。通过进行城市基础设施维修，森林、公园改造，构建社区步行圈，在空气污染区设置臭氧警示系统等，给民众提供健康的休憩锻炼场所，改善市民生活的环境品质；改革公共转运与交通规划系统，有效缓解都市车辆堵塞问题；构建食品安全资讯网，定期向市民发布食品安全相关资讯；推动心理健康计划，减少精神病人的障碍，确保其平等享受权利；推动安全文化运动，提升安全意识和安全措施等。

首尔城市建设陆续取得成效，屡屡获得健康城市国际奖项。建设期间出现了多项具有代表性的示范项目，仅 2014 年由首尔政府支持的示范项目就多达到 50 个，内容涉及健康咨询、健康网络会议、针对女性开展的关于步行和营养的健康教育等。这些项目目前都在良好运行之中。健康项目的有效实施使城市建设取得了效益，同时也改善了市民的健康状况。例如，江东区健康项目的实施，使更多居民参与到体能训练和慢性病预防与管理活动中，居民健康状况的主观改善从 2008 年的 41.9% 增加到了 2011 年的 55.0%，近三年的健康状况改善更为明显。阳川区提倡的健康学校项目使主动参与锻炼的中学生数量从 2011 年的 15.8% 增加到 2013 年的 22.5%，营养健康项目也使其受益者从 2.4% 增加到 4.9%，起到了良好的健康促进和疾病预防效果。

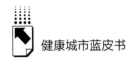

四 健康城市发展的启示

健康城市的发展是一个逐步探索实践的过程，每个加入创建的城市都必须根据自身发展的特点不断摸索改进。从国外将近 30 年的健康城市发展情况可以看出，健康城市的建设不只是局限于卫生服务的获取，而是更多地涉及健康环境的创建、教育能力的提升、公共交通运输网络的建设、安全社区的营造以及公共卫生问题的应对干预等，它关注的是整个城市的发展，强调多部门的积极参与协作；关注公平，提高个人和社会应对问题的能力。这些实践为全球卫生发展的新理念提供了循证基础。

（一）坚持"把健康融入所有政策"的发展理念和要求

健康与经济社会环境发展是互相影响、互相促进的。健康城市要求当地政府必须意识到，健康主题与城市发展的所有政策、项目和服务都息息相关；健康城市的创建是提高决策者健康意识，倡导战略规划与部门合作，促进变革和创新的过程，也是不断发挥公共政策在促进健康方面作用的过程。在这个过程中必须坚持"把健康融入所有政策"的理念和要求，卫生、规划、交通、商业贸易、食品、药品、财税、环境保护等相关部门应该协调采取行动，共同制定具有针对性且行之有效的公共政策，将健康及健康公平融入公共政策之中，并结合城市的社会和文化背景对健康问题进行界定，根据发展现状设定阶段性目标和重点建设领域。

（二）积极改善影响健康的各种经济因素、社会因素、环境因素

从健康城市的发展成效可以看出，如果不解决整个社会系统中的种种相关问题，就无法解决健康问题。在当前影响健康的各种因素中，除了卫生服务因素、生物遗传因素外，绝大多数外部因素（如就业、教育、住房、交通、环境污染等）是游离于卫生系统之外的。因此，健康城市的发展若想达到一个良好的状态，就必须制定相关措施致力于改善影响健康的各类经济

社会和环境因素。我们可以参照《健康问题社会决定因素：里约政治宣言》中所提出的建议，在国家层面建立统一的健康政策，将多部门参与卫生政策制定过程制度化，确保公平的全民统一健康覆盖，并加强针对健康社会决定因素的监测、研究与证据分享。

（三）关注并持续改善弱势群体的健康公平

健康公平是社会公平的一个重要方面。从《阿拉木图宣言》《渥太华宪章》到发达国家和部分发展中国家层面的卫生工作，都十分重视和强调健康是基本人权，并采取措施促进健康公平。忽视健康公平的城市建设会严重扭曲在经济、教育、卫生、环境等方面获得的积极成果。在快速城市化过程中，健康风险最大的群体是城市贫民和流动人口，他们往往被排斥在城市化进程之外，不能获得基本的公共服务，更缺乏稳定的住房保障、充分的就业机会和有质量的公共服务等。因此，在健康城市建设过程中，必须发挥包括卫生在内的多部门在减少健康不公平中的作用，建立从根本上消除健康不公平的治理机制和政策体系，确保大多数弱势人群的需要得到优先关注，确保那些被边缘化的人群在就业、薪酬、住房、交通、儿童早期发展、教育和职业发展等方面得到优先保障，促进社会文明和谐稳定。

（四）坚持政府引导，提倡多部门协作与社区参与

政府部门、社区居民、非政府组织的广泛参与及协作，是推动健康城市建设的动力。各个健康城市的发展都有一个共同的组织特征，即成立由市政府行政长官、各部门领导、专家等组成的健康城市创建委员会或研究小组，并由该组织统一领导。城市建设需要在政府统筹下，建立多部门协作机制；各部门相互交流，共同规划。此外，健康城市的建设过程也是社区组织与社区参与的过程，是增强社区归属感、营造和积累社会资本的过程，在规划实施阶段，赋予社区居民决策参与权，有利于健康城市计划的可持续发展。同时，公众也不能仅作为公共卫生或城市服务的被动接受者，而应该成为推动

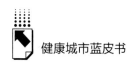

健康城市发展的重要资源，基于对自身健康需要的了解，影响公共决策，广泛参与到城市建设之中。

（五）制定符合实际的健康城市项目，并做好监测评估

由于各城市的经济社会发展水平、历史文化背景不同以及面临的健康问题有所差异，在健康城市方面没有全球统一的实践项目。在制定规划时，可参考借鉴其他城市已有的成功经验与做法，但必须立足于城市发展的实情。在具体建设过程中，通过社区诊断、城市健康调查等方式，根据当前人群健康和城市发展过程中存在的主要问题与困难，开展有针对性的干预和服务项目；同时要重视基础设施建设，关注弱势群体的健康改善，构建公平和谐的健康城市。在健康城市计划的每个阶段，都应根据该阶段制定的指标体系，收集相关数据，监测健康城市的建设进展和成效，并根据评估结果，合理调整工作重点，适时完善指标体系，使健康城市的建设始终建立在循证的基础之上。这样不仅有助于项目人员及时发现和解决健康主要问题，而且有利于形成联动机制，调动各个方面参与者的积极性，保证健康城市计划更加合理高效地进行。

参考文献

许从宝、仲德崑、李娜：《当代国际健康城市运动基本理论研究纲要》，《城市规划》2005 年第 10 期。

石光、韦潇、汝丽霞：《卫生政策的优先重点：健康和健康不公平的社会决定因素》，《卫生经济研究》2012 年第 5 期。

陈钊娇、许亮文：《健康城市评估与指标体系研究》，《健康研究》2013 年第 1 期。

黄敬亨等：《健康城市运行机制的评估：SPIRIT 框架》，《中国健康教育》2011 年第 1 期。

周向红：《加拿大健康城市经验与教训研究》，《城市规划》2007 年第 9 期。

陈钊娇、许亮文：《国内外建设健康城市的实践与新进展》，《卫生软科学》2013 年第 4 期。

Evelyne de Leeuw, "Do Healthy Cities Work? A Logic of Method for Assessing Impact and Outcome of Healthy Cities," *Journal of Urban Health*, 2012 (2).

Agis Tsouros, Geoff Green, "Healthy Cities in Europe: Editorial," *Journal of Urban Health*, 2013 (1).

Dawson J., Huikuri S., Armada F. "Liverpool Active City 2005 - 2010: Increasing Population Physical Activity Levels Through Intersectoral Action," *Journal of Physical Activity and Health*, 2014.

Moon J. Y., Nam E. W., Dhakal S., 3 "Empowerment for Healthy Cities and Communities in Korea," *Journal of Urban Health*, 2014.

Jun Young Lee, "Healthy City Project in Seoul," *International Journal of Urban Sciences*, 2005 (2).

B.14

国外水生态区域合作经验研究及其对北京的启示

马东春　王凤春　汪元元*

摘　要：　本文通过分析日本、欧美等国家和地区在水源保护、水权交易、水污染治理等方面开展的水生态区域合作案例，总结出可供北京市开展区域生态合作借鉴的经验。在此基础上，本文提出，北京市可采取政策补偿、资金补偿、项目支持、智力支持和园区共建五种合作形式；完善法治建设、建立协调机制、加强监督考核手段、实行信息公开管理、扩大公众知情权、保障资金稳定六个方面是北京市开展水生态区域合作的重点任务。

关键词：　水生态　区域合作　生态补偿

北京作为华北地区资源性缺水的特大型城市，其水资源主要依赖天然降水和上游来水。由于多年持续干旱，北京市当地不能形成有效降水，上游地下水补给逐渐减少，再加上连年超采，致使地下水位持续下降。与水资源减

* 马东春，北京市水科学技术研究院水务发展战略研究所所长，高级工程师、高级经济师、注册咨询工程师、水利部发展研究中心特约研究员，主要从事生态经济、公共政策与管理、水资源管理、水务发展战略，资源经济等方面的研究工作；王凤春，北京市水科学技术研究院水务发展战略研究所，工程师，主要从事水资源管理、生态经济、水文化等方面的研究工作；汪元元，北京市水科学技术研究院水务发展战略研究所副所长，高级工程师、经济师，主要从事水资源管理、技术经济、水与经济社会协调发展、水生态服务价值等方面的研究工作。

少形成鲜明反差的是，这一时段北京经济社会高速发展。不断增长的刚性需求和水资源严重短缺之间的矛盾愈加凸显，超出了水资源承载能力。

北京市在水资源利用方面要同时处理与上游、下游的关系，水资源状况取决于京津冀区域发展，水生态问题跨越了行政界限，变为整个流域甚至泛华北地区的发展问题。水生态环境问题是整体性、全局性和长期性的问题。水生态环境具有公共性、整体性的特点，地方政府在传统行政管理中存在不适应跨区域生态治理形势要求的诸多缺陷，各地区的生态文明建设不能采取各自为政的做法，需要坚持区域生态共同体理念，确立统筹协调的区域共同体意识，进一步强化区域生态合作。只有通过体制和机制创新，建立多元联动的跨区域生态合作机制，采取多元联动的跨区域生态治理行动，才能推动生态文明不断取得实效。要通过建立区域水生态合作机制，推动和促进区域可持续发展，建设共同发展的水生态文明格局。

水资源短缺是全球性的问题，欧美、日本等国家和地区在水资源保护和水环境治理过程中较早开始采用区域合作的方式，取得了良好的效果。本文对国外的水生态区域合作案例进行分析总结，并提出适合北京的合作思路和模式，以推动北京市区域生态合作的发展。

一　国外水生态区域合作案例分析

国外的跨区域水生态合作大多是以流域综合管理、水权交易、补偿上游土地使用等形式开展的。

（一）日本太田川流域水源林基金

太田川流域位于日本本州西部山区，由广岛市、大竹市、廿日市市3个市的13个镇2个村组成，总面积为235206公顷。

1977年，广岛县编制长期综合计划时，考虑到人口增长、生活水平提高以及产业经济的发展必然带来需水量的增加，因此对未来全县的需水情况和供水能力做了预测。预测结果显示，未来8年将会出现100万吨/日的供水缺口。所以，在兴建水库和合理用水的同时，全体集水区流域内的市、镇、村居民对水源林建设要有一种共识。必须认识到森林通过发挥涵养水源、调节洪峰、防止泥沙流失等公益性机能，尤其是在水源涵养方面所发挥的作用是巨大的。但是，森林从造林到采伐需要很长时间，许多水源地由于缺少资金和劳力，森林的机能无法充分发挥。所以，水源地带的造林、营林不能只依靠流域上游的人，下游的人也应该负担相应的费用，上下游地带应该成为一体，共同开展水源林培育。为此，由广岛县及太田川流域相关的广岛市等 34 个市、镇、村，设立了"广岛县水源林基金会"（以下简称"基金"），为提高水源地带森林的水源涵养功能而努力。

"基金"协议的主要内容包括：①县、市、镇、村、企业等对于上游地区进行造林、营林等给予必要的补助或贷款，同时自身也开展分层造林业务。②在经费的负担方面，根据参加成员的人口情况、水系的工程费用、水量大小等综合考虑决定。③在水源林补助条件方面，首先指定在水库或取水口的上游的森林为"水源林"。水源林的作业通过协议受到以下约束：伐期比"森林计划"中的标准伐期龄延长 10 年；控制一处皆伐面积在 10 公顷以内；择伐作业的场合，择伐率在 30% 以内。④基金的使用包括以下几个方面：一是对于森林所有者进行的造林及营林的补助，在现行补助金基础上再加上不超过 10% 的补助，打枝在 20% 以内；二是市、镇、村进行造林及营林所需资金的借款；三是"基金"自己开展分层造林的经费；四是提高林地的水源涵养机能及普及有关水源林科学知识的经费。

"基金"设立后，到第一期计划（10 年计划）即将结束的 1990 年，累计投入水源林建设资金 13 亿日元，共计指定水源林 20522 公顷。具体表现在三个方面。其一，对森林所有者（指私人所有）进行的造林、营林的补助：造林 3231 公顷，补助金 17630 万日元；抚育 21000 公顷，补助金 19621 万日元；修建集材道 16499 米，补助金 928 万日元；其他 4630 万日元；总计 42809 万日元。其二，对市、镇、村进行的造林、营林的费用负担：共有 10 个市、镇、村取得分层造林 2144 公顷，费用为 28116 万日元，奖励 1989 万日元，总计 30105 万日元。其三，"基金"自行进行的分层造林支付：新造林 324 公顷、抚育 1850 公顷，共计费用为 56345 万日元。

除了获得增加森林面积、涵养水源，解决了造林费用这些效益之外，广岛县水源林建设的另一层更加深刻的意义还在于活动得到了社会对森林、林业的理解，尤其是国民更加加深了对森林的水源涵养作用的理解，更加珍惜、爱护自己生活环境中的森林。因此，在第一期水源林建设计划完成之后，广岛县立即又开始了水源林建设的第二期计划——新的更高目标的"绿色和水的源泉的森林建设"。1992 ~ 2001 年的第二期水源林建设计划投资总额为 18 亿日元，比第一期计划增加了 38%。在 20 世纪 90 年代日本经济普遍不太景气的情况下，这个增长幅度是相当大的①。

（二）纽约卡茨基（Catskill）水源地保护

纽约市的水资源供应来自城市北部卡茨基山区，水质天然优良，无须处理或过滤就可作为饮用水。纽约市每天消费 40 亿 ~ 50 亿升的水。然而，到 20 世纪 80 年代，卡茨基流域内的农业生产方式的变化和其他方面的发展（如非点源污染、污水污染、土壤侵蚀等）都对水质造成了威胁②。

1997 年，由纽约市、纽约州、美国环保署、5 个环境组织、集水区 73 个地方市政当局及 8 个郡共同签署了协议备忘录。该协议备忘录规定了保护集水区水质的所需措施，即土地征用程序、供水规定和法规、集水区保护与合作管理程序。集水区保护与合作管理程序包含很多运作机制，除确保纽约市要为集水区提供水源保护措施之外，还必须为当地经济发展进行投资。在多年的谈判过程中，纽约市逐渐意识到对水源地所丧失的机会成本进行补偿是必要的；而该协议备忘录在一定程度上也缓解了纽约面临的两难境遇，即如何在不影响纽约北部某些最贫困地区经济发展的前提下进行水源保护。

该协议备忘录规定，纽约市应该通过申请购买水文敏感的、未开发的土地而提高在集水区的土地拥有比例。纽约市在纽约州环境保护部门颁布的供

---

① 殷鸣放：《日本水源涵养林建设的一个典型剖析》，《林业资源管理》2000 年第 1 期，第 62 ~ 64 页。

② 郑海霞：《中国流域生态服务补偿机制与政策研究》，中国经济出版社，2010。

水许可授权下，可以购买行政边界之外的土地。采用优先征用框架指导征用过程，即在考虑坡度和土地利用特征的前提下，建议先征用邻近水库、河道、供水系统取水口的土地。既可以采用购买土地的方式得到土地永久控制权，也可以采用各类保育地役权形式，促使集水区土地拥有者出售土地部分发展权；保育地役权允许土地拥有者保留有限行为的权利（如消极娱乐用途、在被认可的管理规划下进行林业开发），但对其他可能危害水质的用途（如增加不透水地面）进行限制；纽约付给土地拥有者土地开发权的相应购买费用，具体价格由独立评估机构评定，基本等于地役权生效前后土地的差价。

防护区与缓冲区在纽约城市饮用水源保护中起到了重要作用。防护区是一个标准间距，用于将潜在污染源与邻近的对饮用水源有影响的河道隔离开来；缓冲区通常为邻近河道、具有一定宽度的植被带，主要用于在坡面漫流进入溪流、湖泊、水库、湿地之前形成天然屏障，过滤由径流带来的污染物，它在削弱纽约市集水区中较为严重的暴雨径流引起的侵蚀性、污染性影响方面具有重要作用。

在土地利用方面，1997～2002 年，纽约市共申请收购 109410 公顷土地以保护水源，完成了既定目标，其中 12.5% 已被征用或已签订合同，并且在土地征用优先框架重点关注的水文敏感区域成功率更高，水源周边土地开发强度得到了较好的控制。在缓冲区方而，相关土地拥有者已经得到了合理补偿，当地农民也已认可缓冲区建设，开放式农田缓冲区建设产生了显著效果，牲畜圈养、树木种植、流动收割与放牧进度安排、动物废物与农业化学储存设备、选择性开发得到了一定程度的推广，并且类似措施（如适度收割、公路建设、地表径流控制技术）正在以林地为主的河岸缓冲区得到应用。在水源水质方面，实践证明土地利用政策在城市水源保护方面起到了重要作用[1]。

---

[1] 车越：《纽约对城市饮用水源保护的实践及其借鉴》，《中国给水排水》2006 年第 20 期，第 5～8 页。

（三）南加州引水合作

美国最具代表性的调水工程首选加州的北水南调工程，它是全世界距离最长、扬程最高的调水工程。

1991年加州历经五年干旱之后，州政府主导设立了"水银行"，"水银行"的实施始终伴随其调水工程。"水银行"是一个中介机构，当调水量不能满足受水区的用水需求时，它负责联系水资源的卖方与买方，负责购买自愿售水用户的富余水，然后卖给急需用水的其他用户。加州政府制定了保障"水银行"水权交易顺利进行的有关政策、法规，《加州水法令》授权给州水资源管理委员会管理水权，发放地表水用水许可证，并协同州水资源局负责防止浪费和不合理用水；该委员会还协助州法院处理有关水权问题的诉讼。《加利福尼亚调水项目法令》以及《水合同》，对水权交易可能给第三者造成经济、生活质量、生态环境等负面影响予以修正。

美国是一个高度市场化的国家。从加州北水南调工程的立法可见，跨流域调水的立法也在积极促进水权交易。但是，由于水权的公共物品属性以及跨流域调水问题的复杂性，立法上也明显加强了政府的干预，并且致力于保障整个国家的用水安全、保护生态环境①。

（四）英国泰晤士河流域综合管理

目前国外河流管理主要以流域管理为主②。可持续的流域管理需要有法律制度保障，明确的流域管理机构，跨区域、多部门的合作机制，多渠道的资金筹措模式以及重视公共参与等③。

泰晤士河是英国第二长河，是英国最重要的水路④。20世纪60年代英

---

① 才惠莲：《美国跨流域调水立法及其对我国的启示》，《武汉理工大学学报》（社会科学版）2009年第2期，第66~70页。
② 李友苹：《国外河流管理发展历程初探》，《科技信息》2009年第13期，第356~359页。
③ 吴欢：《国内外城市河流保护的比较研究》，《水利科技与经济》2010年第10期，第1102~1104页。
④ 陈致泰：《泰晤士河：起死回生之路》，《绿叶》2007年第10期，第42~43页。

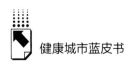
国政府成立泰晤士河水务局（后私营化为公司），作为泰晤士河流域管理机构，负责提出水污染控制政策法令、标准，控制污染排放，对流域进行统一规划与管理。泰晤士河治理的资金来源主要有两个，一是供水收费，二是靠上市公司在证券市场融资。在法规建设方面，英国出台《流域管理条例》，明确了流域机构的地位、职责及其与地方的关系①。

（五）法国的"毕雷矿泉水"付费机制

20世纪80年代，位于法国东北部的马斯河流域水质受到当地农民大量农业活动的威胁。因此，依赖该地区干净水源制作天然矿物质水的公司、作为天然矿物质水的最大制造商法国毕雷威泰尔（Perrier Vittel S. A.）不得不做出选择：要么设立过滤工厂，要么迁移到新的水源地，要么保护该地区的水源。

毕雷威泰尔矿泉水公司认为，保护水源是最为节约成本的选择。于是公司投资约900万美元，向居住在马斯河流域腹地的牛场提供补偿，以高于市场价的价格吸引土地所有者出售土地，并承诺将土地使用权无偿返还给那些愿意改进土地经营方式的农户。该公司购买了水源区1500公顷农业土地，通过与农民进行磋商并达成协议以减少水土流失和杀虫剂的使用。这项协议纯粹属于私人协议。公司向农民支付费用，农民则减少以牧养为基础的奶牛农场业，改进对牲畜粪便的处理方法，并放弃种植谷物和使用农用化学品②。

（六）德国易北河水环境治理

易北河贯穿两个国家，上游在捷克，中下游是德国。1980年前，德国从未对其开展流域整治，水质日益下降。1990年后德国和捷克达成采取措施共同整治易北河的双边协议，成立双边合作组织，由双边专业人士组成，

---

① 汪松年：《欧洲的水污染治理》，《城市问题》2002年第2期，第71～72页。
② 郑海霞：《中国流域生态服务补偿机制与政策研究》，中国经济出版社，2010。

目的是长期改良农用水灌溉质量，保持两河流域生物多样性，减少流域两岸排放污染物。双边组织由 8 个专业小组组成（分别涉及行动计划、监测、研究、沿海保护、灾害、水文、公众和法律政策）。双边合作小组还制定了分步实施的目标，经过一系列整治，目前易北河上游的水质已基本达到饮用水标准，收到明显的经济效益和社会效益。易北河的整治资金主要来源于财政贷款、研究津贴、排污费（居民和企业的排污费统一交给污水处理厂，污水处理厂按照一定的比例保留一部分资金后上交国家环保部）以及下游对上游的补偿。2000 年，德国环保部就拿出 900 万马克给捷克，用于建设捷克与德国交界的城市污水处理厂，在满足各自发展要求的同时，实现了互惠互利①。

二 国外水生态区域合作经验总结

（一）区域生态合作的主体和客体必须明确

对于流域生态合作来说，利益相关方的权、责、利关系需要有清晰的界定。要建立可行的合作模式、管理机构、法律依据、协调机制以及配套的制度保障等，以保障区域合作政策的可操作性和可持续性。

（二）区域生态补偿标准必须合理

发达国家在开展区域合作之前首先对补偿的方式和标准进行研究，根据共同发展的理念，对为本地区提供生态支持而付出发展机会成本的地区，给予经济、项目等多种形式的补偿。对于北京地区区域生态合作来说，不同区域应根据合作的内容来建立科学、准确、合理的补偿标准，制定评估体系。通过相关研究和合作试点探索制定补偿标准，形成可操作的补偿机制与模式。

---

① 郑海霞：《中国流域生态服务补偿机制与政策研究》，中国经济出版社，2010。

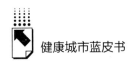

（三）区域生态合作融资渠道多元化、合作方式多样化

国际上区域生态补偿的交易市场已较为发达，补偿的标准和可操作性较强，政府和非政府机构成为中介组织，交易机制完善，交易成本低。国内由于水资源产权不明晰，所有权与使用权分离，合作补偿主要是政府为主要的购买者，市场交易受到一定限制，交易成本较高。

（四）区域生态合作管理机制必须长效稳定

转变单纯的"输血"功能为"造血"功能，转变生态建设补偿为产业结构调整、扶持经济社会发展；国内外区域合作大多是以项目形式开展的流域生态补偿，缺乏长效机制。补偿多以项目为支撑，项目一旦截止，也就切断了资金来源，这一问题在国外和国内都十分普遍。尤其是生物多样性的补偿因为属于支撑服务，很难找到补偿市场，因此只能是短期行为。因此，在补偿实施之后就应由当地政府出面进一步研究制订后续补偿方案。

（五）区域生态合作法律法规体系需要完善

国外开展生态区域合作是建立在相应法律法规保障的基础之上的。因此，国家和地方需组织相关部门研究建立生态服务补偿的立法机制，保障关键地区的关键补偿资金得到长期落实，保障区域合作机制的持续性，实现区域合作共赢。

三 对北京市的启示

北京市自有水资源严重不足，地表水源主要来自境外水，上游地区具有水资源优势，但经济社会发展与北京市相比存在一定差距。因此，首都发展需要可持续利用的水资源，上游地区需要促进区域经济社会可持续发展，北京与上游地区水资源合作可以实现优势互补，相互协调，共同发展。除了保障上游水资源安全以外，北京还需要在建立京津冀首都圈的基础上，充分发挥北京与周边地区各自的优势，加快与周边地区的水资源合作和协调发展，实现优势互补，共同发展。通过北京市与上游地区开展一系列生态合作项目，促进上游地区经济社会发展，同时保障北京市水资源持续利用，经济社会稳步增长，实现经济效益和社会效益。

（一）生态合作形式

1. 政策补偿

通过制定促进上游地区经济转型、产业替代、技术改造等方面的有关政策，对上游地区产业发展进行补偿，并以此作为对上游地区实施长期、持续、稳定补偿的制度保障。这种补偿方式主要是用于国家对上游地区的补偿。其优点在于能够通过政策的持续实施，有效提高上游地区自我发展能力。

2. 资金补偿

下游地区通过横向转移支付的方式，直接向上游地区政府支付补偿资金。目前，由于在现行行政管理体制下，资金横向转移程序复杂、操作难度大，因此在初期可考虑将横向转移支付纵向化，即由下游地区财政将横向补偿资金上交给由中央财政部门或北京与周边地区的协调领导小组共同监管的"区域合作补偿基金"，再通过纵向转移制度将横向补偿资金拨付给上游地区政府。这是在当前行政体制下比较切实可行的、可操作性强的方式。其优点是上游地区的灵活性较强，能够根据发展和解决实际涉水问题的需要及时调整补偿资金的使用方向，但同时会给补偿资金使用方向的有效监管带来困难。

3. 项目支持

由上游地区政府根据补偿资金使用方向，组织编制年度工程项目建设规划和具体项目建设方案，然后由下游地区政府项目建设主管部门审核并列入当地年度建设项目投资计划，根据项目建设规划和具体项目建设方案，以项目建设资金的方式向上游地区支付补偿资金。其优点在于能够确保补偿资金的使用方向，但减少了补偿资金使用的灵活性，且容易造成彼此之间扯皮，

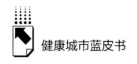

增加补偿机制的运行成本。

4. 智力支持

下游地区组织高校、科研机构和企业，通过开展智力服务，无偿为上游地区提供技术咨询和指导，培养技术人才和管理人才，输送各类专业人才，根据上游地区劳动力输出需求提供多种劳动技能培训，提高上游地区劳动者技能、产业和产品技术含量、政府和企业管理组织水平。智力服务所需的必要成本可从补偿资金中支付。

5. 园区共建

借鉴国内外有关地区经验，采用区、县"帮对子"或异地开发等形式，由河北省或山西省地区负责提供土地和配套条件，由北京负责园区基础设施建设和管理，分别在适当区域选址建设以发展低耗水、低排放产业和高新技术产业为核心的北京产业园区，以"造血"的方式，加速推进当地产业替代、结构调整和经济转型，提升其自我可持续发展能力，实现双方互利共赢。浙江金磐扶贫经济开发区、川浙合作四川新津工业园、江苏和伊犁共建伊犁清水河江苏工业园、中新合作开发苏州工业园，都为我们提供了很好的例证和经验。而且，其意义远远超出生态补偿层面，而上升到了区域统筹协调发展、资源节约型和环境友好型社会建设的更高层面。

（二）重点建设任务

1. 完善法治建设

首先，增强现有法规、规划之间的协调性。在立法与规划的编制过程中要重视利益相关方的参与，包括上下游地区的参与、部门的参与和公众的参与等。其次，按照区域生态治理管理体制的调整，加强全流域政策法规体系建设，通过制定流域综合规划，强化流域规划的权威性，赋予流域规划以准立法的地位，实现流域水资源统一管理、统一规划、统一调度和分配，加强水环境治理和水生态保护。

2. 建立协调机制

北京与周边地区生态合作涉及不同行政区域、不同管理部门以及政府和企业、个人等不同相关利益群体，因此需要建立各种协调机制，包括水资源保护与经济社会发展协调发展机制、法规实施的协调机制以及流域水务纠纷调解机制等。

3. 加强监督考核手段

建立区域边界断面水量水质监督考核机制，将生态治理落到实处。基于公平原则，兼顾现状，行政边界断面应维持合理的水质标准，水量应符合水量分配方案或已签订的协议要求，节约保护水资源应给予补偿，如上游地区承担高于要求的节约保护任务，应根据投入成本和机会成本等，给予上游补偿；但若下游地区未完成任务，水量水质达不到规定要求，则应视情况扣罚补偿金。

4. 实行信息公开管理

为加强流域水文监测与水环境质量监测及信息交流，应强化流域水污染防治与水资源保护之间的协调，明晰水务部门和环保部门在监测中的职责，逐步减少并消除监测中的重复管理现象，并逐步实现由流域管理部门统一发布监测信息。从长远来看，流域水资源监测和相关评估工作，可以委托给有资质的第三方机构完成。这一方面可以减少政府的事务性工作，另一方面可以提高监测结果的公正性，减少各政府部门与机构之间的相互扯皮和不信任。

建立强制性的水信息公开和披露机制。一方面，这可以使各地区和各机构之间的信息能够共享，为决策服务；另一方面，可以使公众能得到有关的信息，从而监督政府和企业的环境行为。

5. 扩大公众知情权

推行政务公开，实行流域保护政策法规、区域合作项目审批、案件处理等政务公告公示制度。完善相关政府网站，公开发布流域水资源合作管理信息，使公众与非政府组织可以更容易获得流域用水、决策、管理与规划执行相关的各种信息。依法推进企业水资源使用信息披露，如公布流域内企业使用的有毒物质清单。

充分发挥媒体（广播、电视、报纸、网络）的作用，利用舆论监督流

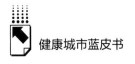

域管理部门依法行政。加强公众参与重要性方面的宣传，提高广大公众积极参与流域管理的积极性和责任感，加强对政府与企业的监督。

6. 保障资金稳定

北京与周边地区生态合作的补偿经费除了政府转移支付外，可以借鉴国外生态合作的实践经验，强化流域公共财政、水生态资本市场、流域环境税收、生态补偿等政策的研究和试点，拓展公共资金的来源。同时，建立财政生态补偿资金绩效考核评价和审计制度，对各项财政专项补偿资金的使用进行严格的检查考核和审计，并建立相应的奖惩制度，使其更好地发挥激励和引导作用。

参考文献

尤艳馨：《构建我国生态补偿机制的国际经验借鉴》，《地方财政研究》2007 年第4 期。

郑海霞：《中国流域生态服务补偿机制与政策研究》，中国经济出版社，2010。

殷鸣放：《日本水源涵养林建设的一个典型剖析》，《林业资源管理》2000 年第1 期。

车越：《纽约对城市饮用水源保护的实践及其借鉴》，《中国给水排水》2006 年第20 期。

才惠莲：《美国跨流域调水立法及其对我国的启示》，《武汉理工大学学报》（社会科学版）2009 年第2 期。

李友苹：《国外河流管理发展历程初探》，《科技信息》2009 年第13 期。

吴欢：《国内外城市河流保护的比较研究》，《水利科技与经济》2010 年第10 期。

陈致泰：《泰晤士河：起死回生之路》，《绿叶》2007 年第10 期。

汪松年：《欧洲的水污染治理》，《城市问题》2002 年第2 期。

于家琦：《国内区域合作机制的现状及创新对策》，《前沿》2009 年第12 期。

朱广芹：《区域生态合作的演化博弈分析》，《科技进步与对策》2011 年第5 期。

邵琛霞：《湿地补偿制度：美国的经验及借鉴》，《林业资源管理》2011 年第2 期。

B.15
关于澳大利亚养老状况的
调研及启示

北京民力健康传播中心、北京健康城市建设促进会联合课题组*

摘　要： 20世纪80年代中期以前，澳大利亚实行福利型的养老保障
制度，多数人不能享受。随着老年人口迅速增长，这种覆盖
面窄、现收现付、筹资渠道单一的养老保障机制缺陷凸显，
政府负担日益加重而难以为继。于是，从20世纪80年代后
期澳大利亚开始进行养老金制度改革，逐步改成基本养老金
（即社会福利救济金）、超年金（即退休金）和个人储蓄养
老金相结合的"三支柱"式养老金制度体系，成为世界上
运作最成功的典范之一，既解决了政府和广大国民的后顾之
忧，也促进了国家经济的发展。借鉴国外养老服务事业发展
方面的经验，北京民力健康传播中心、北京健康城市建设促
进会联合课题组成员专程赴澳大利亚进行了调研和考察，并
对澳大利亚的养老状况、主要做法和取得的成效进行了梳理
和总结。其经验主要包括四个方面：一是制定法律法规，建
立健全养老金保障体系；二是创新养老办法，形成多种养老
模式；三是规范行业标准，提供各种养老服务支持；四是注

* 课题组负责人：王彦峰，中国医药卫生事业发展基金会理事长，教授；王鸿春，北京健康城
市建设促进会理事长、北京健康城市建设研究中心主任兼首席专家，研究员、高级经济师。
执笔人：徐威，《北京工作》编辑，政工师，主要研究方向为决策应用研究；陈谊，北京市
老龄办副主任，多年从事老龄工作，主要研究方向为老龄政策研究；张青阳，博士，北京民
力健康传播中心副理事长。

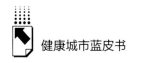
重队伍建设，培养素质过硬的养老从业人员。澳大利亚在养老服务工作中的经验、做法，为北京市乃至中国发展养老服务事业提供了值得借鉴的经验。

关键词： 老年人　养老状况　澳大利亚　北京

人口老龄化问题，事关人民幸福、社会稳定、经济发展、国家强盛，是当今世界各国面临的共性问题。发达国家于20世纪中后期开始步入老龄化社会。中国是当今世界上老年人口最多、增长最快的国家，2000年开始进入老龄化社会。截至2014年2月19日，中国60岁以上老年人口已超过2亿人，占全国总人口的14.9%。中国老年人口增长速度是人口增长速度的5倍。预计到2025年，中国老年人口总数将达到3亿人，2050年将超过4亿人，即每3个人中就有1个老年人，因此发展老年服务事业是中国的一项战略任务。但是，由于受经济社会发展的制约，中国目前的社会养老服务体系建设相对滞后。面对逐渐增加的养老服务需求，建立在传统血缘关系基础上的家庭养老正面临着巨大的困难和挑战。为借鉴国外养老服务事业发展的经验，课题组成员专门赴澳大利亚，对其养老服务事业的发展状况进行了调研和考察，并深入澳大利亚养老机构和有退休老人的家庭进行采访，了解了澳大利亚政府的社会保障架构、社会福利制度和养老模式，以及他们在养老服务事业发展方面值得借鉴的做法、经验。

一　主要做法与成效

（一）制定法律法规，建立健全养老金保障体系

澳大利亚的养老服务保障制度建立得比较早，目前发展得也较为成熟。第二次世界大战以后，澳大利亚先后颁布了《养老法案（1997）》《社会保

障法》《税法》《超年金保证法》《超年金行业监督法》《信托法》等法律文件。这些法律法规，对澳大利亚的整个社会保障、养老服务体系进行了严密而系统的规范。1997 年，经时任总理批准，政府设立了非营利性机构"中央连接机构"（Centre Link）。其主要职能是：负责与政府各个部门保持联系，管理和控制各类养老机构；负责对养老金领取人的情况进行登记、审核，费用申报，以及发放通知；负责收集汇总全国养老金申领发放信息，保证澳大利亚人的养老权益得到保障。"中央连接机构"的设立，形成了一个从中央到地方、从城市到乡村、从社区到家庭的社会服务网络，使澳大利亚政府从繁杂的具体事务中解脱了出来。

从 20 世纪 80 年代后期开始进行养老金制度改革至今，澳大利亚已逐步建成了基本养老金、超年金和个人储蓄养老金在内的多支柱养老服务保障体系。在 80 年代中期以前，澳大利亚实行的是福利型养老金制度，其养老金主要是靠税收筹集，完全由政府包揽，受益对象大多集中在国有部门的雇员、大公司管理者和老年低收入者，而多数劳动者不能享有养老金，它是一种覆盖面窄、现收现付、筹资渠道单一的养老保障制度。随着人口老龄化的加速和移民的不断增加，给澳大利亚政府的财政带来了极大的压力和负担。为此，澳大利亚政府从 80 年代后期开始对这一不完善的养老金制度进行改革。1985 年，澳大利亚工会和政府劳动行政管理部门达成协议，要求所有企业雇主上缴等同于雇员工资 3% 的额外金额作为养老金提留，这是年薪之外建立的养老保障金，故称为"超年金"。1992 年以前，超年金计划属于自愿性质，不受法律约束，许多雇主不愿为雇员缴纳这笔额外增加的年金，当时只有 40% 的雇员加入超年金计划。自 1992 年起，政府将超年金计划定为强制性的，缴费水平从 3% 增长到 9%。为加强对超年金的有效管理，1994年颁布了《超年金监管条例》，有关政府部门开始强制雇主加入该计划，对不缴费者实行严厉的税收处罚。《超年金保证法》《信托法》《税法》以及《社会保障法》，一起组成了对整个超年金制度进行监督和管理的严密法规体系。1998 年，政府专门成立了相关的监管局。据相关部门预测，到 2020年澳大利亚的超年金累积资金将达到 4.99 万亿澳元。

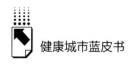

目前，澳大利亚的养老金制度已经全部改为政府提供基本养老金、单位和个人缴纳超年金，以及个人储蓄养老金相结合的"三支柱"式养老金体制。

第一支柱，是政府提供的基本养老金制度。这部分资金来源于税收，是由政府财政来支付的。领取的条件是，职工退休后的收入须达到全国最低收入的平均水平，而且要向"中央连接机构"申请，通过财产审查，并获得家庭与社区服务部的批准。最早期的规定是，女性居民须年满55岁，男性居民须年满60岁，领取金额为当地人均工资的25%，每年最高领取不超过12000澳元；每两周支付一次，支付期限至居民身故为止；领取基本养老金者，还可以在医疗、交通等方面享受不同程度的优待政策。这样做，既减轻了政府的财政压力，使最贫穷、最需要帮助的老年人得到养老金，又对居民收入起到再分配作用，有利于整个社会的公平与稳定。第一支柱是澳大利亚为劳动者提供的最基本的老年生活保障。澳大利亚政府将养老服务事业作为一项基本人权，在推进养老服务事业方面投入了大量的人力、物力和财力。

第二支柱，是强制性的超年金计划。这部分资金来源于雇主按规定为其雇员缴纳的强制性超年金（其中小部分从雇员工资中扣除）。实行超年金计划，改变了养老保障基金的筹集方式和年金支付办法。超年金计划积累的基金，由澳大利亚证券与投资委员会（ASIC）共同依法认定的信托机构进行管理。其中，共同认定的专业信托机构主要负责投资运营和保值增值，而且投资的产品众多、分工细密、可供选择的投资方式也很多。例如，投保人可以将资金投向国债、基金、房地产，也可以投向本国和海外的股市等。在投保人退休以后，其领取超年金的标准依据是以个人账户积累额来计算的，投保人应得的超年金养老金可以按月领取，也可以一次性领取。目前，澳大利亚政府主要采用优惠税收政策来鼓励投保人按月领取。超年金养老金的数额一般高于基本养老金数额，因此这些退休人员就无权领取政府救济性质的基本养老金，除非退休人员积累的超年金养老金的数额低于基本养老金，政府可以补足差额至基本养老金水平。

第三支柱，是其他的养老补充保险和个人储蓄养老金，即自愿储蓄。这一支柱的功能，是满足个人对退休以后养老方面的特殊安排。这部分资金，既包括雇主、雇员自愿缴纳额外的超年金，也包括其他方面的储蓄。

澳大利亚建立的以"三支柱"为基本特征、国家统一立法、政府行政监督、专门机构监管、基金市场运营的养老金保障制度，为老年人提供了基本生活保障，完全为民众所接受。

（二）创新养老办法，形成多种养老模式

近年来，澳大利亚积极探索养老服务模式，不断创新养老办法。目前已形成了社区照料、老年护理院（含老年公寓）、退休村和居家养老（含家庭雇工）四种养老模式。

第一种是社区照料养老模式。这是澳大利亚绝大多数老人目前普遍采用的一种养老模式，主要是针对生活不能完全自理或完全不能自理的老人。在这种模式中，政府负责提供资金购买服务，由社区照料服务机构组织实施。2012 年澳大利亚约有 4000 个社区照料服务机构，服务从低级到高级，从简单到复杂，共分为 8 个等级。简单服务主要包括送餐、个人清洁、家庭保洁、房屋维修、护送出行等；复杂服务主要包括医疗、康复保健、心理疏导等。课题组成员曾走访了澳大利亚南部一位 86 岁的单身妇女玛丽（Mary）。玛丽现独自居住，退休前一直为私企工作，那时候私企还没执行超年金制度，退休后无退休金，而是靠领取政府的基本养老金生活。政府每月还发给她约 300 澳元的房租补贴，并由社区照料中心每周派一名洗澡工上门为她洗两次澡，每月派一名保洁员打扫一次房屋卫生，每天安排送餐车送两餐饭，政府对贴心照料她的女儿每周支付数百澳元的工资，保障她安度晚年。

第二种是老年护理院养老模式，是指当老年人健康状况发生比较严重的问题需要进行全日制监护时，则可申请入住老年护理院。这种养老模式也是针对生活不能完全自理或完全不能自理的老人，但具体运营者不是政府，而是专业养老服务运营机构。其中，非营利机构如教会、慈善组织及社区拥有58.2% 的老年护理院，营利性机构拥有 35.9% 的老年护理院，其余 5.9% 为政府所有。目前，澳大利亚的老年护理院约有 30% 的运营费来自政府购买

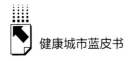
服务。当然，他们也可以通过社会捐献、机构投资、项目补贴等其他渠道获得资金。老人在老年护理院期间，个人也要支付相应的费用，但是如果没有退休金和其他收入来源的老人，则不需要支付除了日常基本护理以外的费用。课题组成员走访过澳大利亚南部阿德莱德市（Adelaide）的一家私人老年护理院"地平线"（Skyline），护理院根据老人的入院申请，先组织老年护理评估组对老人的健康状况进行评估，然后根据老人的身体健康状况决定老人是否适合入住老年护理院，对准入的老人量身制定一套人性化的生活和医疗护理方案。评估组对老人的健康状况的评估包括日常生活自理能力 5 项、精神行为能力 5 项和复杂健康问题 2 项等，对老人的活动能力分为能自行活动、需要 1 人协助活动、需要 2 人协助活动、需要使用双轮助行器、需要使用站立升降机、需要使用全身升降机、需要卧床 7 个等级。

"地平线"护理院在收费方面的做法也比较人性化。例如，2013 ~ 2014 年，护理院收取老人的人均入院押金为 14.5 万澳元，自老人入院起，在之后的 5 年中陆续从中提取 2 万澳元费用，余款将在老人去世后返还给老人的子女或遗产继承人。入住"地平线"护理院的老人除了要缴规定数额的押金外，每人每天还要付 75 澳元用于支付餐饮费、住宿费和护理费。这些费用全部要从老人的超年金、政府发放的基本养老金或政府给老人的额外住院津贴中支出。给老人入住护理院的津贴和补贴，直接发给老人入住的护理院，由老年护理院来支配，以确保老人得到平等服务和正常护理。对享受最高护理级别的老人，政府每人每年要支付 5 万多澳元，对享受最低护理级别的老人政府每人每年也要支付 1 万多澳元。在澳大利亚，对于特困老人，有些老年护理院会采取不收押金的办法进行照顾，也有一些老年护理院则会采取出售部分房屋使用权的办法进行运营，这样老人就可以住在自己购置的护理院房屋中，直到老人去世后，护理院才会将其出售的房屋购回，并从房价中扣除老人的实际花费，然后将剩余房款交付给老人的子女或遗产继承人。

第三种是退休村（老年社区）养老模式。退休村是指生活能够自理的老人自愿集中居住的小区。小区各户独立居住，房屋一般有 1 ~ 3 个卧室，建筑质量非常高。例如，政府对地板防滑性能、安全呼叫系统、以电炉代替煤气灶等方面都有特殊的严格要求。仅房屋出售使用权，价格就为 40 万 ~ 90 万澳元不等。小区实行全日制管理，主要提供公共餐饮、娱乐设施和基本医疗等项服务。为减少老人的孤独感，提高老人的生活质量和幸福指数，小区的管理人员还会定期组织娱乐、健身、出游等活动。通过走访调研，我们了解到，目前阿德莱德市的卡里迪斯（Karidis）旗下有数个退休村，这些退休村有的靠山、有的临海、有的距离城区比较近，可供不同需求的老人自行选择。

第四种是居家养老（含家庭雇工）模式。很多老人愿意在家中生活，其中有些比较富裕的老人通过刊登广告招聘家庭雇工（可以是小时工，也可以是住家工）。通过走访我们了解到，有些无房居住的学生或青工住在老人家里，他们利用业余时间帮助老人做些家务以抵消房租，他们与老人之间真正实现了老青互助、各取所需。

（三）规范行业标准，提供各种养老服务支持

2013 年，澳大利亚 65 岁以上的老年人口达 330 万人，占其总人口的 14% 左右，且每年以 3.7% 的速度递增。近年来，澳大利亚政府不断加大为老年人提供服务的力度，严格规范细化行业标准，主要包括五个方面。

一是严格准入制度。澳大利亚的老年人在入住养老院之前，其相关养老服务机构会对即将入住老人的护理需求进行系统评估和严格分级，分为低级别护理、高级别护理和认知障碍症特殊护理 3 个级别，根据老人的营养状态、食欲、吞咽障碍程度等，确定其饮食种类、性质和摄入量；将老人的活动能力分为 7 个等级，提供与之相对应的照顾。

二是实施全程监管。场所建设或服务运营过程中出现任何违规、违法行为，将会受到严厉的惩处，甚至随时会被叫停，情节严重的还会被取缔运营资格。在澳大利亚，虐待老人是一种违法行为，会受到非常严厉的惩处。老人的家属如果对老人所入住养老院的护理人员的服务感到不满意，可以随时向养老服务机构的主管人员或专业监督机构进行投诉。该养老服务机构的主

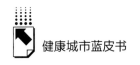
管人员或专业监督机构接到投诉后，主管人员会对相关护理人员加强管理或进行处罚，专业监督机构会定期对该养老服务机构进行检查并限期改正所投诉的问题，对逾期不改或发现投诉的问题比较严重时，专业监督机构会对该养老服务机构实施吊销执照处理。

三是资金专款专用。政府是养老服务机构最大的投资者。澳大利亚养老机构的资金主要依靠政府拨款。养老机构要想得到政府的拨款，不但需要参加投标、成功竞标，而且要不断提高服务质量、增加服务项目。2010年，澳大利亚政府通过老年护理资金调度机构严格评估后，直接支付给老人所入住的养老机构1780万美元（1美元约合人民币6.2元），由养老机构统一支配，支付老人的基本护理费。具体的补贴数额，根据老人的实际需要而定，每人每天52~183美元不等。2011~2012年，澳大利亚政府的财政总收入是3380亿澳元（1澳元约合人民币5.7元），政府提供专用于养老方面的资金达113亿澳元之多，占财政总收入的3.3%。

四是实行免费医疗。被病痛困扰，为看病难和高额医疗费用担忧，是大多数老年人的心头病。然而，澳大利亚的老年人则不用为此担心。免费医疗是澳大利亚公民普遍可以享受到的福利，医生、护士、理疗师等会定期提供上门服务，定期到养老护理机构为老人进行诊治、护理和理疗。目前，澳大利亚的大部分养老护理机构有条件为老人提供必要的基础护理，可以为医生救护提供硬件支持，迅速地将老人转到距离较近的医院进行救治，医疗保险系统也有提供上述服务完全免费的明确规定。

五是开展特色服务。澳大利亚的养老服务机构经常会为老人开展一些特色服务，包括为认知障碍症患者提供一些特殊的照护设施；组织开展各种娱乐活动，举办各种"老龄群体"主题活动，带领老人做游戏、外出游玩；心理专家帮助老人疏解心理问题等。

（四）注重队伍建设，培养素质过硬的养老从业人员

目前澳大利亚从事养老服务行业的工作人员已超过24万人，每100位老年人拥有约8名服务人员。其中，有14.7万人（61.25%）服务于老年护

理院、有9.335万人（38.75%）服务于社区照料中心。澳大利亚政府非常注重护理队伍建设，规定养老服务机构的所有工作人员，都必须拥有警察局提供的无犯罪证明、从业执照和相应资质，并要经过40多项日常操作和有关技能的培训。

一是重视护理人员的职业教育。澳大利亚的护理人员中有85%以上受过高等教育，明显高于其他行业人员的平均受教育水平。护理人员分为护理助手、登记护士和注册护士3个基本等级。护理助手属于1级，是最初级的。有关文件规定，成为护理助手需要在技校或老年护理院经过6~8周注射、伤口处理等生活护理方面的培训，并取得3级护理证书资格。登记护士属于二级，需要在护理工作技校完成12个月全职或18个月非全职的学习任务，并获得4级护理证书资格和大专学历。注册护士属于三级，被称为高级护理人员，需要完成大学3年的学习课程，并获得护理学士学位资格。具有2年护理工作经历的注册护士，可以申请学习老年护理研究生学位课程，在得到各州护士局的注册后，才能具备独立开展养老护理工作的资格。澳大利亚对注册护士所进行的各类专职护士培训，如全科护士、临床护士、精神卫生护士、老年保健护士和心理治疗护士等，其职责完全独立，相互之间不能替代。

二是充分发挥中老年护理人员、兼职人员和女性护理人员的作用。澳大利亚护理工作人员的年龄比一般就业人员的年龄要大。相关资料显示，澳大利亚在老年护理院的工作人员平均年龄为48岁，就职于社区照料中心的工作人员平均年龄为50岁。近年来，55岁以上护理工作人员的比例还在不断上升，特别是2003~2012年，已经从16.9%上升到27.2%。由于他们的待遇高、年龄偏大等，使从事养老服务工作的队伍很稳定，大部分工作人员已经在该服务行业工作超过15年，绝大多数护理工作人员为长期兼职，每周工作时间为16~35个小时，女性工作人员占全部从业者的90%左右。

三是重视护理人员的基本权益。澳大利亚的护理工作人员，享有雇工机构不能轻易辞退他们的权益保障。老年护理院有80%的护理工作人员是永

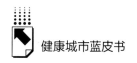

久性雇员，社区照料中心有70%的护理工作人员是永久性雇员。雇工机构
一旦辞退永久性雇员，就要支付高额遣散费。他们给护理人员的工资很高，
而且周末休息时间工作的工资加倍。例如，护理助手节假日出工，每小时工
资可达60澳元，约合342元人民币。此外，他们的工作时数很灵活，可以
根据自己的情况确定，从几小时至几十小时不等。因此，养老护理这个行业
的工作满意度在澳大利亚各个行业中最高。

二 对北京养老服务事业发展的启示

截至2013年底，北京市户籍总人口为1316.3万人，其中60岁及以上
老年人口为279.3万人，占总人口的21.2%；65岁及以上老年人口为191.3
万人，占总人口的14.5%，接近中等发达国家水平。据相关部门预测，按
照北京市目前的人口老龄化发展速度计算，预计60岁及以上户籍老年人口，
到2020年将超过400万人，到2030年将超过500万人，到2040年将超过
600万人，到2050年将达到650万人的峰值。近几年，北京市紧紧围绕
"9064"养老服务模式开展各项养老服务工作，目前已基本形成了以居家养
老为基础、以社区养老为依托、以机构养老为补充的社会化养老格局。但
是，北京市的养老服务水平目前还比较低，发展不平衡，难以满足老年人对
社会化养老服务的需求。澳大利亚在这个方面的成功经验，对北京市的养老
事业发展提供了可借鉴的经验。

（一）要进一步做好养老政策顶层设计

近几年，北京市虽然先后出台了一系列养老服务政策，也解决了不少养
老服务方面的实际问题，但目前的养老制度相对"碎片化"、政策体系还不
够完善。要强化政府的顶层设计、政策引导、标准监管等职能，进一步整合
内容重叠、相互不衔接的各种涉老政策，努力推动养老服务政策体系的一体
化和标准化建设。要建立老年人长期的护理保险制度，将长期护理保险制度
作为强制性的社会保险险种建立起来。建立健全养老服务业的行业管理政

策，在工商登记中增加家庭护养、社区托养等类目，确保经营许可有据可依。

（二）要积极构建基本养老服务制度框架

对特殊困难老年人的家庭经济情况、身体状况、养老服务需求进行评估，对符合一定条件的低收入、失能等特殊困难老年人给予居家养老服务方面的补贴和保障。建立享受基本养老服务的老年人在家庭收入、重大疾病、生活自理能力、社会服务资源、社会心理适应能力等方面的系列评估体系，构建北京市老年人享受基本养老服务的制度流程、运营机制和政府购买基本养老服务菜单，并以此为基础，整合基层养老服务及管理工作机构、人才队伍，建立各级政府落实基本养老服务绩效考核指标体系和政府重点扶持老龄产业发展指导目录。

（三）要大力发展社区托老所

随着北京市户籍人口老龄化程度的加深，家庭规模日益小型化，家庭成员作为主要照料者的成本越来越大，很大一部分老年人开始寄希望于社区托老所来养老。然而，北京市社区托老所目前的覆盖率仅为 28.1%。因此，要大力发展老年人所居住社区的托老所，进一步探索发展社会筹资、个人捐赠等形式，促进资金来源渠道的多元化，研究扶持社区托老服务的税收优惠政策和社会激励措施。

（四）要大力培养专职护理人员

目前，北京市社区养老服务人员以下岗职工和少数志愿者为主体，服务质量参差不齐，他们的护理水平没有得到多数老年人的信任，而且北京市的养老服务政策制度和标准体系有待完善，行业自律和监管也较为薄弱，从业人员的职业资格和培训管理模式相对滞后。因此，要大力培养与快速增长的老年人口及日益增长的养老需求相适应的专职护理人员，认真组织培训下岗人员和进城女农民工，进一步扩大护理工作队伍。要将养老

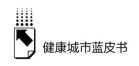

护理人员纳入培训和资助计划，建立养老护理等级制度，开展从业人员职称评定。要加强培训机构的建设和管理，充分发挥养老护理人员培训基地、职业技能鉴定站的功能和作用。要组织养老院、托老所的负责同志进行风险管理、服务保障和保险赔付等内容的培训，全面提升养老院、托老所的服务管理质量。要将养老服务从业人员列入职业工种，规范服务标准，完善奖惩制度，提高社会保障和工资福利待遇。通过设立特殊岗位津贴等方式引进高端专业技术人才进入社区，为老人提供专业医护人员、康复护理员和心理咨询师等专业服务，在减轻老人就医痛苦和麻烦的同时，有效缓解大医院"看病难"的现状。

（五）要加大办"老年餐桌"的力度

近年来，北京市在社区广泛开展"老年餐桌"服务，深受老年人的拥护和喜爱。但是，"老年餐桌"服务的覆盖率距老年人群的需求还相差甚远。因此，要扩大服务范围，全面提供资金扶持和政策引导，增加政府购买社会服务项目。要通过开放社区单位食堂、定点餐饮服务、连锁餐饮配送等形式，充分调动社区和服务商的积极性。要通过与相关行业协会或其他社会组织合作，实现对"老年餐桌"服务提供商的招募、管理和监督。要引导服务商提升"老年餐桌"饭菜的质量，提供更加优惠和便利的服务。

（六）要积极推进街（乡、镇）养老照料中心的建设

近几年，北京市老年活动站（中心、室）的建设得到有效加强，但其建设和管理还处于初级阶段，尤其是在郊区县的农村，老年活动站（中心、室）普遍存在建设标准低、设备设施落后，房屋简陋、危房偏多，布局分散、活动场地狭窄，活动种类较少、活动项目比较单一，特别是城区养老服务场地、场所供应不足，而且各个部门的基层设施分列分散情况突出，缺乏综合管理服务平台，整体效能不突出，街道乡镇原有商业网点出租经营现象普遍，社区养老服务设施挪用占用情况较严重。因此，要出台相应政策，加

强创建引导，强化其在居家助老、社区托老、专业支撑、技能培训、信息管理等方面的枢纽和辐射作用，实现机构、社区和居家三类养老服务相互依托、资源共享、融合发展。要把社区照料中心作为老年人就近获得社会养老服务的阵地和平台，建立多元投入机制，多方筹措经费保障服务和活动，健全和完善各项监督管理制度和绩效考评机制。

（七）要全面推进医疗服务进社区、进家庭

完善社区卫生服务，为老年人建立健康档案，开展慢性病管理，组建家庭医生式服务团队，为老年人提供就近服务。进一步落实促进健康服务业发展的政策、北京市医师多点执业管理办法，推动医务人员进社区、进家庭服务，就近为老年人开展诊疗服务。继续扩大社区卫生服务中心药品目录，满足老年人日常用药。加大对社区卫生服务团队的支持力度，为居民尤其是空巢老人、行动不便的老人提供上门健康指导、康复保健、转诊预约、用药管理等服务。

（八）要努力形成老年人协会网络

近几年，北京市从组织建设入手，不断健全组织网络，强化阵地建设，规范协会管理，搭建活动平台，积极促进基层老年协会的发展，并取得了一定的成效。但是，目前老年人协会尚未形成区（县）、街道（乡镇）、社区（村）横向到边、纵向到底的三级老龄工作体系。因此，要以"老有所乐、老有所学、老有所为、老有所助、老有所医、老有所养"为目标，加强老年人协会的规范化建设，发挥老年人的社会优势和政治优势。要健全组织网络，努力探索老年人协会发展的长效管理机制，推动老龄工作全面、健康、协调发展。要开展形式多样的活动，协助解决老龄工作中的热点和难点问题，维护老年人的合法权益。要通过社区养老服务网络建设，将各个服务网点连接起来，以方便交流信息、调剂余缺、平衡供需，从而实现设施、人力、资金等资源的共享和优势互补，促进北京市养老服务事业持续和快速发展。

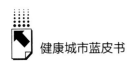

参考文献

李晓卉：《澳大利亚养老保障制度研究》，武汉科技大学硕士学位论文，2009。

南泰：《澳大利亚养老金制度介绍——澳大利亚养老金制度的三个支柱》，《金融时报》2008 年 2 月 14 日。

王治超：《澳大利亚养老金体系的发展概况》，《保险研究》2001 年第 7 期。

程刚：《澳大利亚养老金制度纵览》，《中国劳动保障报》2002 年 4 月 11 日。

国艳敏：《浅析新形势下澳大利亚养老基金改革》，《经济与管理》2009 年第 8 期。

李虹蔚：《澳大利亚养老金制度镜鉴》，《第一财经日报》2011 年 10 月 17 日。

皮专胜：《体现公平与效率的养老金制度——澳大利亚养老金制度的评介与启示》，《学习论坛》2006 年第 12 期。

苏国：《"十二五"期间大力推进养老服务体系建设的建议》，《宏观经济管理》2011 年第 2 期。

于凤春：《关于社区服务产业化的几点思考》，《学术论坛》2001 年第 5 期。

附　　录

Appendices

B.16

关注健康城市与"城市病"治理
聚焦城市人口问题

——首届健康城市与"城市病"治理国际研讨会综述

杜博伦*

　　近年来，北京市正在积极朝着建设健康城市的方向努力，并已取得了一定的阶段性成果。2014 年 2 月，习近平总书记在北京考察工作时又对治理"特大城市病"提出了一系列要求。为贯彻落实党的十八届三中全会精神以及习近平总书记考察北京工作时的重要讲话精神，中国医药卫生事业发展基金会、北京市外国专家局、北京市健康促进工作委员会办公室、首都社会经济发展研究所、北京健康城市建设促进会、北京国际人才交流协会合作共同

---

* 杜博伦，北京健康城市建设促进会研究部主任助理，主要研究方向为公共管理、城市管理、健康城市研究。

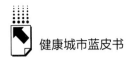

主办，北京市决策学学会、北京民力健康传播中心协办，于2014年5月15日在北京会议中心召开了首届"健康城市与'城市病'治理国际研讨会"，主题为"控制特大城市人口规模"，今后每届研讨会的主题都将结合首都"城市病"治理的中心工作来确定。

国际健康与环境组织主席、中国医药卫生事业发展基金会理事长、北京健康城市建设促进会名誉理事长王彦峰教授，全国爱卫办办公室副主任、国家卫计委疾病预防控制局张勇副局长，世界卫生组织驻华代表处代表施贺德博士，中共北京市委副秘书长、市委研究室王力丁主任，北京市人力社保局陈蓓副局长出席会议并致辞。首都社会经济发展研究所所长、北京健康城市建设促进会理事长王鸿春研究员和首都社会经济发展研究所副所长盛继洪分别主持了研讨会。来自北京市委市政府部委办局、16个区县、科研院所、社会团体等单位的领导、专家、学者逾150人参加了会议。

研讨会邀请到了来自北京、东京、伦敦、纽约的专家就特大城市的人口规模控制进行了研讨。国内外专家各抒己见，为首都的人口问题建言献策。一是世界特大城市在城市发展进程中都经历过人口膨胀问题的困扰，北京的人口问题与之十分相似，如东京1945～1970年人口增加了近800万人，纽约1890～1950年人口增加了600多万人。二是国外各大城市面对人口膨胀问题，一般不采取行政强制措施限制人口的迁移，北京所面临的是如何通过多种政策手段适应这种人口冲击并逐步满足人口膨胀背景下的居民需求，缓解由此带来的各种"城市病"问题。三是各城市的先进经验需要北京加以学习、整合并运用到当前北京城市具体问题的解决上，综合运用法律、税收、规划、福利、信息等手段，实现以业引人、以房管人、以证服务人，合理引导人口流量和流向，并以服务吸引居民主动接受人口管理。四是借鉴国际上的通用经验，北京应该逐步加强大都市圈尤其是京津冀一体化建设，促进区域经济、社会资源的协调均衡可持续发展。

此外，与会专家、学者还深入交流了健康城市和"城市病"治理的观点，通过不同文化、不同思想的碰撞为未来更深层次的国际合作与研究打下了坚实的基础。研讨会期间，还举办了"外国专家与首都专家对话人口座谈会"。本次国际研讨会得到了《北京日报》、北京电视台《健康北京》栏目、《北京晚报》、《新京报》等媒体的大力支持。

Ⓑ. 17

走进健康城市美丽画卷
光影流转记录北京瞬间

——首届北京健康城市建设摄影大赛颁奖大会
暨优秀作品展开幕式活动综述

杜博伦*

2014 年 6 月 25 日，第一届北京健康城市建设摄影大赛颁奖大会暨优秀作品展开幕式在北京首都图书馆盛大举行。本次摄影大赛由中国医药卫生事业发展基金会、北京市健康促进工作委员会、《大众摄影》杂志社、北京健康城市建设促进会和北京民力健康传播中心等多家单位共同举办，中国医药卫生事业发展基金会理事长王彦峰担任顾问，北京市卫计委主任方来英和北京健康城市建设促进会理事长王鸿春担任组委会主任，是全国首次以"健康城市建设"为主题的系列摄影大赛活动之一。这是一种突破性的有益尝试，同时也是一种推动健康城市建设的探索。

大赛以实际行动贯彻党的十八大精神，落实《健康北京"十二五"发展建设规划》，借摄影艺术生动展现首都北京坚持科学发展、尊重生态文明、努力建设健康城市、提升人民健康水平的宗旨，在广大的摄影工作者和摄影爱好者中引起了强烈反响。自 2013 年 8 月面向全国启动征稿以来，共有来自北京和全国各地 1000 余名摄影工作者和摄影爱好者踊跃投稿，收到有效稿件 5320 幅，入围作品 556 幅。经过多轮评选和专家终审，最终评出一等奖作品 1 幅、二等奖作品 3 幅、三等奖作品 6 幅、优秀奖作品 10 幅、

---

* 杜博伦，北京健康城市建设促进会研究部主任助理，主要研究方向为公共管理、城市管理、健康城市研究。

纪念奖作品 100 幅。参赛作品以不同时间、不同场景、不同群体和不同风格，生动地展现首都市民追寻"中国梦"的美好图景以及人人为健康城市建设做贡献的动人画面，通过一个个鲜活的摄影镜头，记录下健康城市建设进程的方方面面。在全国范围内大力倡导健康城市理念、宣传北京建设健康城市成果的同时，本届大赛在一定程度上进一步强化了健康城市人人参与、人人奉献、人人行动的理念，增强了北京健康城市建设的内在动力。

活动当天，中国医药卫生事业发展基金会理事长王彦峰教授，世界卫生组织驻华代表处代表施贺德博士，北京健康城市建设促进会理事长王鸿春研究员，北京市爱卫会专职副主任张建枢先生，北京市爱国卫生运动委员会办公室主任刘泽军教授，《大众摄影》杂志社副社长、执行主编郑壬杰先生，首都社会经济发展研究所副所长盛继洪先生，社会科学文献出版社社会政法分社总编辑曹义恒先生等出席并为大赛获奖者颁奖。包括获奖作者在内的逾 200 名健康城市建设工作者和健康城市摄影爱好者参加了此次颁奖大会暨优秀作品展开幕式。

北京市爱卫会专职副主任张建枢在颁奖大会上充分肯定了大赛在北京健康城市建设进程中的推动作用，摄影作品既留下了健康城市建设的足迹，也在一定意义上引领了全社会不同阶层积极投身健康城市运动、用镜头完美展示健康城市的美丽瞬间，期待下一届大赛记录下更多更加精彩的健康城市光影瞬间。

世界卫生组织驻华代表处代表施贺德博士称赞北京健康城市所取得的突出成就。他认为，用实实在在的摄影照片宣传北京健康城市的成绩和成就最有说服力，健康城市运动与我们的生活、工作、学习息息相关，需要城市中的每一个个体、机构、政府单位参与，希望每年都能举办不同主题的摄影大赛。北京无论是在实际建设进程中还是在健康城市理念宣传方面都十分值得其他城市学习和借鉴。

《大众摄影》杂志社副社长郑壬杰从专业的角度对大赛获奖作品的品质、立意和效果表示赞许，认为大赛作品用影像的独特语言和视角，将人民的健康生活与北京这座有着悠久历史的现代化城市建设紧密地联系在了一

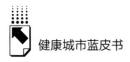
起。2014 年是摄影艺术发明 175 周年。优秀的摄影作品大都与城市的健康发展和人类的健康生活紧密相连，城市的发展离不开人民的健康，健康城市的建设不仅是一个题材，更是一份责任、一份情怀，需要我们长期关注、记录、弘扬。希望越来越多的摄影工作者和摄影爱好者能够参与其中，以独特的视角和丰富的摄影语言记录下北京这座城市的发展变化，用镜头讲述身边一个个真实而动人的故事。

聆听森林原始音乐　感知自然生态健康

——第二届北京森林音乐会活动综述

杜博伦*

试想一下，不用像到华丽的音乐厅那样西装革履、正襟危坐，聆听婉转悠扬的古典音乐和现代音乐，而是人们非常随意地带着毛毯、野餐盒来到这里，或躺或坐，或倚或靠，在剧场中，在夕阳下，一边听着世界上最著名的森林原始音乐，一边感知着周围大自然生态环境所带来的健康氛围，情调格外别致。现在，这一健康自然的音乐享受方式在北京西山成为现实。2014年4月7日上午，由北京市园林绿化局主办，北京市林业碳汇工作办公室（国际合作办）、北京林学会、北京乐器学会、北京生态文化协会、北京健康城市建设促进会、西山国家森林公园共同承办的第二届北京森林音乐会在西山国家森林公园奏响。本次活动是全市性群众共同参与的森林文化节系列活动之一，由亚视色彩（北京）文化传媒有限公司、北京插花协会、北京民力健康传播中心协办，是继2013年首届森林音乐会暨第四届零碳音乐季成功举办后，2014年北京市园林局的又一项重要活动。北京乐器学会的80余名演出人员为大家奉献了12个精彩的节目，碧水、蓝天、清风、大地、丛林等12个篇章，充分诠释了森林、音乐与我们身心健康之间的密切关系，令到场的观众感受到轻松、自然的健康氛围。这些节目既包括女声独唱、丁笛独奏，还包括沛筑合奏、箜篌独奏、古筝二重奏等，来自全市各行各业的1000多名游客在西山国家森林公园的绿树花海中聆听了本次森林音乐会。

---

* 杜博伦，北京健康城市建设促进会研究部主任助理，主要研究方向为公共管理、城市管理、健康城市研究。

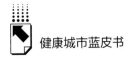

以走进森林、聆听音乐为主题，以民族传统乐器为主要演奏乐器，通过碧水、蓝天、暮晓、清风、大地、丛林等12个篇章，表演嘉宾运用芦笙、独弦琴、安格隆、沛筑、篞篌、马林巴等中国民族乐器的演奏，配合丁笛、非洲鼓等现代乐器的表演，在原生态的森林中交相辉映、贯穿始终，诠释着森林、音乐与人的健康之间的密切关系。演出曲目既有《秋之韵》等民族色彩浓厚的传统曲目，也有《来自丛林的节奏》等国外艺术精品，舞台设置与西山森林的原始风貌融为一体，让到场的每一位观众在得到中国古典音乐熏陶的同时，感受到轻松、自然、生态的健康氛围，感知森林蕴藏的浓厚的生态自然理念。

第二届森林音乐会继续秉承着以音乐为桥梁引导社会公众走进森林、体验森林、感知文化的理念，带领每一位到场的观众在聆听音乐的同时，传递人与森林之间互相依存的紧密关系，树立"尊重自然、顺应自然、保护自然"的生态文明理念。通过活动主持人的讲解，本届森林音乐会把人的健康、森林的健康与城市的健康通过音乐的方式串联起来，引人思考又发人深省，将林业与温室气候、节能减排与人的健康、园林绿化与健康城市同中国古典音乐、世界现代音乐有机结合，为公众营造了一场视、听、娱的文化盛宴。

与此同时，主办方还精心策划、独具匠心，在西山国家森林公园内举办了丰富多彩的森林体验活动。通过森林绘画、森林悦读、自然游戏、手工创作等绿色生态的多样活动，宣传普及林业碳汇理念和森林生物多样性知识，使公众进一步了解和认识森林，意识到人与森林、森林与城市、城市与人的健康之间的密切联系，树立敬畏森林、保护森林的意识进而意识到注重人的健康、关注城市的健康的重要意义。

据了解，森林音乐会是森林文化的一种表现形式，通过在森林中举办音乐会不仅有利于实现森林资源的可持续利用，弘扬中国古典音乐文化，还可以让人们在绿树花海中忘却劳累、忘却烦恼，在美妙的音乐会中放飞自己的思绪。目前，北京市已建有24处森林公园、71处郊野公园、20处自然保护区，正在建设的100万亩平原森林，为北京市民游憩提供了良好的场所。西山国家森林公园是北京地区最大、距离城区最近的国家级森林公园，总面积为 5926 公顷，在这里举办森林音乐会具有得天独厚的优势。2013 年 7 月，首届森林音乐会在西山国家森林公园奏响，受到广大游客的欢迎，今后西山国家森林公园还将继续举办森林音乐会，以满足市民的需求。

第二届森林音乐会吸引了首都多所大中专院校师生，机关、企事业单位、社会组织的工作人员以及在京国际友人和社会公众近 1000 多人参与，北京市园林绿化局、北京市碳汇办、北京健康城市建设促进会等单位的主要领导出席了本次活动。

北京健康城市建设促进会与世界卫生组织驻华代表处举行第五次工作会谈

韩 迪*

世界卫生组织驻中国代表处作为北京健康城市建设促进会（简称"健促会"）长期战略合作伙伴，在大力支持健促会工作的同时在课题研究等方面给予了很多智力支持。截至目前，健促会与世界卫生组织驻华代表处相关官员已经举行了四次工作会谈，在深化双方共识、携手推动北京健康城市建设的同时，增进了中外双方的友谊，收获了良好的预期效果。2014 年 4 月 25 日上午，王鸿春理事长一行再赴世界卫生组织驻华代表处驻地，与世界卫生组织驻华代表处高级卫生顾问裴雷博士就双方进一步合作事宜进行会谈。世界卫生组织健康城市项目官员何静、项目助理勾爱民及健促会副秘书长兼研究部部长鹿春江参加了会议。

王鸿春理事长向世界卫生组织官员介绍了健促会近年来完成的主要工作：近 3 年共完成 23 项课题研究，其中，《健康中国 2020 与推动健康城市建设研究》是受世界卫生组织驻华代表处委托的项目，《"城市病"治理新趋势调查》等 11 项课题获得了北京市委市政府领导批示；完成了《北京健康城市建设研究》等 6 本健康城市专著，《中国健康城市建设研究》及其英文版被国家图书馆收藏；组织开展了"2013 国际健康论坛"等 25 项健康城市促进活动；刊发了 7 期《北京健康城市》会刊，完成了《中国健康城市建设研究》（其英文版被国家图书馆收藏），部分健康促进活动得到媒体广

---

* 韩迪，北京健康城市建设促进办公室主任助理，主要研究方向为公共管理、城市管理、健康城市研究。

泛报道，收到了良好的宣传效果。2014年年内完成"北京健康城市建设调查"等10项课题研究，组织编写《北京健康城市建设研究报告（2015）》等4本健康城市专著；举办"健康城市与城市病治理北京国际论坛"等9项健康促进活动。

裴雷博士高度认可健促会在北京健康城市建设中所做的工作和取得的成果，感谢健促会为此奉献的智慧和努力，并表示愿意在未来继续支持健促会开展的相关健康城市的课题研究、举办的活动和宣传，并帮助健促会在北京、中国乃至全世界范围内宣传建设成果，给健促会提供更多参与国际、国内交流合作的机会。裴雷博士同时提出了对健促会日后工作的建议和希望。

（1）课题研究注重收集、提炼全球专家的意见建议。健康城市建设是一项全球化行动。全世界已有数千个城市通过各种途径加入全球健康城市网络，数千个社区、乡镇、村庄、岛屿加入了健康城市项目。健康城市建设在世界各地开花，衍生了很多国际经验。健促会的课题研究应充分占有该领域权威学术资料，科研人员潜心研究、凝练智慧，最终形成研究报告，将健康城市建设成果传播到北京、中国乃至世界各地。世界卫生组织驻华代表处愿为该成果的最广范围传播做出积极贡献。

（2）制订工作计划，分清任务的轻重主次。进一步归纳理清健促会的主要工作及其所涉及的范围，与之前工作相结合，找出各项工作的待完善之处，再研究出执行新任务的具体做法并加以创新，让健促会的工作日臻完善。

（3）搭建桥梁，开展合作。健促会自建立以来，围绕着健康城市建设，长期保持了与全国爱卫办、中国医药卫生事业发展基金会、北京市卫计委等多家机构的战略合作伙伴关系。世界卫生组织驻华代表处希望健促会能够为其与中国政府搭建桥梁纽带，共同推动北京在健康经济、健康文化、健康教育、健康科技等多个方面的发展和合作交流。

（4）研究、建立健康的基准线，制定健康档案。健康档案以居民个人健康为核心、贯穿整个生命过程、涵盖各种健康相关因素、实现信息多渠道动态收集、满足居民自身需要和健康管理的需要。世界卫生组织驻华代表处

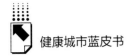

愿意统筹多部门合作，帮助健促会做居民健康状况的调查，建立居民健康档案、研究设立健康基准线，促进北京医疗健康的信息化建设。

（5）注重采用开放式健康工具，开展系统的决策应用研究，并不断加以完善。世界卫生组织在健康领域拥有大量先进的理念和方法以及丰富的实践经验，恰好能够为该项研究提供更多翔实可靠的信息和数据。希望健促会能够在未来更好地利用健康工具，借助信息经济领域的大数据战略思想汇集各类健康信息，并做出深入、务实的分析，使有关健康的研究更具科学性和权威性。

关于北京市开展健康城市建设的调查

联合课题组*

北京市的健康城市建设，经过 20 年的探索和发展，特别是在经过自奥运筹办以来的一系列实践后，以《健康北京"十二五"发展建设规划》出台为标志，已进入了全新的发展阶段，并已走在了全国的前列。2014 年 12 月，国务院发布《关于进一步加强新时期爱国卫生工作的意见》，明确指出：结合推进新型城镇化建设，鼓励和支持开展健康城市建设，努力打造卫生城镇升级版。在这样一个深化发展的特殊阶段，及时总结经验、发现问题并寻求对策，可谓至关重要。

一 北京市建设健康城市的主要工作

近年来，北京市为建设健康城市做了许多工作，既包括健康理论的不断丰富、课题成果的有效转化、健康实践的促进和主流媒体的积极宣传，又包括市委市政府及相关部委办局和区县，以及中国医药卫生事业发展基金会、北京健康城市建设促进会和北京民力健康传播中心等社会组织所做的具体工作。从时间上来说，既有为奥运会的筹备和举办而做出的积极努力，又有为继承"奥运健康遗产"、把北京建成健康城市而

* 本项目为中国医药卫生事业发展基金会、北京市哲学社会科学北京健康城市建设研究中心、北京健康城市建设促进会和北京民力健康传播中心联合调查成果。课题顾问：王彦峰，中国医药卫生事业发展基金会理事长。课题负责人：王鸿春，北京健康城市建设促进会理事长，北京市哲学社会科学北京健康城市建设研究中心主任、首席专家，研究员；刘泽军，北京市爱国卫生运动委员会办公室主任，主任医师、教授。执笔人：张记合，北京日报报业集团理论部编辑、记者；杜博伦，北京健康城市建设促进会研究部主任助理。

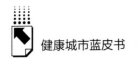
采取的有效措施。

1993年12月21日，世界卫生组织正式提出在北京市东城区设立"世界卫生组织北京市东城区卫生发展合作中心"。世界卫生组织与中国卫生部合作，从1994年8月开始，在东城区启动健康城市项目试点工作。这标志着北京正式加入了世界性的健康城市建设进程。

进入21世纪以后，奥运会的成功申办为健康城市建设带来了重要的发展契机。2004年，北京市以创建国家卫生区为基础，率先在全国启动了健康城区建设。2007年4月，北京在筹办奥运会与推动公共卫生事业发展相结合方面进行了大胆尝试，启动了"健康奥运 健康北京——全民健康活动"（以下简称"双健活动"）。

历时近两年的"双健活动"，一是为北京奥运会、残奥会的医疗卫生安全保障工作创造了一个良好的客观环境和雄厚的群众基础；二是对北京的一些陈规陋俗进行了一次"大扫荡"，为搞好公共卫生、转变医疗模式开了一个好头；三是在全民健康活动的影响和推动下，解决了一些群众最关心、要求最迫切的困难问题。在"双健活动"的推动下，对慢性病的管理不断加强和改进。例如，开展慢性病普查，建立市民健康档案，摸清慢性病人的底数；整合医疗资源，合理布点，为病人看病提供方便。这些活动虽然支出达几亿元，但从长远来看，算总账却节约了几十亿元，这是最大的节约。

2009年，北京市发布《健康北京人——全民健康促进十年行动规划》（以下简称"十年行动规划"），提出将北京建设成为拥有一流"健康环境、健康人群、健康服务"的国际化大都市，明确了11项主要指标和9大健康行动，并将健康促进工作纳入市委市政府对各区县的年度考核内容。

2011年，北京市政府下发《健康北京"十二五"发展建设规划》，涉及健康水平、健康服务、健康环境3大类共35项指标被纳入考核范围，"健康"成为北京城市发展的主要目标。以两个规划为起点，"做健康北京人、创健康北京城"促使北京进入了全面建设健康城市的新阶段。

2012 年，国务院发布《卫生事业发展"十二五"规划》，提出"全面启动健康城镇建设活动"。北京市第十一次党代会报告进一步明确提出了"积极推动'健康城市'建设，开展全民健身活动，提高人口质量和健康水平"的工作任务。

2013 年 12 月，国务院副总理、全国爱国卫生运动委员会主任刘延东同志在主持召开新一届全国爱卫会第一次全体会议时提出，中国要全面启动健康城市建设，努力打造卫生城镇升级版。围绕健康城市建设目标，北京市各部门先后开展了健康北京绿化行动、健康北京控烟行动、健康北京灭蟑行动、阳光长城慢病防控计划、垃圾分类达标活动、35 项大气污染减排项目、健康促进场所创建活动等。这些形式多样的活动既调动了广大群众参与健康城市建设的积极性，也使居民生活与工作环境不断得到改善，进一步推动了北京健康城市建设。

2014 年 12 月，国务院发布的《关于进一步加强新时期爱国卫生工作的意见》指出，要探索开展健康城市建设。要结合推进新型城镇化建设，鼓励和支持开展健康城市建设，努力打造卫生城镇升级版，促进城市建设与人的健康协调发展。该文件要求，要根据城市发展实际，编制健康城市发展规划，以营造健康环境、构建健康社会、培育健康人群为重点，不断优化健康服务，推动健康城市理念进社区、进学校、进企业、进机关、进营院，提高社会参与的程度。要借鉴国际经验，建立健康城市建设指标和评价体系，研究推广健康城市建设的有效模式。至此，北京健康城市建设迎来了高速发展的战略机遇期。

二 北京市健康城市建设的主要经验

经过多年实践，北京的健康城市建设取得了不错的成绩，也总结出了一些可推广、可复制的经验：形成政府主导、多部门合作的运行机制；社会组织推动，专家学者支持；引领市民参与到健康行动中来；充分利用电视、广播、报纸、网络等大众媒体宣传报道健康知识；各区县因地制宜，

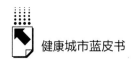
开展不同特色的健康实践之路；在建设健康城市的实践中积极转变观念；等等。

（一）形成政府主导、多部门合作的运行机制

政府主导、多部门合作是北京建设健康城市运行机制的关键。这种运行机制发端于"双健活动"。2007 年 9 月，北京市人民政府下发《北京市政府转发市卫生局关于开展"健康奥运 健康北京"全民健康活动的通知》①，"双健活动"的 19 项活动，由市卫生局和市疾控中心作为主要责任单位和执行单位，14 个委办局分别承担相应任务，各部门各负其责，各司其职，互相协调，互相支持。2009 年，北京市政府制定并发布了"十年行动规划"，在市级层面成立了由 32 个委办局组成的北京市健康促进工作委员会，将 9 大健康行动的具体任务分别落实到委员会各个成员单位。2011 年《健康北京"十二五"发展建设规划》出台，政府主导、多部门合作的运行机制得到了进一步延续和完善。从 2012 年起，北京市健康促进工作委员会办公室与北京市爱国卫生运动委员会办公室整合，35 项主要指标责任被分解到各个区县和委办局。2013 年，北京市政府在原爱卫办的基础上成立了健康促进处，坚持"政府不唱独角戏"的基本思路，逐步形成了以政府为主导、社会组织推动、广大群众参与、媒体舆论宣传的运作机制，以及市委市政府各部委办局、16 个区县共同参与的多部门协调合作机制。三定方案后，2014 年健康促进处（爱卫办）组建完成新一届爱国卫生运动委员会，完成了 5 项国家健康促进项目部署，推动了北京控烟法规立法。

（二）社会组织推动，专家学者支持

中国医药卫生事业发展基金会是北京健康城市建设的发起者和推动者，除了参与到历次健康城市建设的重要活动中，还与北京健康城市建设促进会、

---

① 京政函〔2007〕第 48 号。

北京民力健康传播中心等社会组织一起，致力于健康城市理论实践研究，出版了多部专著，如《中国健康城市建设研究》《中国健康城市实践之路》《北京健康城市建设研究》《2012北京健康城市建设研究报告》《2013北京健康城市建设研究报告》《健康是生产力》等。此外，《中国健康城市建设研究》《北京健康城市建设研究》两部专著还被译成英文版，在联合国开发计划署驻华代表处和世界卫生组织驻华代表处的精心安排下，更好地对外宣传健康城市的"中国故事"和"北京故事"。社会组织智库建设不断增强，研究成果成效卓著。北京健康城市建设促进会作为全国首家以"健康城市"命名的社会组织，成立3年多即获得中国社会组织评估等级5A级评价，完成共25项健康城市课题研究，其中"治理PM2.5国际经验及对我市的启示""伦敦、纽约、东京专家谈特大城市人口控制经验""欧美水污染防治对策研究及对我市的启示""关于进一步推动北京健康城市建设的建议"等12项课题获得市委市政府领导批示，"治理PM2.5国际经验及对我市的启示"课题获得由中共北京市委、北京市政府颁发的"北京市第十一届优秀调查研究成果"二等奖，充分发挥了民间智库为党和政府决策服务的作用。

专家学者是普及和推广健康知识的重要力量。定期开展健康促进成果的专家评审和监督，是北京市在新常态时期开展健康城市建设工作的重要环节。北京市爱卫办、北京市健康促进办公室联合高等院校、科研院所及北京民力健康传播中心、北京健康城市建设促进会等社会组织，开展对《健康北京人——全民健康促进十年行动规划》和《健康北京"十二五"发展建设规划》的中期评估，总结不足。充分利用"双健活动"的奥运遗产，既满足了许多医学专家希望通过向人民群众传播健康知识、控制疾病滋生和蔓延、实现"预防为主"的方针，又满足了广大群众迫切希望专家走出科学殿堂、开展普及性医疗知识宣传活动的愿望。

（三）引领市民参与到健康行动中来

全社会参与是建设健康城市运行机制中最重要的基础和支点。健康城市以人的健康为中心，"健康北京人"9大行动最需要的，就是全社会的广泛

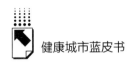

积极参与。例如，在进行"双健活动"中的"限盐、控油行动"时，市政府制作了650万个2克定量盐勺和500万只限量油杯，免费发放到全市居民家庭，充分体现了建设健康城市人人参与的特点。开展形式多样的健康促进举措，包括"健康北京人"9大健康行动、健康社区风采大赛、北京健康之星评选活动、北京市161家无烟机关单位创建行动、全市百万户居民家庭灭蟑行动、"健康城市，美丽北京——百家社区行"活动、"健康城市，绿色出行"世界无车日主题活动等，为市民开放体育场馆6149所，在社区、街道安装全民健身器材7844套。

（四）充分利用电视、广播、报纸、网络等大众媒体宣传报道健康知识

促进人群健康水平提高，给市民传递正确的健康知识和理念是首要任务。而传递的方式，就是充分利用电视、广播、报纸、网络等大众媒体。例如，每年度北京市政府权威发布《北京人群健康状况白皮书》，通过权威数据向市民发布健康监测的情况，引导居民形成良好的健康行为，提倡健康的生活方式；以北京电视台《健康北京》《养生堂》栏目和《北京晚报》《健康北京》专刊等为主的媒体平台，向全社会宣传健康生活理念和科学健康知识；以社区为基础传播健康知识，开展"健康大课堂"讲座6000多场，发放各类健康知识宣传品2950多万件；通过邮局向市民家庭赠送510万册《首都市民预防传染病手册》《首都市民健康膳食指南》；公布了"健康北京人指引"，指导市民养成健康的生活方式；市卫计委组织1000余位专家编写了首套《健康大百科》系列科普丛书等。多渠道、大规模、大力度的媒体宣传，使全民健康教育活动取得了非常好的效果，北京市民的健康意识有了很大提高。

（五）各区县因地制宜，开展不同特色的健康实践之路

近年来，北京市部分区县根据自身不同经济社会发展情况、区域特点和资源优势，因地制宜，开展了不同特色、丰富多样的健康城市建设实践，积

累了一定的具有推广和借鉴价值的经验。例如，东城区依托优势资源，以社区为单位，创建了中医药特色健康管理社区和体育生活化社区；推行家庭医生责任制管理，组建了由全科医生、社区护士和防保人员组成的 164 支家庭医生式服务团队，开展中医药特色健康管理服务。西城区不断完善健康城市建设体系，从制定"三年计划"着手，细化任务指标和工作分解，不断完善在健康环境、健康社会、健康人群方面的公共健康政策体系，制定健康城区评估指标体系，签订目标责任书。朝阳区以健康管理为基础，以健康促进为主线，以慢性病防控为主要特色，完善公共卫生管理体系。延庆县依托自身特点，加强生态建设，打造健康城市优质环境；发展绿色经济，筑牢健康城市的经济基础。

（六）在建设健康城市的实践中积极转变观念

从"双健活动"到"十年行动规划"，再到《健康北京"十二五"发展建设规划》，从"卫生城市"到"健康城区"，再到"健康城市"，北京健康城市建设经历的每个阶段都伴随着观念的不断转变和深化。多年来的健康实践，不断促使着健康城市的观念逐步确立：健康是生产力；健康城市是由健康环境、健康社会、健康服务和健康人群有机结合的整体；建设健康城市，应秉承以人为本的理念，从规划、建设、运行到管理全面贯彻"以人的健康为中心"的原则。

"大卫生、大部门、大北京、大地域"四个工作观念的树立，"普及健康知识、参与健康行动、提供健康保障、延长健康寿命"四个健康促进阶段的形成，是近年来健康城市建设实践在理论和观念方面的重大收获。

可以说，经过各部委办局的不懈努力，北京健康城市建设在新常态时期已经呈现出几大转变：一是爱国卫生已从环境卫生整治转向人群健康促进；二是健康教育已从健康知识普及转向健康行为改变，三是个人健康评价已从健康知识知晓率转向健康素养养成率，四是人群健康状况指标已从人均期望寿命转向健康期望寿命。

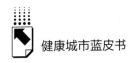
三 北京市健康城市建设过程中存在的问题及对策性建议

经过 20 年的健康城市建设实践，北京市居民健康水平明显提高，基本健康指标继续保持在全国前列，已达到或者接近发达国家水平，但也存在一些问题。例如，在健康城市建设推进力度、跨部门协调机制建设、实施健康城市"细胞工程"、充分发挥社会组织作用等方面还有一些差距。在国务院《关于进一步加强新时期爱国卫生工作的意见》文件精神的指导下，对此类问题，在新常态时期，我们需要提出有针对性的、有可行性的对策建议，以利于北京市健康城市目标的顺利实现。

（一）应进一步加强全市健康城市建设推进力度，实施跨部门组织领导协调机制建设

要加快建立健康城市建设联席会（联盟）制度。健康城市建设是一项关乎城市规划、建设和管理的伟大事业，是治理"城市病"的有效手段。应参考"双健活动"的高层领导协调小组和"十年行动规划"的北京市健康促进工作委员会的机制，整合健康城市建设资源，搭建起社会各界集思广益、共同促进，成员单位密切配合、合作共赢的联席会（联盟）平台，与世界卫生组织接轨，组团发展、统筹协调，实现资源共享、互通有无，进一步加强健康城市建设的力度。目前北京市健康城市建设工作由市爱国卫生运动委员会办公室和市健康促进工作委员会办公室组织开展，在市级层面，已经实行了"一个机构，两块牌子"，工作机制比较顺畅。但在区级层面，爱国卫生运动委员会办公室有的设在区市政管委，有的设在区卫计委，随着健康城市建设的不断深入，进一步整合势在必行。要进一步研究如何从机构上保证健康城市建设工作顺利开展的措施，建议参考全国、市级的工作机构，统一到卫生系统。

（二）推广实施健康城市"细胞工程"——健康社区工程

社区既是城市的细胞，也是健康城市建设的基础。世界卫生组织提出的健康城市建设步骤中最重要的一项就是公众参与，建设健康社区是公众参与健康城市建设的主要途径。北京市在健康社区建设方面已经有了值得借鉴的成功实践。例如，东城区的中医药特色健康管理社区和体育生活化社区，西城区的"健康城区细胞工程"（包括健康社区、健康单位、健康家庭等）。国际上也有不少好的做法值得借鉴，如加拿大的健康社区网络、欧洲在社区层面开展的健康促进活动、英国的社区健康筛查、荷兰的关注弱势群体健康的家庭访视计划等。在健康城市建设工作中切实推动并加强"细胞工程"建设势在必行。作为首都，我们要抓典型、树标杆，率先建成健康城市，实现人与社会和谐发展，为全国做出表率。

（三）充分发挥社会组织的推动作用，加强健康城市理论实践研究和国内外合作

针对健康城市建设实践当中的一些重点、难点问题，应鼓励各类组织积极开展调查研究，为市委市政府决策提供参考。例如，在健康城市评价指标体系，健康城市建设的实施路径和机制，与健康城市建设密切相关的规划、环境、交通、人口、教育、社会保障、城市安全等相关课题以及慢病防控等方面，都可组织力量进一步进行深入研究。此外，还要加强与国内外健康城市、健康城市组织之间的交流，可探索建立相对固定的沟通交流机制，分享经验，共同提高健康城市的建设水平。建议采取高层论坛、市长论坛、健康城市对话等多种形式，同时应加强与国际健康城市机构和组织的联系，建立起北京健康城市国际合作网络，推动建立长期稳定的合作机制。

（四）整合区县健康城市建设实践，加大对以往成功经验的支持和推广力度

经过多年探索，北京市相关区县在实践中形成了很多好的经验和做法。

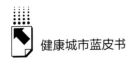

北京市应对这些区县取得的经验进行系统的总结和整合，将一些具有适用性的成熟经验上升为全市的健康城市建设工作方案，向全市推广，如东城区的网格化管理模式及相关建设评价指标体系经验、西城区全面推进建设健康城市的"三年行动计划"及相关建设评价指标体系经验等。要加大宣传工作的投入力度，积极倡导健康城市理念。一切工作都要从人的健康出发，以马克思主义为指导，实事求是地为人民服务、为群众谋利益。要通过实地调查和分析，深刻了解、研究群众诉求，切实解决群众想解决和需要解决的问题，从群众中来，到群众中去，汲取群众智慧。这些宝贵的经验在北京健康城市建设进入全新发展阶段的条件下，可继续加以完善或沿用，使其发挥更大的作用。

建设健康城市是20世纪80年代人类面对城市化问题给自身健康带来的挑战而倡导的一项全球性行动战略。北京市已经走在了建设健康城市的征程上，并已走在了全国的前列。北京市20年的健康实践之路充分证明：建设健康城市是人民群众的新期待，是最大的民生。北京市应在社会经济发展新常态时期，不断总结经验，实施新一轮高水平的健康城市建设，为建设"健康中国"贡献力量。

2015 年 3 月

健康北京"十二五"发展建设规划中期评估报告

北京市爱国卫生运动委员会办公室
北京市健康促进工作委员会办公室
北京健康城市建设促进会

　　健康北京建设工作是首都贯彻落实科学发展观的重要体现，是首都转变经济发展方式、实现科学发展的新战略，是实现"人文北京、科技北京、绿色北京"战略的新要求。当前，首都已经迈入全新的发展阶段。在开展"健康奥运 健康北京"全民健康活动、实施《"健康北京人"全民健康促进十年行动规划》等工作的基础上，北京市人民政府于2011年制定颁布《健康北京"十二五"发展建设规划》（以下简称《规划》），对"十二五"时期北京地区医药卫生事业和城市健康发展进行了总体部署和更深层次的健康促进工作安排。《规划》实施以来，北京市各级政府、各有关部门和医药卫生系统广大干部职工共同努力，紧紧围绕《规划》中健康人群、健康环境和健康社会三个方面，以与健康问题、民生问题休戚相关的35项主要指标为核心，以促进居民健康、强化公共卫生、提升医疗服务、优化生活环境和加强行政监管5大方面28项具体任务为主线，全市上下齐心协力开展各项工作，为北京建设具有国际水准的"健康城市"打下了良好的基础。

　　当前正值《规划》攻坚期，各项工作已逐步深化。对《规划》开展科学的中期评估，既是对前期工作的总结，也有利于下一步工作的推进。本评估重点分析"十二五"以来，健康北京主要指标的实现情况以及主要任务的完成情况。同时，分析存在的问题，根据北京市的实际情况，提出下一步推进《规划》落实的建议。

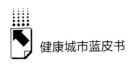

一 主要指标的实现情况

《规划》提出的"十二五"时期健康北京建设的主要指标分为 3 大类共35 项。现就中期主要指标的实现情况做如下报告（见表 1）（截止时间为2013 年底，特别标明的除外）。

表 1 "十二五"中期健康北京建设主要指标实现情况

类别	序号	指标	规划目标	实现情况	属性
健康人群	1	出生期望寿命（岁）（2012 年末）	增加 1 岁	增加 0.7 岁	指导性
	2	城乡期望寿命差距（2012 年末）	缩小 1 岁	扩大 1 岁	指导性
	3	婴儿死亡率（‰）	小于 4	2.33	约束性
	4	孕产妇死亡率（1/10 万）	小于 12	9.45	约束性
	5	损伤和中毒年龄别死亡率（1/10 万）	下降 10%	最小下降 17.98%*	指导性
	6	恶性肿瘤年龄别死亡率（1/10 万）	下降 10%	最小下降 5.52%*	指导性
	7	心脏病年龄别死亡率（1/10 万）	下降 10%	最小下降 10.60%*	指导性
	8	脑血管病年龄别死亡率（1/10 万）	下降 10%	最小下降 7.57%*	指导性
	9	成人吸烟率下降至（%）（2011 年末）	小于或等于 25	29.40	指导性
	10	中小学生肥胖率控制比例（%）	小于或等于 18	21.46	指导性
健康服务	11	每千常住人口实有床位数（张）	5	4.92	指导性
	12	每千常住人口执业（助理）医师数（人）	4	3.65	指导性
	13	平均急救反应时间（分钟）	城市小于或等于 15 远郊区县小于或等于 20	16 分钟 30 分钟	约束性
	14	城镇职工、居民医疗保险参保率（%）	职工大于或等于 98 居民大于或等于 95	城市 97.4 远郊区县 93	约束性
	15	新型农村合作医疗参合率（%）（2012 年末）	98	98.1	约束性
	16	城乡居民健康档案建档率（%）	大于或等于 85	80.7	指导性
	17	重性精神疾病规范管理率（%）（2012 年末）	大于或等于 95	92.2	约束性
	18	0~6 岁儿童系统管理率（%）	100	95.42	约束性

续表

类别	序号	指标	规划目标	实现情况	属性
健康服务	19	居民基本健康知识知晓率(%)(2011年末)	大于80	73.7	指导性
	20	药品抽验合格率(%)	大于或等于98	99.8	约束性
健康环境	21	城镇居民人均可支配收入和农村居民人均纯收入年均增速(%)	8	城镇10.6 农村11.3	指导性
	22	城镇登记失业率(%)	小于或等于3.5	1.21	约束性
	23	全市从业人员平均受教育年限(年)(2012年年末)	12	14	指导性
	24	经常参加体育锻炼的人数保持比例(%)	大于或等于49	49	指导性
	25	人均体育用地(平方米)	大于或等于2.1	2.0	约束性
	26	重点食品安全监测抽查合格率(%)	大于98	98.35	约束性
	27	城市市政供水合格率(%)	100	100	约束性
	28	农村居民饮用水水质合格率(%)	大于或等于90	83.60	约束性
	29	生活垃圾无害化处理率(%)	城区大于或等于99 郊区大于或等于95	城区100 郊区97.86	约束性
	30	全市林木绿化率(%)	57	57.4	约束性
	31	人均公共绿地面积(平方米)	大于或等于16	15.7	约束性
	32	二级天数和好于二级天数的比例(%)	80	**	约束性
	33	中心城公共交通出行比例(%)	50	46	指导性
	34	年万车交通事故死亡率(1/万)	小于或等于1.7	1.58	约束性
	35	亿元GDP生产安全事故死亡率累计降低(%)	大于38	57.7	约束性

　*因年龄别死亡率在实际计算过程中存在多个年龄段的多个数值,故在评估过程中我们取年龄段中的最小值进行评价。

　**按照《北京市政府清洁空气行动计划》等大气污染治理法规要求,该指标已被主要污染物年均浓度替代,故此处评估以主要污染物年均浓度治理情况作为参考。

　　时至今日,在《规划》设定的35项主要核心指标中,16项指标已经提前实现预期目标,9项指标已趋近《规划》目标值并有望在"十二五"末实现,1项指标更改了考核内容和标准,9项指标距离"十二五"末的目标尚存在较大差距(其中,4项指标发展趋势反向增长,4项指标统计数据未更新)。

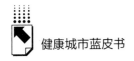
就存在问题的指标而言，在健康水平方面，城乡期望寿命差距扩大与恶性肿瘤、脑血管病等慢性病防控效果密不可分，与成人吸烟率调控体系尚不健全、信息滞后亦有一定关系，中小学生肥胖不降反升，控制压力进一步增大。在健康服务方面，执业（助理）医师配备、重性精神疾病规范管理、健康知识全民普及、平均急救反应速度方面存在一定差距，需要引起广泛重视。在健康环境方面，进展较为良好。

二 主要任务的进展情况

（一）促进居民健康

全民健康生活方式行动在全市 16 个区县火热展开，健康知识传播"五个一"工程不断推进。引导居民平衡膳食。建立了辖区多部门合作机制，广泛开展示范机构创建工作。强化市级控烟行动。实施全民健身工程。发展全民健身指导和志愿服务队伍。推广科学健身方法。完善全民健身网络。落实"阳光长城计划"三大工程。启动慢性病社区管理，多渠道服务高危人群。落实了"九养"政策。完善了"9064"社会养老服务体系。加快推进养老床位发展。

（二）强化公共卫生

一是防控重大传染疾病。加强了防控能力建设，关注传染病流行状况，强化培训与实战紧密结合的疾控体系建设，严控重大传染疾病。二是确保公共卫生安全。突发公共事件应急处置体系和快速反应救治能力增强。三是做好母婴安全保健。推进母婴安全行动计划，提供妇女疾病干预措施，严格产前诊断，加强出生缺陷三级预防措施，艾滋病母婴阻断水平提高。四是促进儿童健康素质。提供儿童保健全面服务，中小学生健康素质提高。五是改善精神卫生条件。推进综合医院精神心理科建设，创新精神卫生治疗管理模式。

（三）提升医疗服务

一是深化医药卫生体制改革。完善首都医药卫生管理协调机制，鼓励引导社会力量办医。二是舒解群众"看病难"的问题。医疗资源规模扩大，医疗服务效率提高，推进了周末节假日门诊和日间手术等惠民便民利民措施。三是建设国际一流诊疗中心。远郊区县和薄弱地区医疗服务能力提升，打造了环五环优质医疗服务圈；中医药特色服务有所发展，社会办医格局初步形成。四是推行家庭医生式的服务。实施了健康责任制管理，提供家庭医生式服务；完善了医务人员基层服务政策，推广了社区卫生服务管理信息系统。五是化解群众"看病贵"的问题。政府卫生投入增加，医疗保障水平提高，控制医药费用增长。

（四）优化生活环境

一是改善污水处理能力，加强源头治理和管网设施建设。二是提高垃圾处理能力，垃圾资源化水平不断提高，垃圾减量分类政策体制机制逐渐完善。三是控制大气噪声污染，积极治理大气污染，加强控制噪声污染。四是改善交通安全状况，交通安全监管水平提高，优先发展轨道交通，优化完善地面公交系统；进一步落实公交优先发展战略、"两定四优先"和低票价政策；加强机动车总量调控，倡导文明出行；实施机动车工作日区域尾号限行等措施。五是整洁城乡市容环境，环境卫生质量和精细化管理水平提高。六是创造综合支撑条件，完善收入分配制度，增加城乡居民收入；社会保障水平不断提高；坚持就业优先战略和积极就业政策，完善就业导向的职业培训体系和"三级管理、四级服务"的公共就业服务体系；应急处置体系建设进一步发展、预警信息发布机制进一步加强、应急管理水平进一步提升；继续落实保障性安居工程；全民受教育水平不断提升；充分注重发挥生态涵养区优势，鼓励健康、养老、休闲产业发展。

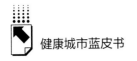
（五）加强行政监管

一是让居民安全饮食，创建具有首都特色的监管体系，实现食品链条全过程监控。二是让居民放心用药，实现基本药物生产、流通全过程全品种电子监管。

"十二五"时期，全市各级政府、各部门严格按照《规划》要求的5大方面28项既定任务开展创建健康北京的工作，在促进居民健康、强化公共卫生、提升医疗服务、优化生活环境和加强行政监管方面取得了突出进展。

在看到中期取得成绩的同时，我们也要看到部分任务进展情况不佳，存在一定的问题。在促进居民健康方面，居民基本健康知识知晓率统计数据滞后，心理健康方面的相关健康促进措施不明显，全市禁烟控烟行动收效甚微，低盐、低脂等健康生活方式的普及受各种因素影响尚显不足。在强化卫生服务方面，电子接种卡制度尚未普及，孕产妇优生优育保健服务有待提升，儿童健康档案制度、中小学生控制肥胖措施和视力保护措施有待进一步完善，员工体检制度还需要多方面努力，急救体系建设尤其是数据监控体系建设距离预期目标差距尚大。在提升医疗服务方面，社区首诊制度、医师多点执业体系、商业保险改革、医院分工协作机制、社区转诊预约制度、电子病历信息平台建设、高层次卫生人才建设、诊疗路径实施范围扩展、中医药科技平台建设和新药开发、中医健康指导室等方面的具体实施尚不健全，成效不明显。在优化生活环境方面，新城和重点镇的污水处理能力仍然较差，大气污染受多种原因的影响成为日益严重的重要问题，交通拥堵状况的改善程度依旧较小，北京市的健康生活环境仍然需要多部门不懈努力，距离规划目标尚存一定差距。在加强行政监管方面，医疗纠纷等问题尚未得到根本性解决，患者投诉制度建设和就医秩序仍存在较大问题，健康评估制度和健康政策公众参与机制有待健全，行政监管能力提升空间较大。

三 "十二五"后期推进实施的主要建议

（一）切实加强跨部门组织领导协调机制建设

以北京市爱国卫生运动委员会和市健康促进工作委员会为主要组织协调议事机构，建立多部门联席会议制度，减少组织协调沟通障碍，切实加强全市统一领导、统一部署，逐步落实市级领导、区县落实的组织体系，整合资源，统筹协调，确保规划各项指标的信息统计和分析，规划各项任务的监督和考核，充分利用市级组织协调的优势，调动各级人民团体参与到健康北京建设的进程中来。

（二）构建健康北京公共政策体系和制度环境

完善健康北京建设地方法规和相关公共政策体系，结合中期评估结果，有针对性地总结经验和问题，融入政策制定和未来工作的目标管理中，推进健康北京建设相关工作机制进一步规范化、制度化。确立各级政府部门的主要责任人，齐抓共管，制定并完善日常监督考核评价指标体系，积极纳入政府工作绩效考核过程中。

（三）促进慢性疾病防控和社会资源均衡分配

加强全市性的禁烟控烟行动，探索通过健康促进活动、法制建设、行政手段等多种渠道和多种方式，建立起北京市禁烟控烟调控体系，积极建立全市公共场所禁烟区域，倡导健康生活方式和有规律的生活方式。加强社区诊疗和慢性病精细化管理，促进缩小城乡期望寿命差距，减少恶性肿瘤、脑血管病等慢性疾病的发生，通过多种手段控制居民吸烟率和肥胖率的攀升。均衡分配全市医疗资源，提升医疗服务水平。

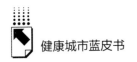

（四）进一步加强医疗卫生服务和居民健康促进

普及电子接种卡制度和 A 级以上免疫接种门诊的建设，提升孕产妇优生优育保健服务，健全居民和儿童的健康档案制度，促进妇女儿童的健康，完善肥胖、龋齿的防控和视力教育保护措施，进一步健全北京市急救体系"五个一"工程建设，提升区域急救能力、完善急救体系建设，促进各级单位员工体检制度，促进居民健康。推广社区首诊制度和医师多点执业体系建设，探索改革商业保险制度，建立起医院分工协作机制，完善电子病历信息平台和高层次卫生人才队伍建设。

（五）逐步优化生活环境和市区级行政监管体系

通过京津冀区域协同发展促进城乡经济协同发展，促进污水处理能力和垃圾处理能力的提升，加强京津冀大气污染联防联控体系建设，积极改善交通拥堵状况，合理调控北京市机动车保有量，加快公共交通和轨道交通建设，引导居民形成绿色出行方式。规范全市就医秩序，积极探索医患矛盾的合理解决渠道，建立居民健康评估制度，探索健全健康政策公众参与机制，逐步提升健康北京建设的行政监管能力。

B.22

后　记

　　为了全面反映北京健康城市建设的总体状况，跟踪健康城市在北京发展的新进展，预测北京健康城市的前景和走向，中国医药卫生事业发展基金会、北京市健康促进工作委员会、中共北京市委社会工作委员会、北京健康城市建设促进会、首都社会经济发展研究所、北京民力健康传播中心、北京健康城市建设研究中心等单位联合组织力量研创了《北京健康城市建设研究报告（2015）》。我们希望本报告能为党和政府的健康城市建设决策提供理论依据和支持，同时也为全国开展健康城市建设的各省、区、市政府部门以及社会公众了解北京健康城市的现状与前景提供知识和启示。

　　健康城市是一个含义非常复杂且模糊的概念，在最广的意义上它可以涵盖城市管理、社会建设、资源保护、健康促进的方方面面，在最窄的意义上它可以指城市居民的卫生健康状况。为了防止本报告研创范围过宽或过窄，我们根据党的十八大报告提出的"健康是促进人的全面发展的必然要求"和中共中央政治局委员、国务院副总理、全国爱国卫生运动委员会主任刘延东提出的"我国要全面启动健康城市建设"的总体精神，以及世界卫生组织提出的"健康城市"理念，界定了我们所研创的健康城市建设问题。这种意义上的健康城市不是单纯指人的健康，而是相对于西方国家传统生产方式而言的一种全新的城市发展战略，是依托世界卫生组织提出的"健康城市"理念、结合国务院发布的《关于进一步加强新时期爱国卫生工作的意见》而提出的一种体现中国社会主义核心价值观、具有中国社会主义特色的健康城市。

　　目前，全球已有数千家城市或地区加入了健康城市的建设项目，而且数量仍在不断地攀升，建设健康城市已经成为世界各国城市发展的必然趋势。

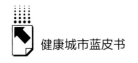

健康城市就是从城市的规划、建设、运行到管理都要以人的健康为中心。健康城市就是要求在应对人的健康问题上，从被动和末端处理转向以预防为主的源头治理，从单纯依靠医疗技术手段转向运用经济、社会、环境等综合手段，从依靠单一的卫生部门力量转向依靠城市的规划、建设、管理等方方面面的力量，从政府的独自治理转向社会的共同参与。健康城市是以人的健康为中心的全新的城市发展模式，彻底改变了"高消耗、高污染、高浪费、低效益"的传统城市发展模式，为根治环境污染、交通拥堵、人口膨胀、慢性病过快增长等各种"城市病"找到了出路。健康城市反映了世界各国城市发展的内在要求，是城市发展的必然选择。2014 年 12 月，国务院发布《关于进一步加强新时期爱国卫生工作的意见》，明确指出：结合推进新型城镇化建设，鼓励和支持开展健康城市建设，努力打造卫生城镇升级版，促进城市建设与人的健康协调发展。根据城市发展实际，编制健康城市发展规划，以营造健康环境、构建健康社会、培育健康人群为重点，不断优化健康服务，推动健康城市理念进社区、进学校、进企业、进机关、进营院，提高社会参与程度。借鉴国际经验，建立健康城市建设指标和评价体系，研究推广健康城市建设的有效模式。也就是说，建设健康城市已经超出了狭义上的健康概念，它不只是居民个人的事，也不只是卫生部门的事，而是包括城市规划、建设、管理等各个部门的共同职责。本报告是对北京健康城市发展状况进行总体描述和评价的第一本蓝皮书，国内尚无先例可鉴，报告中定会有疏漏与不妥之处，我们衷心希望有关部门和读者能给我们乃至整个报告提出宝贵意见。

本报告是由中国医药卫生事业发展基金会理事长、北京健康城市建设促进会顾问王彦峰，北京市卫生和计划生育委员会主任方来英，中共北京市委社会工委书记、北京市社会建设工作办公室主任宋贵伦担任编委会主任；首都社会经济发展研究所原所长、北京健康城市建设促进会理事长、北京健康城市建设研究中心主任王鸿春，北京市卫生和计划生育委员会副主任雷海潮，首都社会经济发展研究所所长盛继洪，北京民力健康传播中心副理事长张青阳担任编委会副主任；王鸿春任主编。尽管出于多个方面的原因，本成果还存在诸多不足之处，但它是健康城市蓝皮书创新的良好开端。我们也为本报告能纳入社会科学文献出版社皮书系列而深感荣幸。特别感谢社会科学文献出版社社长谢寿光先生、社会政法分社社长王绯女士、分社总编辑曹义恒先生、分社副社长周琼女士的大力支持、耐心指导和多方帮助。

　　本报告的整个研创工作是由王彦峰、方来英、宋贵伦和王鸿春集体策划组织实施完成的。报告初稿完成后，王鸿春、刘泽军、曹义恒、张青阳、韩卫强、李小峰、赫军、张晓冰、鹿春江等进行了审阅和修改。本报告在编辑过程中，杜博伦、范冬冬做了大量的组织协调工作。本报告的主题思路策划、编辑和出版，还得到了全国爱卫办张勇副主任、世界卫生组织驻华代表处代表施贺德博士、项目官员何静女士的悉心指导。《健康城市蓝皮书·北京健康城市建设研究报告》编辑委员会谨代表本报告课题组的全体成员，对为本报告做出贡献、给予支持、提供帮助的各位领导、专家和同仁深表谢忱。

《北京健康城市建设研究报告》编辑委员会

2015 年 2 月于北京

Abstract

Annual Report on Healthy City Construction in Beijing (*2015*) , hereinafter referred to as the Report, defines the concept of Healthy City Construction, which is taken as our subjects of study, on the basis of the opinion that the health is the essential to promote the all-round development of human beings presented by the political report at the 18th National Congress of CPC, as well as the general spirit that our country must do to fully start the construction of healthy city proposed by LIU Yandong, member of the political bureau of the CPC central committee, the vice premier of the State Council and the director of the National Patriotic Health Campaign Committee. The healthy city in this sense is a new urban development strategy relative to the western traditional production mode, is a healthy city construction with China's socialist core values and Chinese characteristics, relying on the 1980's healthy city concept put forward by the World Health Organization. The Report aims to make a kind of macro-discription and strategic research on construction and development status of Beijing healthy city construction, so as to provide scientific and rational basis on improving the level of Beijing healthy city construction, promoting the development of national healthy city, enhancing the top design of healthy city and the urban public management level and solving the urban disease problems effectively.

As the first blue book of healthy city construction, the Report's research covers from historical explaining, concept and theory, category definition of healthy city to recent working experience and development status of Beijing healthy city construction. The Report has comprehensively and carefully summarized the achievements and experience of the healthy city construction in Beijing, from 2011 to 2014, as well as deeply analyzed the main problems, the existent disadvantages and the reasons to the problems, drawing lessons from foreign experience of urban governance in developed countries, performed scientific prediction, decision research and policy suggestions on Beijing healthy city development in future.

Based on highlighting Beijing characteristics, the Report is guidanced by the idea of the suggestions on overall healthy city construction put forward by the National Patriotic Health Campaign Committee, which mainly takes the form of combining main report and segment reports, using reliable materials and data as possible, further give a particular description and explanation on the characteristics of all aspects of Beijing health city from 2011 to 2014. The Experience from foreign Countries aims to assist the development of Beijing healthy city through diversity perspective to main ideas and extension of urban governance concept. As to account for each aspect mentioned above, the segment reports follows the method of combining quantitative analysis with qualitative description to set about empirical study on healthy city construction in Beijing, to discuss development direction of Beijing healthy city. We expect that the Report can provide theoretical basis and experiences to support for our Party and government's policy decision and management to tackle with urban diseases and developing policies for healthy city, but also offer fundamental theories and experience & reference to the national healthy city construction, public understanding of present situation and development prospect of Beijing healthy city.

Keywords: Healthy City; Urban Disease Management; Ecological Construction; Social Governance; Healthy Care Industry

Contents

B I   General Report

Abstract: Healthy City, as a new city development concept put forward by World Health Organization, includes various aspects of city disease management. The basic principle is based on the people's health as the core, adhering to government-led, mobilizing the whole society to participate in and promoting sustainable development. The main task is to create a healthy environment, build a healthy society, optimize health services and foster healthy people, closely linked to various aspects of social management and public service. Through exploration, pilot, construction and development stages, Healthy city construction in Beijing has ushered in the period of strategic opportunities. For the issues such as low level of harmony, un-strong united resultant force and lack of detailed measures and other issues in the development, the indicators suggest Beijing to strengthen the planning to implement the change, establish and perfect the high-level organization coordination mechanism, give full play to the promoting function between social organizations and international cooperation.

Keywords: Healthy City; Urban Disease Management

B II   Segment Reports: Healthy Environment

B. 2   Research on Increase of Proportion of Wetland Area in Beijing

Sheng Jihong, Zhang Wen / 026

Abstract: It is of great importance to protect the ecological environment in Beijing, while the continuous shrinkage of wetland area cause concerns. In order to reverse the trend, the research group surveyed the current situation of wetlands in Beijing and tried to locate management deficiencies through field visited to main wetlands surrounding the urban area of the capital city and interviewed with relevant administrative authorities. Upon such solid foundation, the research group analyzed the factors behind the shrinkage and drew on lessons and experiences both at home and abroad, which led to a series of feasible suggestions regarding improvement of management, technological support and development guidelines so as to facilitate the gradual restoration, expansion and increase of proportion of wetland area in Beijing.

Keywords: Extending the Proportion; Wetlands; Beijing

B. 3   The Water Resource Protection and Ecological Construction of Chaohe River Basin of Miyun Reservoir's Upstream

Ye Xiangyang, Li Yuhong and Li Changchun / 042

Abstract: Based on field surveys and interviews, this paper analyzes that although it makes great and effective progress on water resource protection and ecological construction of Chaohe River Basin, it still faced many problems caused

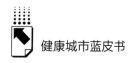
by water pollution, fragile ecological environment, subjective cognition & economic development gap and inharmonious inter-regional coordination between Beijing and Chengde. Some measures, such as strategic layout, building sharing model, risk evaluation and policy synergism, should be taken to achieve scientific and sustainable development on Chaohe River Basin ecological protection and economic construction.

Keywords: Miyun Reservoir; Chaohe River Basin; Water Resource Protection; Ecological Construction

B. 4 An Investigation on the Effect of Comprehensive Improvement on Old Residential Areas in Beijing

Cui Shujun, Shen Xiangdong, Xiao Fengxia and Yao Fang / 056

Abstract: As the municipal project, the governments at all levels are carrying out the comprehensive renovation of the old residential areas, aiming at upgrading the urban environment and building up a healthy city. In order to evaluate the effectiveness of this project, the NBS Survey Office in Beijing and the Beijing Municipal Bureau of Statistics conducted an investigation, the result of which showing that more than a half of the old residential areas have been renovated and nearly 90% of the respondents are satisfied with the project in general, whereas there are still aspects to be improved with regard to designing, renovating process and maintenance.

Keywords: Healthy Environment; The Old Residential Areas; Comprehensive Renovation

B Ⅲ　Segment Reports: Healthy Society

B. 5　A Survey on the Community Participation of Residents in Beijing

Xu Zhou, Song Shan / 069

Abstract: Beijing city residents to participate in community construction is still in the primary stage, showing the participation rate is not high, the degree of participation is not deep; the participation group is not balanced, the participation form is single; subjective desire is stronger than practical action; passive participation is more than active participation. The realization of the modernization of the grassroots governance, it is necessary to further increase the mobilization efforts to the residents, to give play a key role of social organization and social work team, and constantly improve the breadth and depth of the residents to participate in community, and fully mobilize the residents to build a harmonious home.

Keywords: Community; Resident; Community Participation; Community Construction

B. 6　Research on the Psychological Adaptation of Rural Migrant Workers Integrated into the City

Li Yuanxing / 088

Abstract: This study selected sample of 500 rural migrant workers in Beijing families and empirically studies the psychological characteristics of migrant workers in the process of integrated into the city. Studies have found that migrant workers psychological characteristics in four aspects: The underlying psychology, The traveler psychology, the frontier psychology and the conservative psychology, psychological performance is poor. On this basis, the analysis of causes of poverty

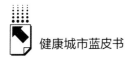
psychology, proposed remodeling rural migrant workers in social psychology by adjusting the social structure and reconstructing social action.

Keywords: Rural Migrant Workers; Integrated into the City; Psychological Adaptation

B. 7　Research on Bus Line Optimization in Beijing

Wang Zhaorong, Zhao Zhen and Liu Xuejie / 111

Abstract: Bus line optimization is an important work to construct "Transit Metropolis" for Beijing. This paper analyzed the basic characteristics of bus lines in Beijing, summarized the achievement on the bus line optimization. And most of important, the paper analyzed deeply the problems of the bus lines in Beijing around the bus line levels, distributions, passing right guarantee and so on, and present some targeting suggestions.

Keywords: Bus Priority; Bus Line; Optimization

ⓑ Ⅳ　Segment Reports: Healthy Service

B. 8　Report on the Background, Situation and Development of
　　　Health Care Industry

Zhang Yuhui, Wang Xiufeng and Zhai Tiemin / 126

Abstract: This paper introduces the background and motivation of developing Health Care Industry (HCI), the framework and industrial system of HCI. The significance of HCI to promote economic transition is explained, status and situation of HCI is analyzed, main issues faced in developing HCI are discussed, and overall thinking of HCI development in the future is described. Finally, suggestion and recommendations are proposed for the development of key health care related industries.

Keywords: Health Care Industry; Industry Accounting

B. 9   Report on Strategic Thinking and Policy Suggestion of

Beijing's Aging Problems

Yang Baoshan, Wan Tingting and Gao Xiaolong / 145

Abstract: In recent years, the trend of aging population has become increasingly serious in Beijing, holding the characteristic of a large base, fast growth, aged disability and the increasing number of empty nesters. It has become a strategic issue of Beijing for its long-term development to deal with the issue of aging . This paper analysed the challenges of aging population to the economic and social development in Beijing. This paper also put forward plans of adjusting the development strategy and the work mentality, speeding up the development of pension services, improving the basic old-age security system, building the social endowment service system, so as to promote an coordinated development between ageing population and economy.

Keywords: Aging Population; Old-age Security; Industrialization; Pension service

B. 10   Analysis of Human Resource Problems and Reasons in

Beijing Community Health

Sun Liguang / 164

Abstract: This dissertation reviews the policies of human resource in Beijing comprehensive community health care reform since 2006. It analyzes constructions, human resource, continuing education, and performance appraisal of community health service centers. On this basis, this dissertation investigates staff satisfaction of community health service centers on human resource policies including compensation, continuing education, and performance appraisal. Interviews with operators and staff of community health service centers are made to analyze main aspects of human resource management in Beijing community health service centers including human resource planning and distribution, recruitment, training and development,

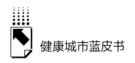

compensation and welfare, performance appraisal, and employee motivation. Problems and reasons are explored. The relevant recommendations are presented.

Keywords: Community Health Service; Human Resource Management; Employee Satisfaction

B V   Segment Reports: Healthy People

B. 11   Changing Analysis of Health Status and Risk Factors among
Beijing Residents in 2009 −2013

Chang Chun, *Xu Xiaoli* / 189

Abstract: Objectives: To analyze the changing of health status and risk factors among Beijing residents during 2009 to 2013, and contribute to health promotion strategy development as well as risk-factor intervention. Methods: Second-hand data collection and student questionnaire survey. Results: Beijing residents took the leading rank of health status in general in China. But healthy life expectancy at 18-year-old group was 40. 17 years with a relatively high prevalence of hypertension, diabetes, and obesity. Among the Beijing residents, the level of daily intake of salt and cooking oil Beijing residents was higher than RDI, the smoking rate was over the average level of the nation, and only the regular physical activity rate was improved. Recommendation: To enhance health-related behavior intervention focused on the key and difficult points of risk factors.

Keywords: Health Status; Risk Factors; Health Promotion; Intervention

B. 12   Theoretical Study on the Culture of Traditional Chinese
Medicine (TCM) to Suppress the Excessive
Growth of Chronic Disease

Wang Chunyong / 211

Abstract: This paper aimed to research literature on the cultural characteristics of traditional chinese medicine classics and the different characteristics of the contemporary chronic disease, referring to the experiences home and abroad, mine the connotation of traditional chinese classic, summarize the clinical experience, investigate the culture of TCM to suppress the excessive growth of chronic disease in the theoretical and practical basis. The study found that the traditional chinese moral values and cultural ideas can effectively intervene the social, psychological factors of chronic disease, so as to achieve the effect of suppressing the excessive growth of the chronic disease of the city. The culture of TCM can promote social harmony and the individual health, suppress the excessive growth of chronic disease.

Keywords: The Culture of Traditional Chinese Medicine (TCM); Chronic Disease

B VI Segment Reports: Experience from Foreign Countries

B. 13   Latest New Development of Healthy Cities in Foreign

Countries and its Implications for China

Lei Haichao , Yang Yujie / 220

Abstract: Meeting the health expectation is the basic requirement for modern city development. World Health Organization (WHO) has initiated the Healthy Cities Project (HCP) since the mid of 1980's. This paper reviewed the latest new development of the Healthy Cities Project and introduced the practices in four foreign cities like Liverpool (UK), Toronto (Canada), Illawarra (Australia) and Seoul (Korea) Implications for China were also discussed in the paper, they are as follows : Sticking to the development vision of "Health in All Policies"; Actively improving social determinants of health; Prioritizing the equity issues of vulnerable groups; Government should play an initiating and leading role and inter-sector collaboration and community involvement is necessary for HCP;

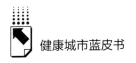

Implementing the feasible and practical interventions in HCP and evaluating timely.

Keywords: Healthy City; Latest Development

B. 14   Report on Experience of Foreign Water Ecological Development

Ma Dongchun, Wang Fengchun and Wang Yuanyuan / 234

Abstract: This paper analyzes the case of water ecology regional cooperation in Japan, Europe, America and other countries. They carried out in terms of water protection, water right trading and water pollution controlling. Based on the experience analysis, we proposed that Beijing may adopt five kinds of forms in regional cooperation, including policy compensation, financial compensation, project support, intelligence support, and the park co-construction. We considered that the government should pay more attention to six key tasks in water ecology regional cooperation. Such as law improvement, coordination mechanisms establishment, strengthen supervision and evaluation methods, information disclosure management, the right to know and funds security.

Keywords: Water Ecology; Regional Cooperation; Ecological Compensation

B. 15   Research and Reflection on Australian Pension Situation

Joint-Task Team / 247

Abstract: In the years before the mid-1980s, Australia has adopted a welfare-oriented pension system which excluded most people. With the rapid growth of the elderly population, there has been the unfolding of the defects of this system such as narrow coverage, PAYG, limited financing channels and it has then become an unsustainable burden on the part of the government. The pension system reform was launched in the late 1980s and gradually evolved into a pension system that combined "the three pillars": basic pension (i. e. , social welfare payments) , super annuity (i. e. , pension) and personal savings. It has become one of the most successful system in the world, which has both addressed the government and its people's worries about the future and the economy development. To learn from the experience of pension services development of foreign countries, Beijing Mingli Health Communication, Beijing Healthy City Construction Promotion Joint Task Force visited Australia for studying and training and made a summary of their pension condition, major methods, and achievements. The experience can be summed up in the following four aspects: firstly, the formation of laws and rules to improve a pension guarantee system; secondly, the innovation of old-age care ways to develop varied modes; thirdly, the regulation of industry standards to provided varied old-age care support; fourthly, the prominence to team building to cultivate qualified personnel. Australian experience in and method of old-age service will shed light on the development of old-age service in Beijing and even in China.

Keywords: Senior; Pension Condition; Australia; Beijing

B Ⅶ Appendices

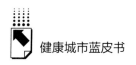

❖ 皮书起源 ❖

"皮书"起源于十七、十八世纪的英国,主要指官方或社会组织正式发表的重要文件或报告,多以"白皮书"命名。在中国,"皮书"这一概念被社会广泛接受,并被成功运作、发展成为一种全新的出版型态,则源于中国社会科学院社会科学文献出版社。

❖ 皮书定义 ❖

皮书是对中国与世界发展状况和热点问题进行年度监测,以专业的角度、专家的视野和实证研究方法,针对某一领域或区域现状与发展态势展开分析和预测,具备权威性、前沿性、原创性、实证性、时效性等特点的连续性公开出版物,由一系列权威研究报告组成。皮书系列是社会科学文献出版社编辑出版的蓝皮书、绿皮书、黄皮书等的统称。

❖ 皮书作者 ❖

皮书系列的作者以中国社会科学院、著名高校、地方社会科学院的研究人员为主,多为国内一流研究机构的权威专家学者,他们的看法和观点代表了学界对中国与世界的现实和未来最高水平的解读与分析。

❖ 皮书荣誉 ❖

皮书系列已成为社会科学文献出版社的著名图书品牌和中国社会科学院的知名学术品牌。2011年,皮书系列正式列入"十二五"国家重点图书出版规划项目;2012~2014年,重点皮书列入中国社会科学院承担的国家哲学社会科学创新工程项目;2015年,41种院外皮书使用"中国社会科学院创新工程学术出版项目"标识。

中国皮书网

www.pishu.cn

发布皮书研创资讯，传播皮书精彩内容
引领皮书出版潮流，打造皮书服务平台

栏目设置：

□ 资讯：皮书动态、皮书观点、皮书数据、
皮书报道、皮书发布、电子期刊

□ 标准：皮书评价、皮书研究、皮书规范

□ 服务：最新皮书、皮书书目、重点推荐、在线购书

□ 链接：皮书数据库、皮书博客、皮书微博、在线书城

□ 搜索：资讯、图书、研究动态、皮书专家、研创团队

中国皮书网依托皮书系列"权威、前沿、原创"的优质内容资源，通过文字、图片、音频、视频等多种元素，在皮书研创者、使用者之间搭建了一个成果展示、资源共享的互动平台。

自 2005 年 12 月正式上线以来，中国皮书网的 IP 访问量、PV 浏览量与日俱增，受到海内外研究者、公务人员、商务人士以及专业读者的广泛关注。

2008 年、2011 年中国皮书网均在全国新闻出版业网站荣誉评选中获得"最具商业价值网站"称号；2012 年，获得"出版业网站百强"称号。

2014 年，中国皮书网与皮书数据库实现资源共享，端口合一，将提供更丰富的内容，更全面的服务。

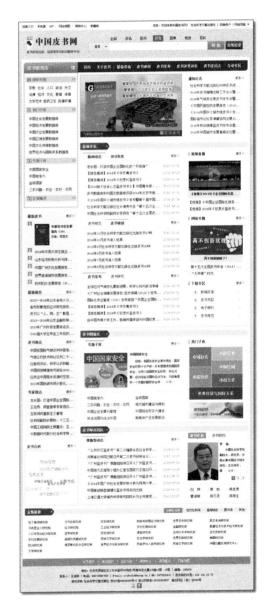

法 律 声 明

　　"皮书系列"（含蓝皮书、绿皮书、黄皮书）之品牌由社会科学文献出版社最早使用并持续至今，现已被中国图书市场所熟知。"皮书系列"的LOGO（　）与"经济蓝皮书""社会蓝皮书"均已在中华人民共和国国家工商行政管理总局商标局登记注册。"皮书系列"图书的注册商标专用权及封面设计、版式设计的著作权均为社会科学文献出版社所有。未经社会科学文献出版社书面授权许可，任何使用与"皮书系列"图书注册商标、封面设计、版式设计相同或者近似的文字、图形或其组合的行为均系侵权行为。

　　经作者授权，本书的专有出版权及信息网络传播权为社会科学文献出版社享有。未经社会科学文献出版社书面授权许可，任何就本书内容的复制、发行或以数字形式进行网络传播的行为均系侵权行为。

　　社会科学文献出版社将通过法律途径追究上述侵权行为的法律责任，维护自身合法权益。

　　欢迎社会各界人士对侵犯社会科学文献出版社上述权利的侵权行为进行举报。电话：010－59367121，电子邮箱：fawubu@ssap.cn。

社会科学文献出版社

权威报告·热点资讯·特色资源

皮书数据库
ANNUAL REPORT(YEARBOOK)
DATABASE

当代中国与世界发展高端智库平台

S 子库介绍
ub-Database Introduction

中国经济发展数据库

涵盖宏观经济、农业经济、工业经济、产业经济、财政金融、交通旅游、商业贸易、劳动经济、企业经济、房地产经济、城市经济、区域经济等领域，为用户实时了解经济运行态势、把握经济发展规律、洞察经济形势、做出经济决策提供参考和依据。

中国社会发展数据库

全面整合国内外有关中国社会发展的统计数据、深度分析报告、专家解读和热点资讯构建而成的专业学术数据库。涉及宗教、社会、人口、政治、外交、法律、文化、教育、体育、文学艺术、医药卫生、资源环境等多个领域。

中国行业发展数据库

以中国国民经济行业分类为依据，跟踪分析国民经济各行业市场运行状况和政策导向，提供行业发展最前沿的资讯，为用户投资、从业及各种经济决策提供理论基础和实践指导。内容涵盖农业，能源与矿产业，交通运输业，制造业，金融业，房地产业，租赁和商务服务业，科学研究，环境和公共设施管理，居民服务业，教育，卫生和社会保障，文化、体育和娱乐业等 100 余个行业。

中国区域发展数据库

以特定区域内的经济、社会、文化、法治、资源环境等领域的现状与发展情况进行分析和预测。涵盖中部、西部、东北、西北等地区，长三角、珠三角、黄三角、京津冀、环渤海、合肥经济圈、长株潭城市群、关中-天水经济区、海峡经济区等区域经济体和城市圈，北京、上海、浙江、河南、陕西等 34 个省份及中国台湾地区。

中国文化传媒数据库

包括文化事业、文化产业、宗教、群众文化、图书馆事业、博物馆事业、档案事业、语言文字、文学、历史地理、新闻传播、广播电视、出版业、艺术、电影、娱乐等多个子库。

世界经济与国际政治数据库

以皮书系列中涉及世界经济与国际政治的研究成果为基础，全面整合国内外有关世界经济与国际政治的统计数据、深度分析报告、专家解读、热点资讯构建而成的专业学术数据库。包括世界经济、世界政治、世界文化、国际社会、国际关系、国际组织、区域发展、国别发展等多个子库。